骨伤推拿要旨

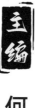

主编

何洪阳　薛亮

U0254884

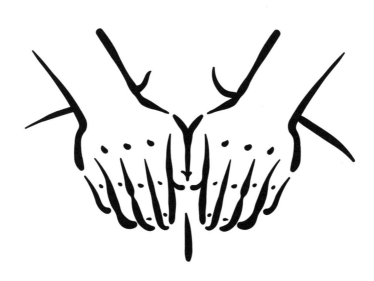

四川科学技术出版社

图书在版编目（CIP）数据

骨伤推拿要旨 / 何洪阳，薛亮主编. -- 成都：四川科学技术出版社，2024.8. -- ISBN 978-7-5727-1499-3

Ⅰ. R244.1

中国国家版本馆CIP数据核字第2024NR2458号

骨伤推拿要旨

GU SHANG TUINA YAOZHI

主　　编　何洪阳　薛　亮

出 品 人　程佳月
策划组稿　钱丹凝
责任编辑　刘　娟
校　　对　唐于力
封面设计　筱　亮
责任出版　欧晓春
出版发行　四川科学技术出版社
　　　　　成都市锦江区三色路238号　邮政编码 610023
　　　　　官方微博 http://weibo.com/sckjcbs
　　　　　官方微信公众号　sckjcbs
　　　　　传真 028-86361756
成品尺寸　185 mm × 260 mm
印　　张　22.5
字　　数　400 千
印　　刷　成都兴怡包装装潢有限公司
版　　次　2024年8月第1版
印　　次　2024年12月第1次印刷
定　　价　79.00元

ISBN 978-7-5727-1499-3

邮　　购：成都市锦江区三色路238号新华之星A座25层　邮政编码：610023
电　　话：028-86361770

本书编写会

主　编　何洪阳　　薛　亮

副主编　阎博华　杜　妤　　王　超　　吴佳航

编　委　何洪阳　　阎博华　　杜　妤

　　　　薛　亮　　肖清清　　罗详飞

　　　　王　超　　吴佳航

前　言

　　针刺与中药问世之前，患疾伤损，以手抚摩伤痛患处，乃人之本能，也是人类最早的疗疾方法。日积月累，天长日久，渐成手法。手法疗疾，是最古老的治疗方法，流传至今，仍服务于人类健康，其自然疗法之道，大矣。

　　23年前，吾著《骨伤推拿》，经再版仍供不应求。书中，吾首次提出按手法作用力的性质对手法进行分类；首次提出手法的五要素；首次提出手法的五种效应；首次提出手法的操作原则；首次提出手法的运用原则；首次归纳了头、面、颈、肩、肘、腕、腰、髋、膝、踝等十个部位的推拿手法。望习手法之道者，有法可依，有法可循。

　　吾手法疗疾五十余年，深感手法易学难精。缓急去躁、潜心修炼，是练习手法之要旨。手形正确，全身放松，静心练习，乃基本要领。所有手法，皆遵循"从无力练到有力"的根本原则，如练"太极拳"状。若能持之以恒，日久必生"内力"。"内力"形成，则手法力度既深透又柔和。手法速度徐缓，连绵不断，方能吸定治疗部位。手法力度柔和，速度徐缓，在治疗部位容易产生温热感。温热感强的手法，其温养经脉、去疾疗疴之效骤增，是手法功夫出疗效的显现。手法治疗时，施术者应"神形合一"，将注意力集中于着力部位，方能意到、气到、力到，以增强疗效。手法治疗中，施术者应根据筋情，变换手法、调整力度，方为"辨筋施法"。如此，则手法得以弘扬，患者更能受益。

　　这次改版，书中增加了对手法五种效应的阐释。其中，"松弛效应"是受治者身心俱松的效应，有整体调节作用，有助于人体的"阴阳自和"。还增加了对筋伤的阐述，提出了筋以柔为顺，筋伤的实质是"筋在结构、筋性、筋位的异常"等观点。手法的温热效应、泵压效应、牵拉效应、松弛效应皆能柔和筋脉，称为柔筋。柔筋能缓解痉挛，松解粘连。"柔筋正骨"能矫正颈曲变直或反弓畸形。"柔筋壮关节"能改善关节血液供应，是治疗骨性关节炎、股骨头缺血坏死

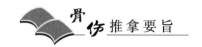

的重要治法。

  中医学博大精深、包罗万象,令人敬仰;先人智慧推拿、针、药,活人无数,期待发扬。本书所言仅为医林之一叶,医海中一粟。一家之言,挂一漏万,唯求抛砖引玉,丰富推拿手法,造福一方患者。希望本书的出版,能够传承推拿医术精华,为中医增光添彩。

  此次改版,承蒙四川电视台王维、吴建忠、刘戈导演团队对推拿手法视频制作的大力支持,四川省人民医院薛亮、陈世寅团队积极投入,四川省第二中医医院吴佳航先生后期编辑,以及我的弟子何鹏先生的积极参与,得以顺利完成,并蒙四川科学技术出版社大力支持,在此一并致谢。

何洪阳

2024 年 5 月 18 日于成都中医药大学国医馆

目　录

第一篇　总　论

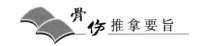

第二篇　软组织损伤

第三篇 骨关节损伤

第四篇　骨关节疾病

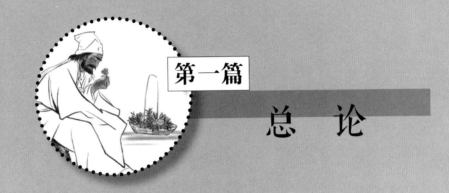

第一篇

总　论

第一章

骨伤推拿简史

推拿又称按摩、按抚、按跷，源于人类早期原始的医疗活动，是人类与疾病抗争的最早手段。在针刺、中药治疗未出现之前，人类遇到伤痛，会自然地、本能地抚摸患处，以减轻痛苦，经过长时期的日积月累，手法疗疾的经验逐渐丰富起来，形成了流传至今的推拿疗法。

黄帝时期，就已经有推拿和导引相结合治疗疾病的记载。《史记·扁鹊仓公列传》："臣闻上古之时，医有俞跗，治病不以汤液醴酒、镵石挢引，案扤毒熨……"其中"索隐"记载："镵，谓石针也；挢，谓按摩之法，夭挢引身，如熊顾鸟伸也；扤，谓按摩而玩弄身体使调也。"

秦汉时期，推拿已有专著《黄帝岐伯按摩十卷》（已佚）。相关古籍中有推拿手法操作和作用的记载，如"往下抑之谓之按，徐徐揉之谓之摩""慓悍者，按而收之""按之则热气至，热气至则痛止"。当时，推拿治疗的疾病以肢体痿痹、痛证、经脉病变为主，如经络不通、肢体不仁、口眼㖞斜、胃脘痛等。

魏晋隋唐时期，有了按摩专科和按摩专科医生。当时的主要医学著作多记载了按摩疗法。《诸病源候论》每卷之末都附有导引按摩之法。《千金要方》中介绍了按摩和功能锻炼方法，叫"老子按摩法"。按摩导引成为骨伤科的重要治疗手段。《诸病源候论·腕伤初系缚候》："夫腕伤重者，为断皮肉、骨髓、伤筋脉。皆是卒然致损，故血气隔绝，不能周荣，所以须善系缚，按摩导引，令其血气复也。"《仙授理伤续断秘方》："凡曲转（关节）……将绢片包之，后时时运动，盖曲则得伸，得伸则不得屈，或屈或伸，时时为之方可。"这一记载，说明蔺道人在治疗关节部位损伤时，十分重视按摩导引的运用。

宋代治疗骨与关节伤病，已广泛运用手法，认为手法有排正筋骨，使百节通利、邪气得泄等作用。《太平圣惠方》在"治从高坠下伤折诸方"中称："宜先须按摩，排正筋骨后，宜服止痛散血。"《圣济总录》中说："凡小有不安，必按摩捺，令百节通利，邪气得泄。"书中还论道："大抵按摩法，每以开达抑遏为义，开达则壅蔽者以之发散，抑遏则慓悍者有所归宿。"这一论述，强调了推拿手法的调节作用，对

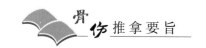

指导临床治疗具有十分重要的意义。

清代，《医宗金鉴·正骨心法要旨》对骨伤推拿作了较为系统完整的记载。书中认为骨伤推拿手法的作用为"以两手安置所伤之筋骨，使仍复于旧也"；归纳了骨伤推拿的主要手法，即按、摩、推、拿；提出了手法的操作原则为"法之所施，使患者不知其苦，方称为手法也"；指出了骨伤推拿手法的适应证为"皮肤筋肉受伤，但肿硬麻木，而骨未断折者"，或"筋之弛、纵、卷、挛、翻、转、离、合"者，或"筋急而转摇不甚便利"者，或"筋纵而运动不甚自如"者，或"骨缝开错"等；并强调骨伤推拿应辨证施术，即"一推一拿，视其虚实酌而用之，则有宣通补泻之法，所以患者无不愈也"。该书的观点，对骨伤推拿学的发展起了重大的促进作用，至今仍有宝贵的学术价值。

随着中医药院校的建立，中西医结合治疗骨折的展开，骨伤科老前辈的临床经验被发掘整理后陆续问世，骨伤科学术交流的日益增加，以及中医骨伤科专业队伍的不断壮大，骨伤推拿有了迅速的发展。手法种类之丰富，乃前所未有。手法操作更加规范和统一。治疗的病种不断增加，应用范围日益扩大。不少病种已有相对稳定的治疗手法，如颈肩痛、腰腿痛等。近年来，骨伤推拿已成为中医骨伤专业的一门主要课程。通过教学和临床实践的积累，更进一步促进了骨伤推拿的发展。

骨伤推拿独特的医疗作用，引起了国际医学界的重视，不少国家对此开展了研究工作。古老的推拿疗法，正在为人类的医疗保健事业作出新的贡献。

（何洪阳）

第二章

推拿的作用原理

第一节 推拿的认识法及作用机制

关于推拿治病的作用机制，目前尚不十分清楚，认识也很不统一，归纳起来有两种认识方法。

一、宏观认识法

宏观认识法，是从手法的共性方面去认识手法的作用。这种认识过于笼统，落实不到每种具体手法上，故不能直接指导临床。

《黄帝内经》（以下简称《内经》）提出了手法有"散血气""至热气""通经络""收慓悍"的治疗作用，立足于从气血、经络方面去认识手法的作用就属于宏观认识法。《医宗金鉴·正骨心法要旨》在《内经》的基础上，提出手法有矫正筋位的作用，丰富了对手法作用的认识。近人郑怀贤对手法持"行气活血、疏通经络、调和营卫、平衡脏腑"的观点，在《内经》基础上有所发挥。上述认识，可称为传统观点。

俞大方以现代科学理论为工具，提出"外力、内能信息学说"，解释手法作用机制。俞氏认为，疾病的产生，可以表现在组织解剖位置异常，体内各系统内能失调，或各脏器生物信息异常等各方面。手法是一种外力，外力纠正解剖位置异常；手法亦属一种外能，外能可以改变机体内能的失调；手法刺激是一种生物信息，这种外部的生物信息能调节机体内信息的平衡，从而收到治疗效果。同时还对手法治疗伤筋疼痛的作用机制提出了"松则通，顺则通，动则通，通则痛止"的观点。这种现代派的观点，对手法的认识脱离了中医的学术体系。

不少学者用现代科学方法观察到了手法对皮肤、肌肉、关节囊、韧带等器官、组织和呼吸、循环、消化、神经、泌尿等系统的影响，证实了手法的作用，但因未能对

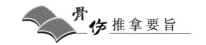

每一种手法进行具体比较，故只能笼统提示手法对器官、组织、各系统有作用。促进循环，增强代谢是手法的局部作用。通过神经、体液来恢复机体内平衡是手法的全身作用。这种认识，属于实验派观点。同时，现代医学还认为，内脏疾病产生，是自主神经功能紊乱的结果。自主神经纤维广泛分布于皮肤，手法在体表皮肤操作，刺激自主神经末梢，调整自主神经功能紊乱，从而收到治疗效果。

二、微观认识法

微观认识法是通过对每种具体手法的观察、分析来认识手法的作用，《内经》就含有这种思想。《内经》中"按而至之""推而散之""按摩勿释"等记载，分别强调了按法、推法、摩法各自的治疗作用。

《圣济总录》提出"按则开达壅蔽""摩则抑遏慓悍"是微观认识法的又一尝试。

明、清以来，小儿推拿盛行，当时对手法的认识，已较多地体现了微观认识法的观点。《幼科推拿秘书》："揉膻中风门……以除肺家风寒邪热，气喘咳嗽之症。"《小儿推拿秘诀》："拿奶旁……属胃经能止呕。"《厘正按摩要术》："摩左右胁……治食积痰滞""摩腹……治伤乳食"。

近人对手法作用的认识，从气血、经络发展到从手法直接接触的皮、肉、筋、脉去认识。对治疗筋伤的按摩手法，杜自明在《中医正骨经验概述》中提出了"分筋散核，理筋消迹，弹筋除痕，点穴镇痛"等观点，属微观认识法。分筋散核是指分筋手法有消除筋结、筋块的作用。理筋手法能消除新伤的肿胀瘀斑，称理筋消迹。弹筋有消除肌肉痉挛的作用，称弹筋除痕。点穴能通经行气止痛，称点穴镇痛。

骆竞洪对手法作用的认识，不单从每种具体手法着眼，而且结合治疗部位、手法操作方向、手法力度、治疗时间来确定手法的治疗作用。无疑地说，这种认识更细致，更完善，更能客观地反映手法的作用。

三、作用机制

综上所述，笔者认为手法的作用可概括为局部作用和全身作用两种。行气活血、疏通经络、温养筋脉是手法的局部作用；调和气血是手法的全身作用。手法的局部作用和全身作用是密切联系不可分割的，即手法在对治疗部位器官、组织产生局部作用的时候，对整体也有调节作用。

（一）行气活血

手法力量直接作用于皮、肉、筋脉的手法，如擦法、摩法、揉法、拿法等，在治疗部位能产生较深透的温热感，是手法的温热效应。温热效应能直接推动人体阳气的运行，如《内经》所说："按之则热气至。"根据温热效应作用的部位及深浅不同，又可分为推动体表卫气、经脉中的经气、脏腑之气的运行。如摩法、擦法，重在推动卫气运行；滚法、揉法、按法、拿法，重在推动经气运行；点按穴位，指揉经络，又能推动脏腑之气的运行。拍打叩击类手法，除有温热效应外，更能振奋鼓动阳气的运行，如沿经络循行操作，其推动经气循行的作用更加明显。手法的按揉牵拉，能使筋肉舒展、脉络通顺、气道畅通。气道畅通，气行无阻，亦有助于行气。

阴主静，阳主动。手法是一种外力，属阳，主动，能直接推动血液的运行。血遇寒则凝，得热则行，手法的温热效应也能直接推动血液的运行，属温热活血。气为血之帅，气行则血行，气滞则血凝。手法能推动阳气运行，增强血行动力以活血，属行气活血。手法的压力，可使治疗部位的皮、肉、筋、脉组织受压变形。一压一放、一松一紧，在治疗部位会产生泵压效应。力度深透，着力面积大的手法，泵压效应更明显，如滚法、拿法、揉法、按法等。泵压效应能张弛脉道，促进血行，有行血活血的作用。轻柔和缓的推拿手法有松弛效应。柔能克刚，缓能解急。松弛效应能消除筋肉的拘急、拘挛，使筋肉柔和，脉道畅通，血行通顺，有助于活血。

（二）疏通经络

经络不通，或为脉道受阻，或为筋脉失和所致。脉道受阻，多系气滞血瘀，经脉受阻，或为风寒湿邪留注筋骨，阻塞脉道所引起。筋脉失和，常由筋肉拘挛所造成。张景岳云："寒独留则血凝泣，凝则脉不通。"推拿手法的温热效应能行气活血、散瘀消肿，瘀滞消散则经脉畅通。《医宗金鉴·正骨心法要旨》："按其经络，以通郁闭之气，摩其壅聚，以散瘀结之肿。"在穴位处使用点法、按法、指揉可行气通经，在瘀肿处使用摩法、揉法、推法能散瘀消肿、活血通经。擦法、揉法、搓法以其较强的温热效应而祛风散寒、活血通经。手法的泵压效应能舒理筋脉、灌注气血，使脉道畅通；手法的松弛效应能舒筋解痉、柔和筋脉、畅通脉道，二者皆有助于疏通经络。

（三）温养筋脉

人体的五脏六腑，四肢百骸，诸筋百脉，皆赖气血濡养。得气血则旺，失气血则衰。推拿手法的温热效应能温运阳气，促进血运，使治疗部位的气血循环旺盛，筋脉自然得到更好的濡养。筋脉有喜温而恶寒的特性，寒主收引，寒则筋脉拘急、痉挛。手法的温热效应能祛散寒邪，消除拘急，恢复筋脉的舒展柔顺。手法的泵压效应能畅通脉道，增强筋脉的气血灌注，使筋脉受到充足的濡养。手法的松弛效应能舒理筋脉，使筋脉柔和，保持良好的生理状态。手法还能"移气于不足"，即将气血调节至病变部位，使病变处的筋脉濡养得以增强。《内经》"按摩勿释，着针勿斥，移气于

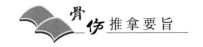

不足，神气乃得复"讲的就是这个意思。

（四）调和气血

气血调和，则筋脉柔顺，脏腑平衡。气血失调，可变生百病。推拿手法对人体机能的调节作用，古人早有论述。《圣济总录》："大抵按摩法，每以开达抑遏为义，开达则壅蔽者以之发散，抑遏则慓悍者有所归宿。"开达壅蔽，抑遏慓悍，概括了手法的调节作用。壅蔽为功能低下；慓悍为功能亢进。推拿，是通过手法的补泻来调和气血，调节人体机能，使之趋于平衡。手法的补泻与手法的力度、方向、速度及治疗穴位密切相关。重手法属泻，轻手法属补。重手法宣通走泻，用于实证。轻手法益气和血，用于虚证。逆经络走向操作的手法属泻，顺经络走向操作的手法属补。速度快的手法属泻，速度慢的手法属补。推拿手法中，凡力度柔和、速度缓慢、节律均匀的手法都具有良好的调节作用，调节筋脉、经络、气血、脏腑机能之失调，如揉法、摩法、振法、㨰法等。周于藩说："揉以和之，可以和气血，活筋络。"推拿手法的松弛效应对人体机能有明显的调节作用，如舒展筋脉、条达气机、平和气血、安神定志等。推拿治疗时，如果手法配伍、穴位选择、力度掌握、方向变换、速度控制都能得当，就更能充分地发挥推拿调和气血的作用。

第二节　推拿对筋伤的治疗作用

一、筋的生理特点

（一）筋以柔为顺

《内经》："谨和五味，骨正筋柔。"

筋脉柔和是筋的正常生理状态，失去柔和则为病理状态，如筋挛，或肥厚、板结。恢复筋柔是治疗原则。

（二）筋各有其位

筋在排列走行上，各循其位。筋失其位则为病理改变，如筋出槽、筋膜嵌顿、滑膜嵌顿。恢复筋位是治疗途径。

（三）筋喜温而恶寒

温则筋脉舒展，寒则筋脉挛缩，挛缩则筋失其柔，为病理改变。如落枕、陈伤劳损急性复发，温养筋脉是治疗关键。

（四）筋赖血养

筋得血养，则筋脉柔和，筋失血养则为病理状态。如陈伤劳损、组织粘连、络脉痹阻、濡养受损则筋不耐劳、不耐寒。活血通络是主要治法。

（五）筋喜柔而恶刚

柔和的手法不易伤筋，生硬的手法则有伤筋之弊。肝主筋，柔肝养肝之药则可护筋，燥烈的中药切忌过用。

（六）筋主动，以协调为顺

关节活动，多为诸筋协同进行。如失去协调，则易伤筋。

二、筋伤的病理改变及实质

筋的损伤，有急性和慢性之分。急性筋伤，多为外力所致，偶为风寒湿邪入侵所引起。外力所致者，伤处多有气滞血瘀，筋肉拘挛（痉挛），筋失其位，筋断裂（多为不全断）。外邪所致者，如落枕、肌筋膜炎等，伤处主要为筋肉拘挛，亦可伴发筋失其位或气滞血瘀。急性筋伤的实质为筋在结构、位置、性质方面的异常（可为一种或数种改变）。慢性筋伤，或为新伤失治，迁延而成，或为积劳成损的劳损。络脉痹阻、筋肉挛缩（粘连）、关节不利、肥厚或板结、筋失其位是慢性筋伤的主要病理改变。慢性筋伤的实质为粘连所致的筋性改变和络脉痹阻。

三、推拿治疗筋伤的作用

（一）散瘀消肿

推拿手法的温热效应和泵压效应都能产生散瘀消肿的作用。急性损伤，血离经脉，瘀于皮腠肌肉之间，伤处出现瘀肿。早期，不宜使用力度重的手法，可使用力度轻的手法，如摩法、推法、揉法等。这些手法力度虽轻，但温热效应明显。将其用在瘀肿部位，能促进血行，疏通络脉，有散瘀消肿和减轻损伤性炎症反应的效果。具有泵压效应的手法，力度较重，虽不能用于伤处，但可用于伤处近端及远端肢体，以其泵压效应促进循环，促进回流，散瘀消肿，常用的有㨰法、拿法、按法、揉法等。

（二）行气止痛

形伤肿，气伤痛。伤后，在损伤部位的远、近端肢体使用推拿手法，通过手法的

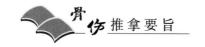

松弛效应，可起到舒展筋脉、缓解痉挛、调达气机、减轻疼痛的作用。如果根据损伤部位，循经取穴，点按或指揉穴位，其通调经脉、行气止痛的效果更加明显。上肢筋伤，多点按天鼎、扶突、缺盆。下肢筋伤，多点按肾俞、环跳、承扶、委中、足三里、阳陵泉。

（三）舒筋解痉

根据临床观察，凡是对治疗部位组织形成按压力或牵拉力的手法，都具有明显的舒筋解痉作用。推拿治疗时，治疗部位的筋肉组织，在手法压力的作用下，会产生变形。随着手法压力轻重交替的变化，筋肉组织发生一舒一缩的变形。这种舒缩变形，有舒展筋脉、缓解痉挛的作用。按压力度深透、着力面积大的手法，其舒筋解痉作用更为明显，如擦法、拿法、按法、揉法等。分筋、弹筋、拿法、运摇关节的手法，对治疗部位的组织形成牵拉，其牵拉力沿组织的轴向分布和传导，并使其产生轴向的变形。随着手法力量的变化，组织受到的牵拉也有弛张的改变。推拿手法对治疗部位组织的弛张牵拉，有柔和筋脉、缓解痉挛的作用。

（四）整复筋位

急性筋伤，多有筋位改变。按其轻重不同，可分为滑移出槽和筋位失和两种。滑移出槽，多由外力引起，好发生于关节部位，如肩部的肱二头肌长头腱滑脱，踝部的腓骨长、短肌腱滑脱。筋位失和，由筋肉拘挛引起。急性筋伤，都不同程度地存在着筋位失和。筋的滑移出槽，用推挤弹拨、运摇关节的手法可使其复原。筋位失和，用舒筋解痉的手法可使其逐渐复原。急性筋伤如发生在关节部位，则应采用运摇和扳动关节的手法，以整复筋位。

（五）濡养筋脉

推拿手法濡养筋脉的作用，前面已有论述。濡养筋脉，与筋的保健、筋伤的预防和治疗关系密切。濡养筋脉，能促进急性筋伤的修复和愈合，防止寒邪入侵伤处，减少损伤后遗症。濡养筋脉，能增强筋的抗病能力，使筋能耐受疲劳，能抗御外邪的侵袭，减少筋伤的发生。濡养筋脉，对慢性筋伤的治疗，具有十分重要的作用。陈旧性筋伤、劳损、骨关节退行性疾病，病变处络脉痹阻，筋脉失于濡养，常用的内服外治之法，大多只能治标，而不能治其本。推拿手法，通过温热效应和泵压效应，能增强血运、畅通脉道、祛外邪，为伤处组织的修复创造良好的条件，而收到标本兼治的效果。其濡养筋脉的作用，通过推拿治疗次数的积累，会越来越明显。推拿手法中，力度柔和、速度缓慢、温热感强的手法，其濡养筋脉的作用更明显，如摩法、揉法、轻拿法、擦法、搓法等。

（六）松解粘连

粘连，是慢性筋伤的主要病理改变。粘连部位的筋，多肥厚、僵硬、板结，或出现筋结、筋块。如发生在关节部位，还可影响关节功能。推拿手法松解粘连的作用，一是通过温养筋脉来达到的。温养筋脉，能增强粘连组织的气血灌注和筋脉濡养，提高组织的康复能力，促进粘连组织的松解。二是通过推拿手法对粘连部位组织纤维的牵拉，逐层松开粘连。运摇关节、扳动关节、分筋、拿法、弹筋等手法有较强的牵拉作用，是松解粘连的主要手法。

（何洪阳）

第三章

骨伤推拿治则与治法

第一节　骨伤推拿治则

一、概述

骨伤科疾病种类较多，病理变化不一，临床表现多种多样。即使是同一病证也会有轻重缓急之分，而且个体差异对病情的变化会产生不同的影响。因此，在治疗时必须善于从疾病的现象中抓住病变的主要矛盾，处理好治本与治标的主次关系；同时要非常注意维护人体的正气，重视内在因素的主导作用，处理好扶正与祛邪的基本关系。另外还应按伤病的具体情况做到因人制宜。

二、治则

（一）治病求本

在治疗骨伤科疾病时，同样需贯彻治病求本、辨证施治的基本原则，必须针对疾病的根本原因进行推拿治疗。

"本"是相对于"标"而言的，二者是相对的概念。对于新伤者，外力所致的，肢体肿痛为标，而机体内部的气滞血瘀、络脉痹阻、筋挛、筋出槽、筋断等为本；由外邪引起的，疼痛和功能障碍为标，络脉痹阻及筋挛为本。同样，劳损和陈伤，疼痛、麻木为标，络脉痹阻及粘连为本。骨折脱位早期阶段，肿痛、功能障碍为标，气滞血瘀、络脉痹阻、筋骨错位为本，到中后期则功能障碍、麻木为标，络脉痹阻与粘连为本。骨关节疾病，肢体疼痛、功能障碍为标，粘连、骨关节结构的破坏为本。

因此，治疗骨伤科疾病时，只有从根本上去除疾病发生的原因后，机体功能才能恢复正常。如骨折整复固定后的早期阶段，主要在损伤邻近部位运用手法以促进血液循环，消除肢体肿胀，而后期主要在骨折局部解除组织粘连以恢复肢体功能活动。

治病求本应用于治疗骨伤科疾病时，必须正确处理治标与治本之间的关系。具体来说，对于新伤者，一般标本兼治，而对于陈伤者应采用急则治其标、缓则治其本的原则。如肌肉痉挛型的落枕，疼痛、颈部活动受限、胸锁乳突肌和斜方肌有明显的紧张感及压痛属标，肌肉痉挛属本，治疗手法应以舒筋解痉为主，行气止痛为辅，治疗后肌肉松弛，疼痛自然消除，本病即告治愈，这就是标本兼治。对于慢性腰肌劳损者，如果新近又感受风寒致急性发作，则先用祛邪手法为主，待腰肌痉挛缓解后再重点使用松解粘连的手法治其本。

（二）扶正祛邪

推拿治疗骨伤科疾病时，祛邪作用主要表现在利用手法的温热效应与疏通经络作用而使人体感受的外邪疏散，同时手法的泵压效应有利于瘀血的消散。其扶正主要是通过手法的温养筋脉作用和松弛效应来调节筋脉、气血、经络、脏腑及整个机体的功能活动。如风寒之邪引起的肩关节周围炎，寒邪使气血凝滞，组织粘连，进而阻碍气血的运行而伤正。推拿时用扳、摇、抖等手法可以解除粘连即是祛邪，用擦、揉、按、搓等手法可以助气血运行即是扶正。

在具体运用扶正祛邪原则时，要仔细分析邪正双方消长盛衰情况来制订合理的治疗方案。一般来讲，对于新伤或慢性劳损急性发作以祛邪为主，陈伤和慢性劳损性疾病则以扶正为主，同时应遵循扶正而不留邪，祛邪而不伤正的原则。

（三）调整阴阳

疾病的发生，从根本上说是阴阳的相对平衡遭到破坏，出现偏盛偏衰的结果。因此，调整阴阳，补偏救弊，恢复阴阳的相对平衡，促进阴平阳秘是临床治疗的基本原则之一。推拿手法通过条达气机、调和气血、开达壅蔽、抑遏慓悍而起作用。

推拿按摩手法的不同动作均有其各异的性质特点，在阴阳概念下可将其按相对动静的不同而区分其阴阳属性，如推、擦、抖等手法相对为动属阳，摩、揉、牵等手法相对为静而属阴。通过手法的不同阴阳属性，针对疾病过程中的阴阳失调或泻其有余，或补其不足，从而纠正病变中的阴阳不平衡，重新恢复人体的阴平阳秘状态，使人体处于生机勃勃的健康状态。如对于新伤瘀血阻滞者则多以摩、揉等柔和手法以求功；对陈伤瘀血阻滞者多以推、擦等阳刚手法以取效。

（四）因人制宜

因人制宜就是根据患者的性别、年龄、体质及病情的具体情况不同等特点来考虑

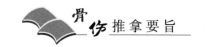

治疗的原则。一般来说，男性、年轻人和体质强壮、操作部位在腰臀四肢者手法操作时刺激量宜大，反之，女性、老年及小儿患者和体质弱、操作部位在头面胸腹者手法刺激量宜小。

在应用因人制宜这一原则时，尤其应针对疾病的具体情况，如病情久暂、有无外邪、有无兼邪、症之缓急等来选择适宜手法，只有如此，才能获得满意的治疗效果。

第二节　骨伤推拿治法

一、概述

推拿治疗疾病与药物靠其有效成分产生治疗效应不同，其主要是通过手法操作而产生治疗效应。手法效应包括直接效应和间接效应。直接效应指局部手法的能量在治疗部位所起的作用，如理筋复位、缓解痉挛等；间接效应即手法通过气血经络而产生的治疗效应，如调和气血、调节脏腑之作用。推拿治疗骨伤科疾病可分为温、补、和、散、通、松六法。总的说来，手法效应以温补强壮、调节通散为主，为其长，而以攻下泻热为辅，为其短。手法治疗效应与手法种类、手法操作、治疗部位密切相关。

二、推拿六法

（一）温法

温法是指能产生温热效应的手法，具有温养筋脉、祛散寒邪、强壮脏腑机能、推动气血运行等作用。其效应产生于手法机械能转化为热能。凡是手法力量直接作用于治疗部位组织的手法，均有此种效应，但强弱深浅有所差异。如推法、擦法、拍击法主要为浅层温热效应；摩法、揉法、㨰法、搓法则主要产生深层温热效应。浅层温热效应多用于治疗外寒、表寒。如推印堂、分推额、推风府至大椎、推风池至肩井治疗风寒感冒；擦督脉、膀胱经治疗风寒腰痛。深层温热效应常用于治疗里寒、虚寒。如治疗肩关节周围炎，采用㨰法、揉法、搓法治疗，既有温养筋脉，又有散寒通络的作用；腰肌劳损以㨰法、揉法、搓法在督脉和膀胱经部位治疗，有温补肾阳和散寒止痛的作用。以上种种，皆是取其手法的温热效应治疗相应的病证。

（二）补法

补法是指能产生强壮补益效应的手法，能补脏腑、经络之虚弱。但其不同于药物的直接至补作用，主要通过调强至弱，调节至补，或温养筋脉而产生温热至补的效应。《内经》云："按摩勿释，着针勿斥，移气于不足，神气乃得复。"温热类手法一般都有补益效应，以摩法、揉法、擦法、搓法较强。其中，摩法、揉法、擦法既有温热至补的效应，又有调节至补的效应，而搓法则偏重于温热至补。推拿手法补益效应的强弱，与手法速度快慢、治疗时间长短、着力面积大小和术者功力深浅密切相关。手法速度过快则使气血躁动，不利于"移气于不足"，影响调节至补；手法速度缓慢，有助于气血条达及"移气于不足"，顺势至补。治疗时间长，手法补益效应的累积作用强。手法着力面积大，术者功力深厚，补益效应更显著。临床上，补法主要用于伤者体质虚弱或陈伤劳损的治疗。运用时，应先辨明虚的性质，如阴虚、阳虚，气虚、血虚。其次辨明虚的部位，如阳虚，若兼见腰膝冷痛则多为肾阳虚；若兼见四肢末节发冷则为脾阳虚。最后辨明虚的程度，并结合伤情，综合分析，确定治疗的手法、腧穴、部位及手法剂量。肾阳虚，可选用指揉命门，掌摩命门；擦肾俞，揉肾俞；搓腰骶等治疗。脾阳虚，可选用指揉脾俞、胃俞、足三里、中脘；掌摩脾俞、胃俞、中脘、气海等治疗。补法用于陈伤劳损的治疗，有鼓舞正气、扶正祛邪、促进损伤康复的作用，多采用补肝肾、补气血或补脾胃的治法。

（三）和法

和法，指调和效应，能调和脏腑、经络、气血、经筋之失调；能调整组织、器官机能之失调。推拿手法的调和效应，是通过"开达壅蔽""抑遏慓悍"来达到的。开达壅蔽，能使低下的功能趋于正常；抑遏慓悍，能使亢进的功能恢复正常。力度重、速度快、刺激强的手法能鼓舞阳气、振奋气机、调动能量，有开达壅蔽的作用，如按法、点穴、拿法、弹筋等。力度轻柔、速度缓慢、刺激温和的手法能条达气机、宁心安神、抑制兴奋，有抑遏慓悍的作用，如摩法、揉法、推法、振法等。轻手法有较好的松弛作用，通过放松身心而使人体机能趋于调和。临床上应根据机能失调的具体情况，选择力度轻重不同的手法，配伍使用，再结合辨证施治，正确选取腧穴，以抑强扶弱，才能使推拿治疗产生良好的调和作用。

（四）散法

散法，即消散之法，有散瘀消肿和消散筋结的作用。急性损伤，伤处气滞血瘀，肢体肿胀，若不及时疏导消散，日久则形成筋结、筋块。慢性劳损，伤处络脉痹阻，亦可形成筋结、筋块。推拿治疗的散瘀消肿作用，是通过手法的温热效应和泵压效应来取得的。临床运用时，应根据损伤的不同阶段，合理使用，才能获得满意的效果。损伤早期，伤处不宜使用重手法，但施以温热效应较强的轻手法，如摩法、揉法、推法等，其温养筋脉、调和气血、散瘀消肿的作用十分明显；而在伤处的远、近端肢体，则可使用重手法，以其泵压效应而起到行气活血、散瘀消肿的作用，如按法、拿法、点穴等。散法用于消散筋结，应选择牵拉作用强的手法，通过松解粘连来消散筋结，如分筋、弹筋、摇法、扳法等。另外，还可配合深层温热效应强的手法，通过养血、活血、通络来消散筋结，如擦法、揉法。

（五）通法

通法，指具有宣通作用的手法，常用于气滞血瘀、经络不通或腑气不通的治疗。力度深、刺激强的手法能振奋阳气、鼓舞气机而产生宣通作用，如按法、点穴、拿法、理筋等。上述手法，如在经络穴位上使用，其宣通气机、疏通经脉的作用更强。临床上，如遇气滞血瘀、经络不通，可沿该经络走行作拿法或理筋，通过推动经气的循行而散瘀滞、通经络。也可点按伤处远近端的穴位，振奋阳气，散瘀通经。上肢经络不通，多点天鼎、缺盆；下肢经络不通，多点环跳、承扶。腑气不通，点天枢、大横，更可配合摩腹、揉腹以通腑气。通法还可用于肢体麻木、疼痛的治疗。如肢体冷痛，多兼有寒邪，在使用通法时还应配合温法治疗。

（六）松法

松法，指具有松解痉挛和粘连作用的手法。急性筋伤，伤处组织多有痉挛，或称筋挛、筋急。慢性筋伤，伤处组织多有粘连，或为板结、肥厚，或为筋结、筋块。推拿手法的按压力和牵拉力都能对治疗部位组织产生松解作用，以牵拉力更加明显。按压力松解痉挛的作用强，松解粘连的作用弱。牵拉力具有松解痉挛和粘连的双重作用。力度轻重交替的按压力作用于治疗部位时，可使肌肉组织产生变形和恢复原来的形状，这种泵压效应有助于消除肌肉、肌膜、筋膜等组织的痉挛。按压力使组织产生径向变形，牵拉力使组织产生轴向变形。轴向变形以其弛张变化松解受牵拉组织的痉挛或粘连。治疗肌肉痉挛，应选用既有按压力又有牵拉力的手法，如拿法、揉法、分筋、理筋等。治疗筋的粘连，则应选择牵拉力强的手法。治疗筋结，多选用分筋、理筋；治疗关节粘连，多选用摇法、扳法。临床上，运用松法时，须与温法、补法、通法配伍使用，才能获得更好的效果。

（何洪阳）

第四章

骨伤推拿手法

第一节　手法的要素

由于历史的原因，推拿手法的流派和种类很多。尽管如此，任何手法的组成都离不开手法的要素，手法要素是组成手法的基本成分，它包括手形、着力部位、力度、速度、方向等。

一、手形

手形是指手法操作者手的外形，即手需保持的形状。手形正确，手法操作才能准确和符合要求；手形不正确，往往影响着力部位的准确和力度的柔和，使手法显得机械、生硬。常见的有自然手形和特殊手形两大类。自然手形是指手法操作过程中，腕、掌指、指间关节等的位置随治疗部位的体形改变而改变，没有固定的形状。特殊手形是指手法操作时，手必须始终保持一种特定的形状。如滚法的半握拳手形，拿法的钳持状手形，点穴法的叠指状手形。不论哪一种手形，均以手部内在肌处于自然协调的状态为准。手形的训练，是手法练习的第一步，只有在手法的练习过程中，才能逐步形成正确的手形。

二、着力部位

着力部位又称为力点，是手法操作时治疗作用力的发放部位。除运摇关节类手法外，其余手法的着力部位与手法操作时接触治疗处的部位大体相同，但力点大多小于手的接触部位。着力部位有大小之分。着力部位小则力度深，如指端、指腹、小鱼际、掌根着力等；着力部位大则力度浅，如掌指、手掌着力等。着力部位大小不仅

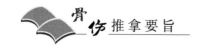

影响手法的力度，而且还影响手法的功用。指尖、指腹着力，手法的敏感度高，针对性强，多用于特殊治疗，如点按穴位、分理筋缝、弹拨肌腱。掌指、手掌着力，面积大、部位广，其调和气血的作用强，多用于四肢关节或腰、背、胸；腹等部位。

三、力度

力度是指手法治疗时力的轻重。力轻作用则浅，多位于皮部；力重作用则深，多深达筋骨。力度可分轻、中、重三种。轻的力度是指力仅达表皮或皮下，如摩擦类手法。中等力度是指力达韧带、肌肉，如复合类手法。重的力度是指力深达骨膜，如按压类手法。临床应用时，还须结合患者的年龄、体质、胖瘦，以及耐受程度具体掌握。如相同力度的手法，用于身体壮实者则偏轻，用于年老体弱者则嫌重，一般可根据患者面部表情的反应来调整。

四、速度

速度是指着力部位运动的快慢，即力的作用频率。手法操作时的速度有两种，一是力量持续作用者，力的作用频率较高，变化不明显，如按法。二是力量断续作用者，力的作用频率较低，有快有慢，随治疗需要而变。其中摩擦类手法的擦法、推法速度较快。手法的速度影响手法的力度，速度快时力度轻，速度慢时力度重。

五、方向

方向是指着力部位运动的方向，即力的方向。手法的方向对气机的升降、气血的循行有调节和促进作用。经络的循行，经筋的走向有方向性，手法的方向性不同，其调节作用自然不同。手法的方向有两种，一是单向性的，如由近向远或由远向近作推法，作顺时针或反时针方向的揉法，手法的方向始终保持不变。另一种是双向性的，即由此到彼和由彼到此地来回操作，如搓法、擦法等。

第二节　骨伤推拿手法的分类

骨伤科推拿手法，种类十分丰富，常用的有 16 种：推拿按摩、揉擦搽搓、理分点弹、摇扳抖拍。按手法作用力的性质，可分为摩擦类、按压类、牵拉类、复合类四类。摩擦类手法有摩法、擦法、推法、搓法，其作用力主要是摩擦力。按压类手法有按法、揉法、点穴法、拍击法，其主要作用力是按压力。牵拉类手法有摇法、扳法、抖法，其主要作用力是牵拉力。复合类手法具有两种以上的作用力，如弹筋、揉法、拿法、分筋、理筋等。按手法作用力作用于治疗部位组织的方式，可分为舒筋手法和运筋手法两类。舒筋手法，指手法的作用力直接作用于治疗部位组织的手法，如按压类、摩擦类、复合类的手法等。运筋手法，其手法作用力通过关节活动，间接作用于治疗部位组织，如牵拉类的摇法、扳法、抖法。

第三节　摩擦类手法

一、摩法

以食中环指末节指腹，或食中环小指指腹，或掌面附着于治疗部位上，通过腕关节的收展回旋，带动着力部位作缓慢的环形抚摩，称为摩法（图1-4-1）。

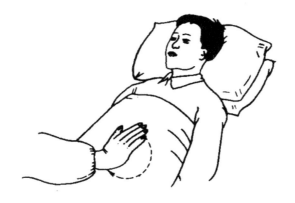

图1-4-1　摩法

【操作要点】

1. 手形：手指自然并拢。

2. 着力部位：食中环指末节指腹；食中环小指指腹；手掌掌面。分别为三指摩、四指摩、掌摩。

3. 力度：轻，仅及皮部。

4. 方向：沿顺或反时针方向操作。

5. 肘微屈，腕放松，着力部位自然贴在治疗部位上，不可重力按压，亦不可隔着衣物。

6. 摩动时动作要协调。用力要平稳柔和，不可时轻时重；速度要均匀一致，不可时快时慢，每分钟60～80次。

【作用】

温养皮部，宁心安神。

摩法力度虽轻，但在治疗部位能产生明显的温热感。其温热作用能温养皮部，运行卫气，疏通络脉。摩法力度柔和，速度缓慢，作用于机体，易产生良性调节，能缓急去躁、抑遏慓悍、安定情志，故有宁心安神的作用，属补益手法。

【临床运用】

1. 新伤初期：瘀肿疼痛，摩伤处。

2. 阳虚体质：肢冷畏寒，摩命门、肾俞、关元。

3. 心神失调：失眠、多梦、易惊，摩印堂、摩额、摩大椎。

4. 胁肋伤：胸胁疼痛、胀满，摩胁肋，摩日月、期门、大包穴。

5. 伤后腹满：摩胃脘、摩腹。

二、推法

以拇指或其余四指指腹，或大鱼际着力，沿治疗部位体表，作单方向的直线推动，称为推法（图1-4-2）。

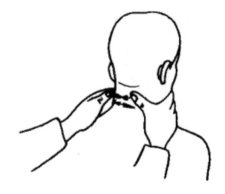
拇指分推

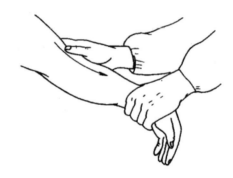
大鱼际推

图1-4-2　推法

【操作要点】

1. 手形：自然手形。

2. 着力部位：拇指桡侧缘指腹；或食中环小指指腹；或大鱼际桡侧缘。分别为拇指推、四指推、大鱼际推。

3. 力度：轻，略重于摩法。

4. 方向：单向。可双手交替进行，如双手分别推向两侧，则为分推。

5. 速度：较快，略慢于擦法。每分钟约120次。

6. 腕部放松，着力部位紧贴皮肤，力要平行推移，不可往下按压。可配合介质运用。

【作用】

疏理皮部，活络散邪。

推法，是直接在体表皮肤操作的手法。推法的力度略重于摩法，其治疗效应集中在皮部及皮下层，推法的温热效应不如摩法强，但其在体表皮肤形成的大面积平移摩擦力，有推动表阳运行、疏理皮部的作用。另外，大面积的直线摩擦力，对治疗部位的皮肤形成一定的牵拉，对体表的络脉能产生活络作用。

【临床运用】

1. 推经络：在躯干或四肢，沿经络走行作顺向或逆向的推法，可产生补、泻作用，以调节经气的盛衰。

2. 推穴位：多用于头面、颈项、胸腹等表浅部位。如头部：推印堂、分推鱼腰、推太阳。颈肩部：推风府至大椎、推风池至肩井。胸腹部：推华盖至膻中，推辄筋至日月，推巨阙至水分。

3. 推瘀肿：新伤瘀肿，在瘀肿表面及邻近作由近向远的推法，有散瘀消肿、活络止痛的作用。

三、擦法

以侧掌或虚掌着力，在治疗部位作来回的直线摩擦，称为擦法（图1-4-3）。

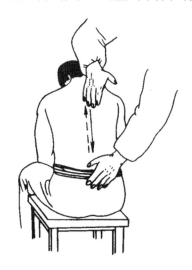

图1-4-3　擦法

【操作要点】

1. 手形：侧掌擦五指自然并拢；虚掌擦掌心空凹，五指自然并拢。腕关节均须放松，自然伸直。

2. 着力部位：侧掌擦以小指及手掌尺侧缘着力；虚掌擦以大、小鱼际及手指末节指腹着力。

3. 力度：轻，勿用压力。

4. 速度：快，直线往返。每分钟 150 次以上。

5. 方向：来回往返，双向用力。

6. 肘关节放松，自然屈曲，以肩关节的收展带动着力部位来回滑动。可配合油类介质使用。

【作用】

温运表阳，散寒通络。

擦法以温热效应和较弱的牵拉效应产生治疗作用。其温热效应比摩法强，也更深透；其推动表阳运行的作用比推法强。擦法治疗后，局部皮肤发热潮红，气血循行旺盛，能散寒通络，治疗表寒或寒滞经脉。如沿经络循行作擦法，更有温经散寒、通络止痛的作用。

【临床运用】

1. 风寒腰痛：擦膀胱经、督脉，能温阳散寒、行气止痛。此法亦可用于风寒感冒的治疗。

2. 肢体冷痛：多为寒滞经脉所致，可沿病变肢体的阳经作擦法。下肢冷痛，擦膀胱经、胆经、胃经。上肢冷痛，擦大肠经、小肠经、三焦经。

3. 阳虚腰痛：擦腰骶，温养肾阳、散寒止痛。

4. 肢体麻木：沿麻木肢体前、后、内、外各侧作擦法。

5. 胁肋胀痛：沿肋间隙作擦法。

四、搓法

以双手一定部位着力，在治疗部位作方向相反的相对用力搓动，称为搓法（图1-4-4）。

【操作要点】

1. 手形：侧掌、全掌搓时，五指自然并拢；掌心搓时，五指自然分开。

2. 着力部位：侧掌着力为侧掌搓；全掌着力为掌搓；掌心搓为掌心部着力。

3. 力度：轻至中，以吸定治疗部位皮肤，使产生皮下摩擦为宜。

4. 速度：较快，每分钟 100～120 次。

5. 方向：往返方向用力。

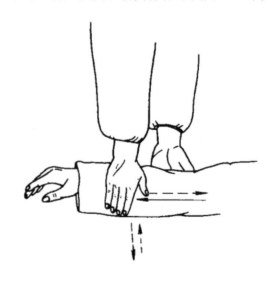

图 1-4-4　搓法

6.肩、肘、腕放松。以肩、肘关节的轻微伸屈带动着力部位作搓动。

【作用】

温养筋脉，散寒通络。

搓法的力度，比摩法、推法、擦法重，深达皮下层。它是以皮下层的温热效应及较弱的牵拉效应产生作用的。搓法的温热效应比摩法强，比擦法深透，能温养较深层的筋脉，使气血循行旺盛、筋脉濡养增强。其柔和的牵拉，能缓解筋脉的拘紧挛急，使筋脉调和，又能协同温热效应，增强筋脉濡养。

【临床运用】

1.慢性劳损：伤处络脉痹阻，筋脉失于濡养，搓法有治本的作用，如腰肌劳损，可搓两侧腰肌。

2.骨关节炎：退行性骨关节病，筋骨失于濡养，搓法能增强濡养，改善病情。如膝关节退行性关节炎，可搓髌底、髌尖或髌骨两侧。

3.关节冷痛：如肩关节周围炎，搓肩前、肩后。

4.肢体冷痛：沿患肢前后或内外侧作搓法。

第四节 按压类手法

一、按法

"往下抑之谓之按"。以拇指或掌根、小鱼际等着力，深压治疗部位，持续用力，按而留之，称为按法（图1-4-5）。

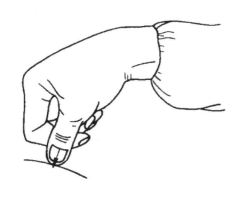

拇指按

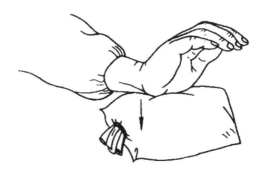

掌根按

图 1-4-5 按法

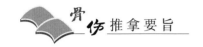

【操作要点】

1. 手形：拇指按，拇指伸直，其余四指握空拳或自然伸直并拢；叠指按，手呈叠指状；掌根按，五指自然张开、微屈曲；侧掌按，五指伸直、自然并拢。

2. 着力部位：拇指按，拇指末节指面着力；叠指按，中指末节指面着力；掌根按，掌根着力；侧掌按，小鱼际侧掌着力。

3. 力度：中至重。浅表部位用中等力度，如头面、胸腹。肌肉丰厚处力度重，如肩井、环跳。重按后应配合轻柔的揉法。

4. 速度：缓慢，深按后停留片刻，按而留之，每分钟 15 ～ 20 次。

5. 方向：垂直用力。

6. 沉肩，垂肘，腕放松，肩部发力，按压治疗部位组织。

【作用】

通经活络，行气止痛。

《内经》："按之则热气至。"《医宗金鉴·正骨心法要旨》："按其经络，以通郁闭之气。"《厘正按摩要术》中载有"按能通血脉""按也最能通气"。按法力度深透，作用强，能振奋阳气、宣通经脉、消散瘀滞、行气止痛。

【临床运用】

按法刺激作用较强，是治疗筋伤的主要手法之一，多在陈伤劳损伴筋强或深部筋伤时用之。亦可与揉法结合运用，组成按揉复合手法。具体运用如下。

1. 经脉气滞：沿经脉走行作按法。

2. 脏腑气滞：按压背部相应俞穴。

3. 气滞作痛：按压痛处或其远近端经脉。

4. 关节僵凝：指按关节骨缝。

5. 肢体重困：沿患肢各侧作按法。

6. 筋结筋强：筋结用指按；筋强用掌根按或侧掌按。如掌根按腰背、按腰骶，侧掌按斜方肌肩井部。

二、揉法

以小鱼际或手背三、四、五掌指关节着力，通过前臂的旋转和腕关节的屈伸，带动着力部位作来回转动的手法，称为揉法（图 1-4-6）。

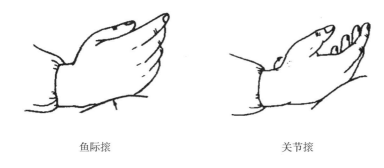

鱼际搽　　　　　　　　　　　　　　　关节搽

图 1-4-6　搽法

【操作要点】

1. 手形：半握拳状，形如漏斗。

2. 着力部位：小鱼际着力称鱼际搽，用于表浅或面积大的部位；三、四、五掌指关节着力称关节搽，用于穴位或肌肉丰厚部位。

3. 力度：中至重。应达肌层或骨膜层。

4. 速度：中等，每分钟 70 次左右。应保持速度均匀，节奏协调，不可偏快，快则力量飘浮，作用不实。

5. 方向：左右或前后方向往返操作。

6. 肩、肘、腕、手各关节放松，前臂自然旋转转动，切忌用力按压。

【作用】

活血养筋，舒筋活络。

搽法是按压类手法中泵压效应最强的手法。搽法力度深透，着力面积大，吸定患处持续治疗的时间较长。一压一放的泵压效应使筋肉组织得到舒理，脉管得以畅通，气血灌注旺盛，筋脉濡养增强，其活血养筋、舒筋活络的作用十分明显。搽法力度柔和，速度均匀，一压一放的节奏感强，有调和气血的作用。搽法在形成泵压效应时，也有一定的牵拉效应，二者协同增强舒筋活络的作用。搽法还有较强的温热效应。

【临床运用】

搽法是骨伤推拿中作用最强、应用最广、使用最多的一种手法。急性筋伤，搽法能消除伤处组织的痉挛；慢性筋伤，搽法虽然不能直接松解粘连组织，但通过手法疗效的积累，其活血养筋、舒筋活络的作用有逐步松解粘连的效果；慢性骨关节炎，运用搽法的活血养筋，有保健和治疗作用。具体运用如下。

1. 肌肉痉挛：风寒湿邪伤筋，如落枕；慢性筋伤急性发作；急性扭、挫伤；伤处组织均有痉挛，可重点运用搽法。

2. 组织粘连：慢性筋伤，伤处络脉痹阻、组织粘连，如颈椎病、腰腿痛等，运用搽法，可逐步松解粘连。

3.脏腑虚寒：擦背部相应腧穴，如肾阳虚，擦肾俞、命门；脾阳虚，擦脾俞、胃俞。

4.退行性骨关节炎：擦关节周围筋肉组织。

三、点穴

以拇指或中指叠指在治疗部位或穴位上深压点按，称为点穴（图1-4-7）。

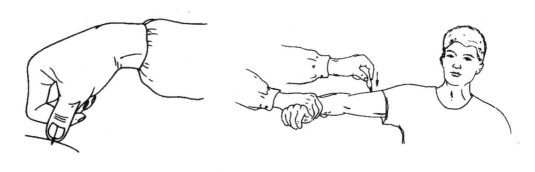

拇指点　　　　　　　　　　　　　　　叠指点

图1-4-7　点穴法

【操作要点】

1.手形：拇指点，其余四指握空拳；叠指点，手呈叠指状。

2.着力部位：拇指或中指末节指面。

3.力度：深而重。

4.速度：缓慢施力，逐渐发力。

5.方向：垂直点压。

6.沉肩、垂肘、松腕。肩部发力，劲透指端，深压片刻后，施以轻柔的揉法。

【作用】

行气通经，以痛定痛。

点穴着力面积小，压力集中，力度十分深透，刺激作用较按法更强，其行气通经的作用也强过按法。点穴用于经络腧穴处，能行气血、通经脉、顺气机、调脏腑，有以指代针的作用。点穴用于筋伤痛点处，以其深透的按压，随之辅以轻柔的揉法，能缓解伤处组织的痉挛，而起到止痛的作用。

【临床运用】

点穴有类似针刺的作用，故运用十分广泛。无论寒热虚实，根据辨证，选取相应的穴位，皆可采用点穴治疗。主要运用如下。

1.经脉不通：或为气滞，或为血瘀，或为邪阻，皆可点按伤处近、远端肢体穴位。

2. 腑气不通：点按背部相应俞穴、腹部相应募穴。

3. 肢体麻木：上肢点缺盆、极泉；下肢点环跳、承扶、委中。

4. 肢体疼痛：上肢点天鼎、扶突；下肢点肾俞、环跳。

5. 痛点筋结：深按点压，配合镇定、分筋。

四、拍击法

以虚掌拍打或指端、掌根、侧掌叩击治疗部位，前者称拍法，后者称击法（图1-4-8）。

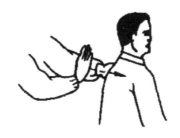

虚掌拍

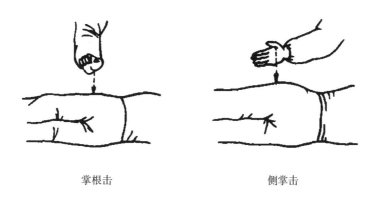

掌根击　　　　　　　　　　　　　侧掌击

图 1-4-8　拍击法

【操作要点】

1. 手形：拍法呈虚掌；指端击，五指自然弯曲；掌根击，五指如握物状；侧掌击，五指自然并拢。

2. 着力部位：拍法以大小鱼际、五指末节指腹着力；指端击以五指指端着力；掌根击以掌根着力；侧掌击以手掌尺侧缘着力。

3. 力度：中至重。轻重交替，重一轻二。

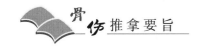
4. 速度：快慢交替，重击慢、轻击快，即慢一快二。

5. 方向：垂直拍击。

6. 沉肩、垂肘，腕关节放松，呈有弹性的屈伸以拍击治疗部位。

【作用】

振奋阳气，舒筋活络。

拍法着力面积大，力度较为表浅，其作用为振奋表阳、散寒活络。击法着力面积小，力度深透，其作用为振奋经气、舒筋活络。

【临床运用】

1. 寒邪束表：指击头部，指击颈棘突。

2. 风寒腰痛：掌拍腰背；掌拍腰骶；掌拍肾俞。

3. 寒滞经脉：沿经脉循行使用击法。上肢用指端击；颈、肩、腰、背用掌根击；下肢用侧掌击。

4. 肢体麻木：沿麻木肢体各侧作击法。

第五节　复合类手法

一、弹筋

以拇指和食指或食中环指一起，拿住治疗部位组织，向上提起，再放松让其弹回，称为弹筋（图1-4-9）。

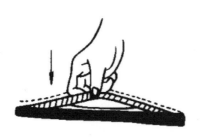
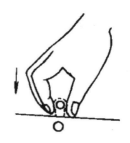

侧面观　　　　　　　　　　纵面观

图1-4-9　弹筋法

【操作要点】

1. 手形：拇指与食指或食中环指呈拿持手形。

2. 着力部位：拇指与食指或食中环指末节指腹。忌用指尖着力。

3.力度：轻至中。缓慢加力，以拿起治疗部位组织为度。忌快力猛拿。

4.速度：缓慢拿起，停留片刻，让其弹回。

5.方向：径向拿起治疗部位组织。

6.腕关节、掌指关节、指间关节均须放松，以柔和的劲力将治疗部位组织拿住，慢慢提起后，略松手指，让其自指间弹回。

【作用】

行气散寒，活络解痉。

弹筋手法力度虽属轻至中，但刺激作用却较强。弹筋手法可分为拿住、提起、弹回三个步骤。其中，拿住有较强的按压刺激，多能超过点穴；提起和弹回则主要为牵拉效应。按压刺激能振奋阳气、祛散寒邪；牵拉刺激有舒筋活络、缓解痉挛的作用。提起和弹回使筋脉组织发生一张一弛的变化，又有助于筋位恢复正常。

【临床运用】

1.寒滞筋脉：寒邪筋伤，疼痛拘急，可弹伤处之筋。

2.肌肉痉挛：急性筋伤，肌肉痉挛，可弹该处之筋。

3.气滞作痛：可弹胀痛之筋。

4.关节冷痛：可弹关节周围之筋。如肩关节，可弹上方的斜方肌、腋前的胸大肌、腋后的背阔肌。

二、拿法

拇指和食、中指或拇指和其余四指相对呈拿持状，以指腹着力于一定部位或穴位，连续进行一紧一松的拿捏，称为拿法（图1-4-10）。

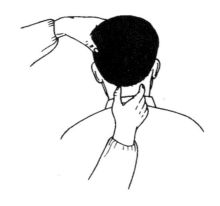

图1-4-10　拿法

【操作要点】

1.手形：拿持手形，各指接近伸直。

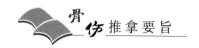

2. 着力部位：指端拿以末节指面着力；指拿以指腹着力。忌用指尖着力。

3. 力度：中至重。由轻至重，轻重交替。

4. 速度：每分钟 70～80 次。重拿时停留片刻，轻拿时速度略偏快。移动宜缓慢。

5. 方向：躯干由上至下拿；四肢由近向远拿。

6. 肩、肘、腕关节放松，肩部和掌指关节协同发力，各指力量应均匀，并保持指间关节伸直，避免屈曲指间关节成抓持状。

【作用】

通经活络，解痉镇痛。

拿法属于刺激作用较强的手法，其主要力量为按压力和牵拉力。拿法用于穴位处，有类似点穴的作用，如沿经络循行作拿法，其振奋阳气、推动经气循行、通经活络的作用更明显。拿法用于关节部位或肌肉丰厚处，其牵拉力量有舒筋活络、解痉镇痛的作用。

【临床运用】

1. 经络不通：筋伤后如有经络不通，症见疼痛、麻木，可沿经络循行作拿法。如上肢拿大肠、小肠经；下肢拿膀胱、胆经。

2. 肌肉痉挛：凡肌肉痉挛作痛，可用拿法。如颈、肩、背、腰及四肢各处。

3. 组织粘连：筋伤粘连，使用拿法，其牵拉效应有一定的松解粘连作用。

4. 对称穴位：对称分布的穴位，使用拿法，健、患侧同治，有协同治疗的作用。如拿攒竹、太阳、风池、肾俞等。

三、揉法

用指端螺纹面或掌根、侧掌、大鱼际部分，着力于一定部位或穴位上，作顺或反时针方向的回旋揉动，称为揉法（图 1-4-11）。

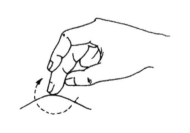
叠指揉

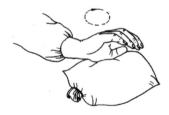
鱼际揉

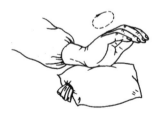
掌根揉

图 1-4-11　揉法

【操作要点】

1. 手形：叠指揉为叠指状手形，即中指伸直，食指压于中指末节背侧，拇指指尖抵于中指远侧指间关节掌侧；并指揉为并指手形，即食中环指并拢，拇指、小指屈曲内收；掌根、侧掌、鱼际揉均为半握拳状手形。

2. 着力部位：叠指揉为中指末节纹面；并指揉为食中环指末节纹面；鱼际揉为大鱼际桡侧缘；掌根揉为掌根部；侧掌揉为侧掌中部。

3. 力度：中至重。轻重交替，但须均匀。

4. 速度：每分钟 70 次左右。匀速进行。

5. 方向：视病情，取顺或反时针方向，或交替进行。

6. 着力部位紧贴治疗部位皮肤，肩、肘、腕协调用力，以腕关节的摆动带动着力部位作回旋揉动。

【作用】

调和气血，温养筋脉。

揉法力度深透柔和，速度均匀，刺激作用温和，对机体产生良性调节作用。其力度轻重和回旋方向的变换，更能条达气机，调和气血。揉法的回旋转动有较强的深层温热效应，转动时的揉压牵拉能弛张脉道，促进气血循行，增强筋脉濡养。

【临床运用】

叠指揉多用于穴位或筋结、痛点处；并指揉多用于颈、肩、上肢；掌根揉多用于背、腰、下肢；鱼际揉及侧掌揉多用于头面、胸胁。临床上，揉法主要用于下列情况。

1. 新伤瘀肿：伤处及邻近部位可用并指揉或鱼际揉。

2. 肌肉痉挛：根据痉挛组织位置的深浅，可分别选用并指揉、掌根揉或侧掌揉。

3. 瘢痕粘连：揉法能软化瘢痕，松解粘连，其牵拉松解的作用较弱，但温养筋脉、促进粘连消除的作用较强。侧掌、掌根揉多用于腰背部肌肉丰厚处；叠指揉、并指揉多用于筋结处。

4. 气血失调：叠指揉揉相应穴位。如胸胁伤揉内关、肝俞、脾俞、膻中、期门等。

5. 脏腑虚寒：叠指揉揉相应穴位。肾阳虚揉命门、肾俞；脾胃虚揉脾俞、胃俞、中脘。

四、分筋

以指端螺纹面着力，保持深度的压力，在治疗部位作由近向远或由中心向侧方的

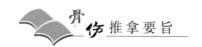
皮下滑动，称为分筋（图1-4-12）。

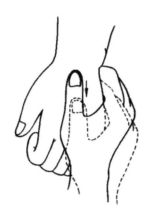
顺分筋（由近向远）

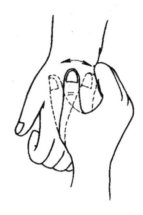
横分筋（由中心向侧方）

图1-4-12 分筋法

【操作要点】

1.手形：拇指分筋，拇指自然伸直，其余四指扶握邻近部位；叠指分筋，叠指手形；并指分筋，食中环指并拢，拇指、小指屈曲。

2.着力部位：拇指、中指，或食中环指末节螺纹面。

3.力度：中至重，以吸定所分之筋为宜。

4.速度：缓慢，每分钟40～45次。

5.方向：由近向远，或由中心向侧方单向用力。

6.肩部放松，肘、腕自然协调。肩部发力，带动着力部位作分筋，重复进行。

【作用】

舒筋解痉，缓解粘连。

分筋手法刺激作用较强，按压和牵拉效应是其主要效应。手法具有深度的按压、牵拉力，能舒理肌筋，有消除筋膜、肌肉、韧带、关节囊等组织痉挛的作用，并能由浅至深逐层消除上述组织的粘连，有消散筋结、筋块的作用。

【临床运用】

1.组织痉挛：陈伤劳损遇寒受凉急性发作；风寒湿邪引起的急性筋伤；伤处组织多有痉挛，扪之僵硬，压之疼痛，根据部位的深浅，可分别采用拇指分筋、叠指分筋或并指分筋。

2.瘢痕粘连：慢性筋伤，伤处组织粘连变性，形成筋结、筋块。筋结处可用拇指分筋或叠指分筋；筋块处可用并指分筋。

3.关节粘连：关节部位损伤，或关节部位固定时间过长，皆可引起关节粘连，可沿关节周围的肌腱、韧带及关节骨缝进行分筋。

五、理筋

以拇指指腹，或食中环指指腹，或掌根、鱼际部紧贴在治疗部位上，保持深度按压力，顺筋的走向，由近端向远端缓慢滑动，反复进行，称为理筋。

【操作要点】

1.手形：拇指理筋时，其余四指张开，扶握相应部位；并指理筋，手指自然并拢；掌根理筋，拇指张开，其余四指并拢。

2.着力部位：拇指理筋，拇指末节指腹着力；并指理筋，食中环指末节指腹着力；掌根理筋，掌根及大小鱼际根部着力。

3.力度：中至重，须深达肌肉层。

4.速度：缓慢，每分钟 40 ～ 50 次。

5.方向：由近至远单向用力理筋。

6.着力部位保持深度按压力，肘、腕关节协调配合，以肩部发力带动着力部位缓慢滑动，舒理肌筋。

【作用】

舒筋活络，行气活血。

理筋手法具有较强的按压力、牵拉力和摩擦力。手法力度深透，着力面积较大，理筋时的滑动按压和滑动牵拉，能舒理体表及较深部的筋脉，同时也能推动气血循行，有较显著的舒筋活络、行气活血作用。

【临床运用】

1.新伤瘀肿：沿瘀肿处远、近端肢体各侧作理筋，多用拇指或并指理筋。

2.关节粘连：自粘连部位近端，沿肢体各侧作理筋。

3.肢体麻木：按麻木部位经络分布，由近至远作理筋。

4.肢体冷痛：自冷痛部位近端，沿肢体各侧作理筋。

第六节　牵拉类手法

运筋手法都属牵拉类手法。常用的有：

一、摇法

用一手固定关节近端肢体，另一手握住关节远端肢体，以关节为轴，使肢体作被动的回旋环转动作，称为摇法（图 1-4-13）。

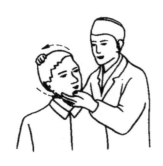
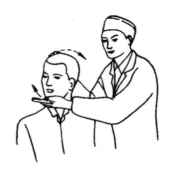

反时针摇法 　　　　　　　　　　　　　　顺时针摇法

a.颈项部摇法

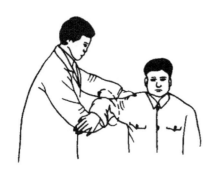
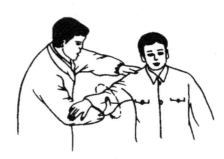

反时针摇法 　　　　　　　　　　　　　　顺时针摇法

b.肩关节摇法

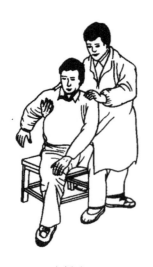
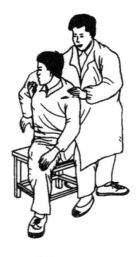
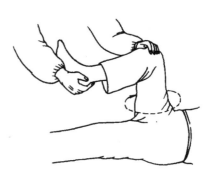

左摇法 　　　　　　　　　　右摇法 　　　　　　　　　　　　d.髋关节摇法

c.腰部摇法

图 1-4-13　摇法

【操作要点】

1.双手轻握关节远、近端肢体。

2.力度由轻至重；幅度由小到大。

3.速度均匀缓慢。

4.顺、反时针方向，交替进行。

5.患者放松，顺势而摇，忌强力运摇。在摇的间隙中可配合扳法。常用摇法如下。

（1）颈项部摇法：以一手扶住患者头顶，另一手托住下颏，作左右旋转摇动。作该手法时，术者肩略呈固定状，仅肘部作交替伸屈动作，方能避免因用力过猛造成损伤。

（2）肩关节摇法：用一手扶住患者肩部，另一手托住肘部，作环转摇动。

（3）腰部摇法：患者取坐位，术者站于患者后侧，以两腿夹住患者一下肢，双手分别扶托住肩腋部，用力作左右旋转摇动。

（4）髋关节摇法：患者仰卧，使患肢呈屈膝屈髋位，术者一手托住患者足跟，另一手扶住膝部，两手配合用力，使患髋沿顺、反时针方向作环转摇动。

【作用】

整复筋位，松解粘连。

摇法，通过关节的回旋环转活动，对关节囊、韧带、肌腱等关节周围组织形成广泛的牵拉。随着关节环转运动的进行，其牵拉的力度、方向也在不断发生着变化。牵拉，能消除急性筋伤因组织痉挛而造成的筋位失和或筋位出槽；能消除慢性筋伤的组织粘连，促进关节功能恢复；还能纠正关节的半脱位或骨错缝。

【临床运用】

1.筋膜嵌顿：落枕或腰扭伤有筋膜嵌顿时可用摇颈或摇腰手法。

2.滑膜嵌顿：脊柱小关节或幼儿髋关节滑膜嵌顿可用相应的摇法。

3.肌肉痉挛：急性筋伤、肌肉痉挛，可用相应部位的关节摇法。

4.关节粘连：骨折脱位后期、骨关节炎、肩关节周围炎等关节粘连，可采用相应的摇法。

二、扳法

以一手扶住关节近端，另一手握住关节远端，扳动关节，称为扳法（图1-4-14）。

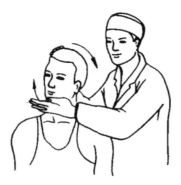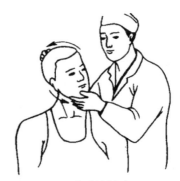

顺时针扳法　　　　　　　　　　　　　　反时针扳法

a.颈部斜扳法

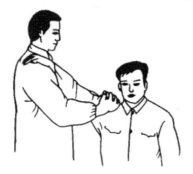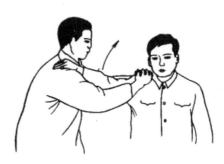

预备姿势　　　　　　　　　　　　　　上抬外展

b.肩关节扳法

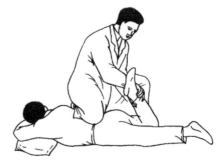

c.腰部后伸扳法

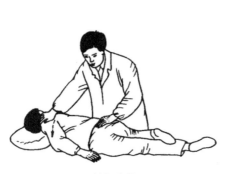

预备姿势

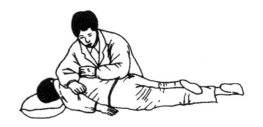

推肩压髋

d.腰部斜扳法

图 1-4-14　扳法

【操作要点】

1.年老、体弱、多病患者应慎用，以防发生意外。

2.扳法使用在摇法或舒筋手法之后。

3.使用扳法，应在患者肌肉放松、无紧张感时进行，方易成功。

4.扳动关节时慢慢发力，至扳到最大限度时停留片刻，以增强松解粘连的作用。每扳动一次，应配合使用拿法、揉法，以放松局部组织，减轻扳法引起的不适。

5.扳法力度由轻至重；扳动关节的幅度由小到大，逐渐增加。常用扳法如下。

（1）颈部斜扳法：又称"端颈"。患者取坐位，颈部处于中立位。术者站于患者体侧，一手托住下颏部，另一手扶住头部后侧，使下颏转向术者。旋转至最大限度时，术者两手同时用力，作相反方向的扳动，称为颈部斜扳。

（2）肩关节扳法（右肩）：患者取坐位，医者站于患者背后，左手扶患者右肩，右手握上臂或肘部，然后慢慢上抬外展右上臂，使患肩被扳起。或医者半蹲站于患者的患肩侧，患者将患手搭在医者肩后，使其肘部搁在医者上臂部，医者两手围抱患者患侧肩部，然后慢慢站起，并同时伸展手臂，将患肢抬起。

（3）腰部后伸扳法：患者侧卧，被扳下肢在上，并屈膝，医者一手握住足跟，另手压住腰部，握足跟手向后拉，压腰部手向前推，推拉同时进行，反复数次。或患者俯卧，医者膝顶患腰，双手握踝向上提拉，扳动腰部。

（4）腰部斜扳法：患者侧卧，接触床面的下肢伸直，另一下肢屈曲。术者位于患者前或后方，一手扶住患者肩前部，另一手扶住髂前上棘后方，两手同时向相反方向用力，使腰部旋转。当旋转到最大幅度时，用力按压，如听得"咔嗒"响声，即表示斜扳成功。然后嘱患者交换侧卧方向，仍按上法，斜扳另一侧腰部。

【作用】

松解粘连，整复筋位。

扳法的牵拉力量比摇法集中，所产生的牵拉作用也更强。屈曲扳动关节时，关节伸侧的关节囊、韧带、肌腱、肌肉等组织受到牵拉，且牵拉应力多集中在粘连挛缩部位，使粘连挛缩组织受牵拉而部分松解，典型者尚可出现撕裂样感。扳法的牵拉还能舒筋活络、缓解痉挛，用于新伤筋出槽的治疗，能整复筋位，恢复筋骨关节的正常位置。

【临床运用】

1.筋位失常：急性筋伤，多伴有不同程度的筋位失常，或为筋出其槽，骨缝错移所致；或由组织痉挛引起，皆可采用扳法。如落枕用端颈手法；闪腰用腰部斜扳手法。

2.关节粘连：按关节活动受限的情况采用相应的扳法，如肩关节前屈受限则作前屈扳肩，后伸受限即作后伸扳肩。

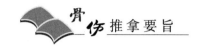

三、抖法

以双手握住治疗部位肢体远端，微用力牵引并作连续的小幅度上下颤动，使治疗部位产生牵拉松动感，称为抖法（图1-4-15）。

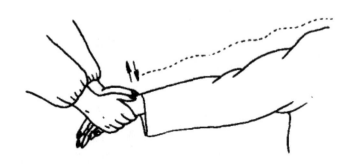

图1-4-15　抖肩法

【操作要点】

1. 提起并握住被抖部位肢体远端。

2. 微用力牵引。

3. 肩、肘关节放松，以双手腕关节的桡偏、尺偏带动肢体作小幅度的上下颤动。

4. 抖动频率较快，每分钟约120次。

【作用】

舒筋活络，滑利关节。

抖法以频率较快的节律性牵拉力作用于治疗部位，对关节周围的组织形成轻柔的牵拉，有舒筋活络、滑利关节的作用。

【临床运用】

多用于上肢部，常作为治疗结束的方法，如肩关节周围炎治疗结束时抖患肩。

第七节　手法的五种效应

一、温热效应

（一）定义

温热效应指手法在治疗部位产生的温热感。

（二）机制

手法的机械能 ——摩擦生热→ 转化为热能。

（三）手法

除摇法、扳法、抖法外的各种手法均能产生，但强弱深浅不同。

（四）种类

1.浅层温热效应：热感位于皮肤及皮下浅层，由作用力位于皮肤的手法所产生，如摩法、擦法、拍法。

2.深层温热效应：热感深达肌肉、关节腔，由作用力位于肌肉层的手法产生，如揉法、搓法、㨰法。

（五）作用

温养筋脉（补益）。

（六）临床应用

1.寒滞筋脉：如风寒入侵所致之急性筋伤或劳损急发，伤处筋脉拘急疼痛，使用具有温热效应的手法，可收到温阳行气、散寒止痛的效果。如风寒感冒的颈、肩、腰、背痛，可擦督脉、膀胱经。

2.陈伤劳损：温养筋脉可增强筋脉的气血濡养，使粘连逐步松解。

3.退行性关节病：温热效应可增强关节气血濡养及抗寒、耐劳能力，消除关节疼痛。

4.脏腑虚寒：在相应俞、募穴或脏腑部使用具有温热效应的手法，能起到温养脏腑的作用。如掌揉胃脘、气海、关元，指揉脾俞、胃俞、足三里，㨰肾俞等。

（七）影响温热效应的因素

1.力度：越柔和温热效应越强，飘浮或呆滞者不易产生。

2.速度：快则以浅层温热效应为主；深层温热效应速度应慢。

3.着力面积：大则温热效应强。

4.着力部位：掌心、指腹易产生。

5.方向：往返和环向易产生，单向较难。

6.功力：功力深透者易产生。

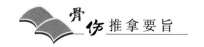

二、泵压效应

（一）定义

泵压效应指手法在治疗部位使血管产生的舒缩变化，类似泵压作用。

（二）机制

手法的按压力 $\xrightarrow{\text{压下}}$ 组织变形（压缩）$\xrightarrow{\text{按压力移除}}$ 组织复原（恢复原状）→组织中的血管发生舒缩变化。

（三）手法

按压类、复合类手法泵压效应较强，牵拉类、摩擦类手法泵压效应较弱。

（四）种类

1.强的泵压效应：肌肉丰厚处，面积大、力度深透的手法所产生的泵压效应，如滚法、拿法、掌根按、掌根揉、理筋等在颈、腰、背及四肢肌肉丰厚处治疗时，即可产生。

2.弱的泵压效应：着力面积小、力度中等的手法所产生的泵压效应，如鱼际揉、鱼际滚等。

（五）作用

行气活血，舒筋解挛（通泻）。

（六）临床应用

1.组织痉挛或粘连。

2.经脉不通：或为气滞、血瘀、邪阻所致，于伤处远、近端经穴或肢体施用手法。

3.肢体重困：麻木、疼痛、筋失血养所致。

4.寒凝经脉：多用于四肢或腰背部风寒伤筋。

5.腑气不通：点按背部相应俞穴、腹部相应募穴。

（七）影响泵压效应的因素

1.着力面积：大则强。

2.力度：重则强。

3.治疗部位：肌肉丰厚、血管丰富处则强。

三、牵拉效应

（一）定义

牵拉效应指手法在治疗部位产生的使组织变形或位移的效应。

（二）机制

手法的牵拉力→组织发生轴、径向的变形或位移→能缓解痉挛、整复筋位、松解粘连。

（三）手法

凡具有牵拉力的手法均有牵拉应用，如摇法、扳法、弹筋、分筋、拿法等。

（四）种类

1. 单一牵拉效应：即牵拉局部肌肉、肌腱、韧带组织，如舒筋手法中的弹筋、拿法。
2. 广泛牵拉效应：对关节囊及其邻近肌腱、韧带组织牵拉，如扳法、摇法。

（五）作用

缓解痉挛，整复筋位，松解粘连（通泻）。

（六）临床应用

1. 筋位失常：即筋出槽，如落枕、腰扭伤，牵拉效应可整复筋位。
2. 组织痉挛：牵拉伤处组织，可缓解痉挛，用于急性筋伤筋挛。
3. 组织粘连：陈伤劳损，伤处组织粘连，牵拉可松解粘连。

（七）影响牵拉效应的因素

1. 力度：大则强。
2. 方向：单向牵拉其效应弱，多向牵拉其效应强。
3. 速度：瞬间迅速牵拉能整复筋位，如扳法；持续缓慢牵拉能舒筋解挛或松解粘连，如拿法、摇法。

四、类针刺效应

（一）定义

类针刺效应指手法在治疗部位产生的类似针刺作用的效应。

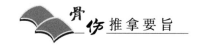

（二）机制

点穴手法有指针之称，即以指代针，刺激经络穴位使之产生得气感或传导感，如急救时掐人中、拿合谷等。

（三）手法

凡着力面积小、按压力深透的手法在经穴处治疗均可产生。如点穴、指揉穴位、拿穴位、第五掌指关节揉穴位等。

（四）种类

1. 通散泻实类：凡刺激强、力度重的手法，均有通散泻实作用，如点、按、拿穴位。

2. 强壮补益类：力度柔和、温热感强的手法，均有强壮补益作用，如摩中脘、关元，揉、揉穴位等。

3. 调和气血类：力度轻重交替，沿往返或顺、反时针方向操作之手法具有调节作用，如揉、揉穴位。

（五）作用

通散泻实，补益调节。

（六）临床应用

辨证施治，多用于经络腧穴。

1. 经脉气滞：点伤处远、近端之穴位。

2. 脏腑气滞：点俞、募穴。

3. 肢体麻木：点麻木部位近端的穴位，如手麻点缺盆，下肢麻点环跳。

4. 脏腑虚寒：揉或揉脾俞、胃俞、肾俞、足三里。

（七）影响类针刺效应的因素

1. 辨证取穴，配伍得当为宜。

2. 取穴定位准确为宜。

3. 力度：在穴位处以产生得气感为宜。

4. 温热感：在经络部以温热感强为宜。

五、松弛效应

（一）定义

松弛效应指手法治疗所产生的使患者身心俱松的效应，机体自然进入良性调节。

（二）机制

按压、牵拉、复合类手法能舒筋活络，畅通经脉→局部松弛。

轻手法及手法的类针刺效应有宁心安神、安定情志作用→安定情绪，全身松弛。

（三）手法

1. 滚、按、揉、拿、弹能松筋。
2. 摩、揉、推、理能安神。

（四）种类

1. 局部松弛效应、手法的泵压效应、牵拉效应、温热效应能舒筋解衰、松弛治疗部位筋由组织、属局部松弛效应。

2. 调解松弛效应：以调心神为主。心神安则百脉和、表里俱松。指揉百会、四神聪、神门、三阴交等穴、能调神安神。

（五）作用

补益调节，舒筋活络。

（六）临床应用

各种疾患均适宜。松弛效应为松弛机体和安定情志的良性刺激，使机体产生良性调节，是手法高境界的体现。经脉畅通，脏腑调和，则伤病易康复，故松弛效应具有广泛的应用前景。

（七）影响松弛效应的因素

1. 力度：力度柔和为宜。
2. 速度：速度和缓为宜。
3. 温热感：温热感强则松弛效应强。
4. 功夫：功夫深厚则松弛效应强。

（何洪阳）

第五章

各部位推拿法

第一节　头部推拿法

一、适应证

1.头皮挫伤，头皮血肿，帽状腱膜下血肿，头部纤维组织炎。

2.头伤后综合征。

3.颈性眩晕，颈性头痛，神经性头痛。

4.枕神经痛。

5.面神经麻痹，三叉神经痛。

二、手法及作用

（一）推法

1.推印堂：患者端坐，术者站于患者对面，双手拇指置于印堂穴处，其余四指置于头顶以固定头部。以拇指端桡侧缘着力，自印堂穴推至神庭穴，双手拇指交替进行。手法轻柔和缓，反复操作1～2分钟，有缓急去躁、安神定志的作用，用于伤后心烦易怒、失眠多梦、夜卧不安的治疗。

2.分推眉弓：体位同上。术者以双手拇指桡侧缘着力，其余四指分置两侧颞部，自眉头推至眉尾。手法力度轻，反复操作1～2分钟，有祛风透邪、清利头目的作用，用于伤后头晕目眩、恶心欲呕的治疗。

3.分推额：体位同上。术者以双手拇指桡侧缘指腹着力，其余四指分置两侧耳颞部，自前额正中向两侧分推至头维穴止。手法轻柔，反复操作1～2分钟，有疏风散邪、清利头目的作用，用于伤后头晕、头痛的治疗。

4. 推颞部：体位同上。术者双手拇指分置太阳穴处，其余四指置枕骨处，以拇指桡侧缘指间关节部着力，自太阳穴经曲鬓、率谷、天冲、浮白，推至风池穴止。手法力量平稳，反复操作 1～2 分钟，有祛风活络、调和少阳经气的作用，用于伤后头痛、头晕、耳鸣的治疗。

（二）拿法

1. 拿攒竹：患者取坐位，术者站于患者体侧。术者一手拇指按压百会穴，另一手拇食指分置于攒竹穴处，以指端侧缘着力，向后向上用力，按压攒竹穴，停留片刻后松开两指，并轻拿局部数次，以减轻按压手法的刺激。手法力度轻重交替，反复操作 3～5 遍，有散寒通络、行气止痛的作用，用于风寒头痛、颈性头痛的治疗。

2. 拿鱼腰：体位同上。术者一手拇按指压百会穴，另一手拇食指分置鱼腰穴处，以指端着力，向后按压鱼腰穴，停留片刻后松开两指，轻拿鱼腰数次。反复操作 3～5 遍，有散寒通络、行气止痛的作用，用于风寒头痛、颈性头痛、神经性头痛的治疗。

3. 拿太阳：体位同上。术者一手扶头顶，另一手拇中指分置太阳穴处，以末节指腹着力，按压太阳穴，停留片刻后松开两指，轻拿太阳穴数次。反复操作 3～5 遍，有疏风通络、行气止痛的作用，用于颈性头痛、颈性眩晕、颜面神经麻痹、三叉神经痛的治疗。

4. 拿风池：体位同上。术者一手扶前额，另一手拇食指分置风池穴处，以指尖及侧缘着力，向前向上按压风池穴，停留片刻后松开两指，并轻拿风池穴数次。反复操作 3～5 遍，有祛风通络、醒脑明目的作用，用于头痛、眩晕、目疾、耳疾、颈部伤筋的治疗。

5. 拿完骨：体位同上。术者一手扶前额，另一手拇中指分置完骨穴处，以指尖及侧缘着力，向前向上按压完骨穴，停留片刻后松开两指，轻拿完骨穴数次。反复操作 3～5 遍，有祛风散热、通络止痛的作用，用于头痛、眩晕、颈项强痛、面神经麻痹的治疗。

（三）揉法

1. 揉太阳：患者取坐位，术者站于患者体后。术者双手分置太阳穴处，以大鱼际或食中环指末节指腹着力，作顺或反时针方向的揉动。手法力量平稳，轻柔和缓。反复操作 1～2 分钟，有调和气血、养脑明目的作用，用于颈性头痛、颈性眩晕、神经性头痛、失眠的治疗。

2. 揉率谷：体位同上。术者以双手大鱼际或食中环指末节指腹着力，同时在两侧

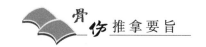

率谷穴处作顺或反时针方向的揉动。反复操作 1～2 分钟，有温养筋脉、调和气血的作用，用于颈性头痛、眩晕、神经性头痛、神经衰弱、偏头痛的治疗。

3. 揉百会：患者取坐位，术者站于患者体侧。术者一手扶额部，另一手中指呈叠指手形，以中指末节指腹着力，在百会穴处作顺或反时针方向的揉动。手法力度沉稳，反复操作 1～2 分钟，有温阳益气、散寒止痛的作用，用于颈性头痛、眩晕、神经性头痛、颈项强痛的治疗。

4. 揉四神聪：体位同上。术者一手扶前额，另一手拇食中环指分置四神聪穴处，以末节指腹着力，作顺或反时针方向的揉动。反复操作 1～2 分钟，有调和气血、养脑安神的作用，用于头痛、眩晕、失眠的治疗。

5. 揉风府：体位同上。术者一手拇指压住百会穴，另一手中指呈叠指手形，以中指末节指腹着力，在风府穴处作顺或反时针方向的揉动。手法力度深透，反复操作 1～2 分钟，有祛风散邪、清脑安神的作用，用于头部纤维组织炎、颈性头痛、眩晕、失眠的治疗。

（四）分筋

1. 分颞筋：患者取坐位。术者站于患者体后。术者双手分置颞肌处，以食中环指末节指腹着力，沿颞肌作分筋，手法力度深透，反复操作 1～2 分钟，有舒筋活络、散寒止痛的作用。用于颈性头痛、风寒头痛、偏头痛、颞肌粘连的治疗。

2. 分顶筋：体位同上。术者双手置头顶两侧，以食中环指指腹着力，由顶部中线向两侧作分筋。反复操作 1～2 分钟，有温阳散寒、行气止痛的作用。用于颈性眩晕、枕神经痛、风寒头痛的治疗。

3. 分枕筋：体位同上。术者双手拇指分置枕外隆凸处，以末节指腹着力，沿枕外隆凸向外侧移动作分筋。手法力度深透，反复操作 1～2 分钟，有舒筋活络、散寒止痛的作用。用于枕神经痛、颈性头痛、颈性眩晕、颈部伤筋的治疗。

（五）理筋

1. 理颞筋：患者取坐位，术者站于患者体后。术者双手分置患者额部两侧，以食中环指末节指腹着力，沿阳白、本神，经率谷、角孙，理筋至风池穴部。理筋时，术者胸部顶住患者枕部，以固定头部。手法力度深透，反复操作 3～5 遍，有舒筋活络、清利头目的作用。用于颈性头痛、眩晕、风寒头痛的治疗。

2. 理头筋：患者取坐位。术者站于患者体侧。术者一手扶患者前额，另一手五指分开，分置头顶督脉、膀胱经、胆经处，以末节指腹着力，由前发际理至后发际。手法力度沉稳，反复操作 3～5 遍，有温养经脉、清脑安神的作用。用于颈性头痛、颈性眩晕、神经性头痛、失眠的治疗。

（六）叩击法

1. 指端叩：患者取坐位，术者站于患者体后。术者双手五指自然分开，近节指间关节屈曲，以各指指端着力，双手分别由颞部叩击至风池穴部，再由前发际叩至后发际。手法力度深透，反复操作3～5遍，有振奋阳气、清脑明目的作用，用于眩晕、头痛、枕神经痛的治疗。

2. 合十叩：患者取坐位，术者站于患者体侧。术者双手合十，五指自然分开，以小指尺侧缘着力，叩击患者颞部、顶部、枕部。手法力度轻柔和缓，反复操作1～2分钟，有清脑宁神的作用，多作为头痛推拿的结束手法。

第二节　面部推拿法

一、适应证

1. 颞颌关节紊乱症，颞颌关节习惯性脱位。
2. 面神经麻痹，三叉神经痛，牙肿痛。
3. 颈性耳鸣。
4. 鼻骨、颧骨骨折后期，局部粘连者。
5. 鼻部慢性炎症。
6. 面肌痉挛。
7. 颈项强痛。

二、手法及作用

（一）推法

1. 推鼻翼：患者取坐位，术者面对患者站立。术者以双手拇指桡侧缘着力，自睛明穴起，向下经迎香、地仓，推至大迎穴。手法轻柔和缓，反复操作1～2分钟，有祛风邪、通鼻窍的作用，用于鼻骨骨折鼻部粘连、面神经麻痹、鼻部慢性炎症。

2. 推颧部：体位同上。术者以双手拇指桡侧缘着力，其余四指置枕部，拇指自巨髎向后经颧髎推至下关、耳门穴。手法力度沉稳，反复操作1～2分钟，有祛风活络、行气止痛的作用。用于颧骨骨折颧部粘连、面神经麻痹、三叉神经痛、颈性耳鸣的治疗。

（二）拿法

1. 拿四白：患者取坐位，术者站于患者体侧。术者一手扶患者头顶，另一手拇食

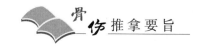

指分置四白穴处，以末节指腹着力，缓慢拿揉按压四白穴。拿揉数次后按压，停留片刻后松开再拿揉。反复操作 1～2 分钟，有祛风通络、行气止痛的作用。用于面神经麻痹、三叉神经痛、面肌痉挛的治疗。

2. 拿巨髎：体位同上。术者一手扶患者头顶，另一手拇食指分置巨髎穴处，以末节指腹着力，拿揉巨髎穴。手法力度沉稳缓慢，反复操作 1～2 分钟，有疏风活络、消肿止痛的作用。用于面神经麻痹、三叉神经痛、上牙肿痛的治疗。

3. 拿迎香：体位同上。术者一手扶患者枕部，另一手拇食指分置迎香穴处，以指尖着力，向后向上轻拿迎香穴。手法力度轻重交替，反复操作 1～2 分钟，有散风邪、通鼻窍的作用。用于面神经麻痹、鼻部慢性炎症的治疗。

（三）揉法

1. 揉额：患者取坐位，术者站于患者体后。术者胸部顶住患者枕部，以双手大鱼际着力，分别在两侧鱼腰、阳白穴处作顺时针或反时针方向的揉动。手法力度柔和，反复操作 1～2 分钟，有温养筋脉、散寒止痛的作用。用于面神经麻痹、三叉神经痛的治疗。

2. 揉下关：体位同上。术者以双手大鱼际着力，分别在患者两侧下关穴处作顺时针或反时针方向的揉动。手法力度深透，持续操作 1～2 分钟，有活血养筋、松解粘连的作用。用于颞颌关节功能紊乱、颞颌关节习惯性脱位、面神经麻痹的治疗。

3. 揉颊车：体位同上。术者双手分置患者的颊车穴处，以食中环指末节指腹着力，作顺或反时针方向的揉动。手法力度深透，持续操作 1～2 分钟，有祛风散寒、行气通络的作用。用于面神经麻痹、三叉神经痛、颈项强痛的治疗。

（四）理筋

1. 理颞颌部：患者取坐位，术者站于患者体后。术者以双手大鱼际及拇指桡侧缘着力，分别自上关穴向下，经下关、颊车，理筋至大迎穴止。反复操作 3～5 遍，有活血养筋的作用。用于颞颌关节紊乱症、面神经麻痹的治疗。

2. 理颧部：体位同上。术者以双手食中环指指腹着力，分别自四白穴向后，经颧髎，理筋至下关穴止。反复操作 3～5 遍，有活血养筋的作用。用于面神经麻痹、面肌痉挛的治疗。

（五）点穴

依次点按翳风、听宫、听会、耳门、外关、支沟、合谷穴，有疏通经络、聪耳益听的作用，用于颈性耳鸣的治疗。

第三节 颈部推拿法

一、适应证

1. 颈部扭、挫伤，颈部纤维组织炎。

2. 项韧带劳损，肩胛提肌劳损，菱形肌劳损。

3. 前中斜角肌综合征，胸廓出口综合征。

4. 颈椎病，颈性头痛、眩晕、恶心呕吐。

5. 臂丛神经麻痹，面神经麻痹，面肌痉挛，腕管综合征，腕尺管综合征。

6. 落枕、项背痛、肩背痛、后头痛。

7. 枕神经痛。

二、手法及作用

（一）㨰颈

1. 㨰颈棘突：患者取坐位。术者站于患者体侧，一手扶患者头顶，另一手以掌指关节着力，自颈$_2$棘突开始，由上向下㨰至颈$_7$棘突止。手法力度中等，反复操作1～2分钟，有祛风散寒、温阳理气的作用。用于颈部纤维组织炎、项韧带劳损、颈椎病的治疗。

2. 㨰颈棘突旁：体位同上。术者以第五掌指关节着力，沿颈棘突旁由上向下作㨰法。反复进行3～5遍后，吸定天柱穴部作㨰法1～2分钟，有祛风散寒、舒筋止痛的作用。用于落枕、项背痛、肩背痛、后头痛的治疗。

3. 㨰颈侧：患者取坐位。术者站于患者体后，一手置患侧颞部，使头偏向对侧，另一手掌指关节着力，沿斜角肌、胸锁乳突肌等由上向下作㨰法。手法力度中至重，反复操作2～3分钟，有活血养筋、调和经气的作用。用于落枕、颈部纤维组织炎、胸廓出口综合征、颈椎病、面神经麻痹、面肌痉挛、臂丛神经麻痹、腕管综合征、腕尺管综合征的治疗。

4. 㨰颈根：体位同上。术者双手分别置于患者双肩井穴处，以小鱼际或掌指关节着力，沿斜方肌、冈上肌作㨰法。力度由轻至重，交替进行。㨰颈根的治疗范围较广，除肩井穴处，天髎、肩中俞也同时受到治疗。手法持续操作2～3分钟，有祛风除湿、行气活血的作用。用于落枕、颈部纤维组织炎、颈椎病的治疗。

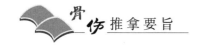

（二）揉颈

1. 揉颈棘突：患者取坐位。术者站于患者体侧，以食中环指指腹着力，自颈$_2$棘突开始，沿棘突及棘突间隙向下揉至大椎穴止。手法力度深透，反复操作 2～3 遍，有祛风散寒、行气活血的作用。用于颈部纤维组织炎、枕神经痛、项韧带劳损的治疗。

2. 揉颈侧：患者取坐位。术者站于患者体后，双手分置患者颈部两侧，以食中环指指腹着力，自乳突部开始，沿胸锁乳突肌、斜角肌向下揉至颈根部止。手法力度深透，反复操作 3～4 遍，有行气活血、舒筋通络的作用。用于落枕、前中斜角肌综合征、颈椎病、臂丛神经麻痹、腕管综合征、腕尺管综合征的治疗。

3. 揉颈根：体位同上。术者双手分别置于患者双肩井穴处，以食中环指指腹或小鱼际掌根着力，作顺或反时针方向的揉动。持续操作 1～2 分钟，有行气活血、祛风散寒的作用。用于落枕、颈椎病、肩胛提肌劳损、菱形肌劳损的治疗。

（三）拿颈

1. 拿颈棘突：患者取坐位。术者站于患者体侧，一手扶患者头顶，另一手拇指与食中环指分别置于颈椎棘突两侧，由上至下作拿法。反复操作 3～4 遍，有行气活血，散寒止痛的作用。用于落枕、颈部纤维组织炎、颈椎病的治疗。

2. 拿颈侧：体位同上。术者一手扶患者头顶，另一手拇指与其余四指分别置于颈部两侧，以各指指腹着力，由上至下作拿法。反复操作 2～3 遍，有振奋阳气、散寒止痛的作用。用于落枕、颈椎病、臂丛神经麻痹、胸廓出口综合征的治疗。

3. 拿肩井：患者取坐位。术者站于患者体后，双手拇指分别置于两肩井穴处，其余四指与拇指相对置于斜方肌前缘，相对用力，将斜方肌拿起并自指间弹出。一拿一放，两手交替进行。持续操作 1～2 分钟，有舒筋解挛、升提中气的作用。用于落枕、颈部纤维组织炎、颈椎病的治疗。

（四）推颈

1. 推风府—大椎：患者取坐位。术者站于患者体后，双手拇指置风府穴部，其余四指环抱患者颈部两侧，以拇指桡侧缘指腹着力，由风府穴向下推至大椎穴，双手拇指交替进行。持续操作 1～2 分钟，有疏风散热、降逆止呕的作用。用于颈性眩晕、恶心呕吐的治疗。

2. 推风池—肩井：体位同上。术者双手拇指分别置于患者双风池穴，其余四指环抱颈前侧，以拇指指腹着力，从风池穴向下推至肩井穴。手法力度沉稳，持续操作 1～2 分钟，有疏风散热、降逆止呕的作用。用于颈性眩晕、头痛的治疗。

3. 推颈侧：体位同上。术者双手拇指微屈，其余四指自然并拢，置患者颈部两侧，以指腹着力，沿胸锁乳突肌起点向止点轻推，由上向下，单向操作。持续1～2分钟，有祛风清热、平肝止眩的作用。用于颈性头痛、眩晕的治疗。

（五）分筋

1. 分项韧带：患者取坐位。术者站于患者体后，一手扶患者头顶，另一手拇指指腹着力，深压项韧带上，沿棘突或棘突间隙作左右方向的拨动分筋，由上向下进行。反复操作1～2分钟，有松解粘连、消散筋结的作用。用于项韧带劳损、颈椎病的治疗。

2. 分风府—完骨：体位同上。术者双手拇指置患者风府穴处，其余四指分置两侧颞部，以拇指指腹着力，深压头后肌，由风府穴缓慢分筋至完骨穴。手法力度深透，反复操作1～2分钟，有祛风散寒、通络止痛的作用。用于颈性头痛、颈椎病的治疗。

3. 分肩井：体位同上。术者双手拇指分别置于患者双肩井穴，以拇指指腹着力，深压斜方肌，作前后或左右方向的分筋。持续操作1～2分钟，有行气活血、舒筋解挛的作用。用于落枕、颈椎病的治疗。

4. 分大杼—风门：体位同上。术者以拇指末节指腹着力，深压患者大杼穴部，作上下或左右方向的拨动，缓慢分筋至风门穴。反复操作3～4遍，有祛风散寒、舒筋通络的作用。用于肩胛提肌劳损、菱形肌劳损、颈椎病的治疗。

5. 分颈肌：患者取坐位。术者站于患者体侧，一手扶患者头顶，另一手拇指置颈侧，其余四指置颈部，以拇指指腹深压斜角肌、胸锁乳突肌并作左右方向的拨动，由上至下进行。反复操作3～4遍，有祛风散邪、疏经理气的作用。用于落枕、颈椎病、前中斜角肌综合征、胸廓出口综合征的治疗。

（六）理筋

1. 理项韧带：患者取坐位。术者站于患者体侧，一手扶患者头顶，另一手拇指微屈，其余四指并拢，以末节指腹着力，深压项韧带，由上向下滑动理筋。手法力度深透，反复操作3～4遍，有祛风散寒、解痉通络的作用，用于落枕、项韧带劳损、颈椎病的治疗。

2. 理颈侧肌：患者取坐位。术者站于患者体后，双手拇指微屈，其余四指并拢，分别置于患者颈侧，以指腹深压颈侧肌肉，由上向下滑动理筋。反复操作2～3分钟，有舒筋活络、通调气机的作用。用于落枕、颈椎病、前中斜角肌综合征、胸廓出口综合征的治疗。

（七）点穴

1. 点风府、大椎：患者取坐位。术者站于患者体后，以中指叠指或拇指末节指腹

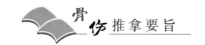

着力，保持深度的按压力点按或按揉风府、大椎穴。手法力度轻重交替。持续操作 1 分钟，有疏风散邪、通阳理气的作用。用于落枕、颈部纤维组织炎、颈椎病的治疗。

2. 点天柱、大杼、风门、风池：体位同上。术者双手拇指分别置于患者两侧穴位上，其余四指自然放置于邻近部位，以拇指末节指腹着力，点按穴位，停留片刻后松开拇指并作轻柔的揉法。各穴位反复操作 1 分钟，有祛风通络的作用。用于颈性头痛、颈性眩晕、落枕、颈椎病的治疗。

3. 点天容、天窗：体位同上。术者一手中指叠指置于患者穴位上，另一手扶对侧颈部，以中指末节指腹着力，深压穴位片刻后松开，并施以轻柔的揉法。反复操作 1 分钟，有散风邪、调气机的作用。用于落枕、颈部纤维组织炎、颈椎病的治疗。

4. 点天鼎、缺盆：体位同上。术者一手中指叠指置于患者穴位上，另一手扶对侧颈部，以中指末节指腹着力，点按穴位片刻后松开，并辅以轻快的揉法。反复操作 1 分钟，有行气血、通经络的作用。用于神经根型颈椎病、胸廓出口综合征、臂丛神经麻痹、腕管综合征、腕尺管综合征的治疗。

（八）摇扳颈

1. 提颈：患者取坐位。术者站于患者体后，双手掌心向上，指尖向后。以大鱼际着力，分别托住患者双下颌后部，平稳用劲，持续向上牵引约 30 秒钟。反复操作 2～3 遍，有升提阳气、理顺筋位的作用。用于落枕、颈部纤维组织炎、神经根型颈椎病的治疗。

2. 扳颈：体位同上。术者一手固定肩部，另一手置患者颞部，平稳用劲，推扳头部向对侧，至最大限度时，停留 10 秒钟，以镇定。反复操作 2～3 遍，有舒筋活络、柔筋解痉的作用。用于前中斜角肌综合征、胸廓出口综合征、颈椎病的治疗。

3. 端颈：患者取坐位。术者站于患者体侧，一手托下颌，另一手扶枕部，先让患者颈部尽量旋转至被扳动侧，术者在轻微来回旋转患颈的间隙中骤然用力，使患颈极度旋转，成功时可闻"咔嚓"的响声。术者移向对侧，按上述方法端对侧颈部。端颈手法有舒筋活络、理筋复位的作用。用于颈部纤维组织炎、落枕、颈椎病的治疗。

第四节　肩部推拿法

一、适应证

1. 肩扭伤，肩部挫伤，肩部纤维组织炎，肩袖损伤。

2. 冈上肌肌腱炎，冈下肌肌腱炎，肱二头肌长头肌腱炎，肩峰下滑囊炎。

3. 弹响肩，肩胛骨弹响综合征，肩关节周围炎。

4. 肩部骨折、脱位后期功能康复治疗。

5. 臂丛神经损伤，桡神经损伤。

6. 肘、腕部急慢性损伤。

7. 肩胛提肌劳损，菱形肌劳损。

二、手法及作用

（一）滚肩

1. 滚中府、曲垣：患者取坐位。术者站于患者体侧，双手分别置于患者肩部前方的中府穴及肩部后方的曲垣穴部，以第五掌指关节着力，双手同时作滚法。手法力度深透，吸定治疗部位。持续操作 1 ～ 2 分钟，有舒筋活血、行气止痛的作用。用于冈上肌肌腱炎、肩峰下滑囊炎、臂丛神经损伤的治疗。

2. 滚中府、天宗：患者取坐位。术者双手分别置于患者的中府、天宗穴处，以第五掌指关节着力，双手同时作滚法。持续操作 1 ～ 2 分钟，有疏风解表、行气宽胸的作用。用于肩部纤维组织炎、肩袖损伤、肩关节周围炎、肩部挫伤的治疗。

3. 滚肩中俞、肩贞：患者取坐位。术者站于患者体后，以双手第五掌指关节着力，分别在肩中俞、肩贞穴处作滚法。手法力度深透，持续操作 2 ～ 3 分钟，有疏风活血、宣肺理气的作用。用于弹响肩、肩胛骨弹响综合征、肩关节周围炎的治疗。

4. 滚肩中俞、臂臑：患者取坐位。术者站于患者体后，以双手第五掌指关节着力，分别在肩中俞、臂臑穴处作滚法。持续操作 2 ～ 3 分钟，有疏经活络、行气止痛的作用。用于肩扭伤、肩部纤维组织炎、肩关节周围炎的治疗。

5. 滚肩周：患者取坐位。术者站于患侧，一手托住患肘使患肩外展抬起，另一手以小鱼际或第五掌指关节着力，分别在肩前、外、后侧沿肺经、大肠经、三焦经、小肠经作滚法。持续操作 3 ～ 5 分钟，有疏经通络、行气止痛的作用。用于肩扭伤、肩部纤维组织炎、肩关节周围炎的治疗。

（二）揉肩

1. 指揉

（1）揉中府、肩贞：患者取坐位。术者站于患者体侧，双手中指叠指状分别置于患肩中府、肩贞穴，以中指末节指腹着力，作顺或反时针方向的揉动。双手同时操作，手法力度深透。持续操作 1 ～ 2 分钟，有行气活血、散寒止痛的作用。用于肩部纤维组织炎、肩关节周围炎的治疗。

（2）揉臂臑、臑俞：患者取坐位。术者站于患者体后，双手中指呈叠指状分别置于患者臂臑、臑俞穴处，以末节指腹着力，作顺或反时针方向的揉动。持续操作 1 ～ 2 分

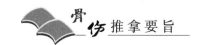

钟，有行气散结、活血止痛的作用，用于冈上肌肌腱炎、肩关节周围炎的治疗。

（3）揉秉风、天宗：体位同上。术者一手扶患肩，另一手拇指置于天宗穴处，食中环小指分别置于附分、魄户、膏肓、神堂穴处，以末节指腹着力，拇指由秉风揉至天宗止，其余四指按住穴位配合作揉法。反复操作1～2分钟，有舒筋活络、散寒止痛的作用。用于肩袖损伤、肩部纤维组织炎、肩关节周围炎的治疗。

（4）揉臑俞、肩贞：体位同上。术者一手扶患肩，另一手拇指末节指腹着力，自臑俞向下揉至肩贞穴，其余四指分别置于附分、魄户、膏肓、神堂穴配合作揉法。反复操作3～4遍，有祛风散寒、活血散结的作用。用于肩部纤维组织炎、肩关节周围炎、弹响肩、肩胛骨弹响综合征的治疗。

2.掌揉

（1）揉中府、肩贞：患者取坐位。术者站于患侧，以双手小鱼际掌根着力，分别在中府、肩贞穴部作揉法。手法力度柔和，揉至热感出现1～2分钟，有益气活血、温养筋脉的作用。用于肱二头肌长头腱腱鞘炎、肱二头肌短头腱损伤、肩关节周围炎的治疗。

（2）揉臂臑、肩井：体位同上。术者以小鱼际侧掌根着力，分别在患肩臂臑、肩井穴处作揉法。沿顺或反时针方向操作，揉至热感出现1～2分钟止，有行气活血、温养筋脉的作用。用于肩袖损伤、肩关节周围炎的治疗。

（3）揉肩髃、大椎：体位同上。术者双掌分别置于患侧肩髃及大椎穴处，以掌心吸定治疗部位，作顺或反时针方向的揉动。揉至热感出现1～2分钟，有温阳散寒、行气活血的作用。用于肩部纤维组织炎、肩峰下滑囊炎的治疗。

（4）揉肩：体位同上。术者以双掌心着力，分别吸定患者肩关节的前后部，作轻柔和缓的揉法。揉至患肩深部出现热感后1～2分钟止，有行气活血、通络散结的作用。用于肩峰下滑囊炎、肱二头肌长头肌腱炎、肩关节粘连的治疗。

（三）拿肩

1.拿肩关节缝：患者取坐位。术者站于患侧，一手拇指指端按压肩中俞穴，另一手拇指与其余四指分别置于患肩的后侧及前侧，沿肩关节缝作缓慢的拿法，边拿边沿肩关节缝移动，由后向前移至腋窝部止。反复操作2～3遍，有舒筋活络、滑利关节的作用。用于肩关节粘连的治疗。

2.拿腋部：患者取坐位。术者站于患者体后，一手拇指与中指分别按压秉风、云门穴，另手先后拿捏腋前部的胸大肌和腋后部的背阔肌。手法轻柔和缓。腋前、后部分别拿捏1～2分钟，有行气活血、疏通经络的作用。用于肩部纤维组织炎、肩关节周围炎的治疗。

3.拿心包、三焦经：体位同上。术者一手扶患肩，另一手拇指置于三焦经臑会穴处，食中环指置于心包经天泉穴处，沿经络走行，由上至下拿至肘部止。反复操作3～4遍，有疏通经气、滑利关节的作用。用于肩袖损伤、肩关节周围炎的治疗。

4. 拿大肠、小肠经：患者取坐位。术者站于患侧，一手扶患肘，使患肩外展至90°。另一手拇指与其余四指分置于患肩前侧的大肠经及后侧的小肠经部位，由上向下作缓慢的拿法至肘部止。反复拿捏3～4遍，有行气散寒、通经止痛的作用。用于肩扭伤、肩部纤维组织炎、肩关节周围炎的治疗。

（四）分筋

1. 分长头腱：患者取坐位。术者站于患者体后，一手拇指按肩外俞，另一手食中环指自肱骨大结节起沿肱二头肌长头腱向下作左右方向的滑动分筋。手法力度深透。反复操作3～4遍，有消散筋结、剥离粘连的作用。用于肱二头肌长头肌腱炎、肩关节周围炎的治疗。

2. 分三角肌止点：患者取坐位。术者站于患侧，一手拇指与中指分别按压患肩的中府、曲垣穴处，另一手食中环指自三角肌止点上缘分筋至止点下缘处止。有消散筋结、剥离粘连的作用。用于肩关节周围炎的治疗。

3. 分冈上、下肌：患者取坐位。术者站于患者体后，一手扶健肩，另一手以拇指末节指腹着力，分别在冈上肌、冈下肌处作分筋。反复分筋3～4遍，有舒筋解挛、消散筋结的作用。用于肩袖损伤、冈上肌肌腱炎的治疗。

4. 分肩胛缝：体位同上。术者一手拇指按压大椎穴，另一手拇指末节指腹着力，沿肩胛骨的脊柱缘，自上角至下角止。反复分筋3～4遍，有行气活血、松解粘连的作用。用于肩胛骨弹响综合征、肩关节周围炎的治疗。

（五）理筋

1. 指理

（1）理冈上、冈下肌：患者取坐位。术者站于患者体后，一手拇指按压大椎穴，另一手以拇指末节指腹着力，保持深透的按压力，分别理冈上、冈下肌。反复理筋3～4遍，有行气活血、舒筋解挛的作用。用于肩袖损伤、冈上肌肌腱炎、肩关节周围炎的治疗。

（2）理肩胛缝：体位同上。术者一手拇指按压健侧肩井穴，另一手拇指指腹着力，沿肩胛骨的脊柱缘，由上向下理筋。反复操作3～4遍，有宽胸顺气、舒筋解挛的作用。用于肩胛提肌劳损、菱形肌劳损、肩关节周围炎的治疗。

2. 掌理三角肌：体位同上。术者一手扶患肩，另一手全掌着力，保持深度的按压力，分别理三角肌的后缘、外缘、前侧缘。反复理筋3～4遍，有行气活血、顺筋通络的作用。用于肩部纤维组织炎、肩关节周围炎的治疗。

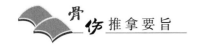

（六）点穴

1. 点肩中俞、曲垣穴：患者取坐位。术者站于患者体后，一手拇指按压肩中俞，另一手中指呈叠指状，以中指末节指腹着力，深压曲垣穴，停留片刻后，松开中指，施以轻柔的揉法。反复操作 3～4 遍，有行气活血、通经止痛的作用。用于冈上肌肌腱炎、肩关节周围炎的治疗。

2. 点天宗、肩贞穴：体位同上。术者一手拇指按压患肩天宗穴，另一手中指呈叠指状按压患侧肩贞穴，以拇指末节指腹着力，深压片刻后，松开中指，施以轻柔的揉法。反复操作 3～4 遍，有行气通经、活血止痛的作用。用于肩部纤维组织炎、肩袖损伤、冈下肌肌腱炎、肩关节周围炎的治疗。

3. 点肩井、臂臑穴：体位同上。术者一手拇指按压患侧肩井穴，另一手中指呈叠指状按压患侧臂臑穴，以中指末节指腹着力，深压片刻后，松开中指，施以轻柔的揉法。反复操作 3～4 遍，有行气活血、散结止痛的作用。用于肩部纤维组织炎、肩关节周围炎的治疗。

（七）摇肩

患者取坐位。术者站于患肩后侧，一手置患侧肩井穴部固定患肩，另一手托住患侧肘部，作顺或反时针方向的旋肩。幅度由小到大，力度由轻至重，顺、反时针方向交替进行。持续操作 2～3 分钟，有松解粘连、滑利关节的作用。用于肩关节周围炎、肩关节粘连的治疗。

（八）扳肩

1. 外展扳肩：患者取坐位。术者站于患肩后侧，一手压住患侧肩井穴部以固定患肩，另一手及前臂托住患肘内侧部，向外上方用力，扳动患肩外展，至患肩不能再外展或出现剧痛时，保持手法力量，停留片刻，然后缓缓放下患肩至原位，并在疼痛的部位施以轻柔的拿法。反复操作 2～3 遍，有松解粘连、滑利关节的作用。用于肩关节下部粘连的治疗。

2. 前屈扳肩：体位同上。术者一手压住患侧肩井穴以固定患肩，另一手及前臂托住患肘内侧部，向前上方用力，扳动患肩前屈上举。至不能再上举或出现剧痛时，保持手法力量，停留片刻，然后缓缓放下患肩至原位，并在疼痛的部位施以轻柔的拿法。反复操作 2～3 遍，有松解粘连、滑利关节的作用。用于肩关节后部粘连的治疗。

3. 内收扳肩：体位同上。术者一手扶健肩，另一手托住患侧肘部，向内上方用力，扳动患肩内收，至不能再内收或出现剧痛时，保持手法力量，停留片刻，然后缓慢放下患肩至原位，并在疼痛的部位施以轻柔的拿法。反复操作 2～3 遍，有松解粘连、滑利关节的作用。用于肩关节外侧粘连的治疗。

4.后伸扳肩：体位同上。术者一手扶患肩，另一手扶患肘，先使患肩极度后伸，再屈曲患肘，使患侧前臂的背侧紧贴患者腰部缓慢上提，至不能再上提时，使前臂旋后，掌心向前，停留片刻后，缓慢放下患肩至原位，并在患肩前侧施以轻柔的拿法。反复操作2遍，有松解粘连、滑利关节的作用。用于肩关节前侧粘连的治疗。

（九）搓肩

患者取坐位。术者站于患肩外侧，双掌心分别置于患肩前后侧，作轻柔和缓的搓动，至患肩深部出现热感后1～2分钟止。有温养筋脉、滑利关节的作用。用于肩关节周围炎、肩关节粘连的治疗。

（十）抖肩

患者取坐位。术者站于患侧，双手握住患腕及患侧前臂，以双腕小幅度的尺、桡偏带动患侧上肢抖动，至患肩三角肌、胸大肌、背阔肌、冈上肌等出现麻感为度。持续操作1～2分钟，有舒筋活络、调和气血的作用。抖肩用于治疗肩部筋伤时，多用作结束治疗的手法。

第五节　肘部推拿法

一、适应证

1.肘关节扭、挫伤。

2.肱骨骨折，肱骨内、外上髁炎，肘关节骨化性肌炎，尺骨鹰嘴滑囊炎。

3.旋前圆肌综合征，旋后肌综合征。

4.腕尺管综合征。

5.肘部骨折、脱位后期功能康复治疗。

二、手法及作用

（一）揉肘

1.揉臂臑、曲池：患者取坐位。术者面对患者站立，一手握患侧前臂上2/3处，使患肩内旋，前臂旋前。另一手以小鱼际着力，在曲池、手五里、臂臑部作揉法。手法力度轻柔和缓。持续操作2～3分钟，使局部出现温热感，有舒筋活络、行气散寒

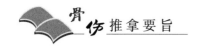

的作用。用于肱骨外上髁炎、肘关节骨化性肌炎的治疗。

2. 擦侠白、孔最：体位同上。术者一手托住患肘鹰嘴部，使患肘伸直，另一手以第五掌指关节着力，在侠白、尺泽、曲泽、孔最部作擦法。手法力度中等。持续操作2～3分钟，有疏经调气、祛邪止痛的作用。用于肘关节扭、挫伤，旋前圆肌综合征，旋后肌综合征的治疗。

（二）揉肘

1. 揉肘关节缝：患者取坐位。术者站于患者体后，一手握患手，使患肘屈曲90°，另一手以食中环指末节指腹着力，分别置于患肘鹰嘴尖及两侧作揉法。揉至患肘出现热感后1～2分钟，松开患手，使患肘自然伸直，继续揉肘关节缝1～2分钟，有温养筋脉、滑利关节的作用。用于尺骨鹰嘴滑囊炎、肘关节粘连的治疗。

2. 揉伸、屈肌总腱：患者取坐位。术者站于患侧，一手托住患肘后侧并使患肩略外展，另一手以大鱼际着力，分别在伸、屈肌总腱处作揉法。持续操作2～3分钟，可出明显的温热感，有益气和血、温养筋脉的作用。用于肱骨内、外上髁炎的治疗。

（三）拿肘

1. 拿肱肌：患者取坐位。术者面对患者站立，一手托住患肘后侧，使患肘伸直，另一手拇指与其余四指分置于肱肌两侧，以末节指腹着力，由近向远拿至肱骨内、外上髁止。手法力度轻重交替。持续操作1～2分钟，有疏通经络、行气止痛的作用。用于肱骨内、外上髁炎，腕尺管综合征的治疗。

2. 拿伸、屈肌总腱：体位同上。术者拇指与其余四指分别置于患肘伸、屈肌总腱处，以末节指腹着力，重拿片刻后再施以轻柔的揉法，交替进行，并缓慢移至前臂中1/3处。反复操作1～2分钟，有舒筋活络、行气止痛的作用。用于肱骨内、外上髁炎的治疗。

（四）分筋

1. 分肘关节缝：患者取坐位。术者面对患者站立，一手握住患侧前臂，使前臂旋前，患肘伸直。另一手以拇指指端着力，沿鹰嘴边缘的肘关节缝作分筋。手法力度深透。反复分筋1～2分钟，有松解粘连、滑利关节的作用。用于肘部骨折后期关节粘连、肘关节骨化性肌炎的治疗。

2. 分肱三头肌腱板：体位同上。术者一手保持患肘伸直，患侧上臂内旋，另一手以食中环指末节指腹着力，在患肘后侧肱三头肌腱板处作上下或左右滑动的分筋。手法力度深透。持续分筋1～2分钟，有松解粘连、滑利关节的作用。用于肘关节骨化性肌炎，肱骨髁上骨折、肱骨髁间骨折后肘关节粘连的治疗。

3. 分伸、屈肌总腱：体位同上。术者一手托住患肘后部，另一手以末节指腹着力，在伸、屈肌总腱处作分筋。由肱骨内、外上髁开始，缓慢分筋并逐步移向远侧2～3 cm。手法力度深透平稳，反复操作1～2分钟，有消散筋结、松解粘连的作用。用于肱骨内、外上髁炎，肱骨内、外上髁骨折及髁间骨折后期功能康复的治疗。

（五）摇肘

患者取坐位。患肘置于软枕上。术者面对患者站立，一手握患肘上部以固定患肘，另一手握患侧前臂作顺或反时针方向的旋转活动，摇动患肘。幅度由小至大，力度由轻至重。摇肘间隙中可配合屈曲或伸直扳肘手法。持续摇肘2～3分钟，有松解粘连、滑利关节的作用。用于肘关节粘连的治疗。

（六）扳肘

患者取坐位。术者面对患者站立，在摇肘至患肘关节有松动感时，可采用屈曲或伸直扳肘手法。扳至阻力较大或患者出现疼痛时，停留片刻，以增强手法作用。扳肘手法应轻柔和缓，切忌生硬粗暴，避免造成损伤。手法作用及用途同摇肘。

第六节　腕及手部推拿法

一、适应证

1.腕关节扭、挫伤，掌指关节扭伤，指间关节扭伤，腕关节盘损伤。

2.桡侧腕伸肌腱周围炎，桡骨茎突狭窄性腱鞘炎，屈指肌腱腱鞘炎，腕部陈旧性损伤。

3.腕管综合征，腕尺管综合征。

4.尺桡骨中下段骨折、腕部骨折、掌骨骨折、指骨骨折后期的康复治疗。

5.颈肩腰背痛。

二、手法及作用

（一）理筋

患者取坐位。术者面对患者，一手握患手，另一手以食中环指指腹着力，保持深度的按压力，由前臂上1/2处向下经腕关节理筋至手部止。理筋时，术者指尖指向肘部。掌背侧各理3～5遍，有舒筋活络、行气活血的作用。用于桡侧腕伸肌腱周围炎，尺桡骨骨折、腕部骨折功能康复的治疗。

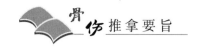

（二）揉法

1. 揉前臂伸屈肌：患者取坐位，患侧前臂置于软枕上。术者位于患者体侧，一手握患腕，另一手以食中环小指指腹着力，自肘部缓慢揉至腕部。伸屈肌各揉 3～5 遍，有调和气血、温养筋脉的作用。用于桡侧腕伸肌腱周围炎，腕管综合征，腕尺管综合征，骨折后期前臂肌肉粘连、肌肉萎缩的治疗。

2. 揉尺桡骨间隙：体位同上。术者一手握患手，另一手以食中环指指尖着力，沿前臂背侧骨间隙，自肘部揉至腕部止。手法力度深透。反复操作 3～4 遍，有舒筋活络、松解粘连的作用。用于前臂或腕部骨折后前臂旋转受限的治疗。

3. 揉掌骨间隙：体位同上。术者一手握患侧前臂，另一手以食中环指指腹着力，分别沿第 1～4 掌骨间隙，由近向远作揉法。反复操作 3～4 遍，有舒筋活络、散瘀消肿的作用。用于尺桡骨、腕部、掌骨骨折后期，患手漫肿的治疗。

（三）拿法

1. 拿前臂伸屈肌：患者取坐位。术者位于患者体侧，一手握患手，另一手以拇指与食中环指着力，拿前臂的伸屈肌。拿法自肘部开始，分别沿掌背侧或尺桡侧拿至腕部。手法力度深透。反复操作 3～4 遍，有疏通经络、行气止痛的作用。用于桡侧腕伸肌腱周围炎，腕管综合征，腕尺管综合征，尺桡骨骨折、腕部骨折功能康复的治疗。

2. 拿腕缝：体位同上。术者一手握患手，另一手以拇食指与食指末节指腹着力，分别在腕关节的掌背侧及尺桡侧施以拿法。手法力度深透，轻重交替进行。拿腕时，应循着关节缝及肌腱缝隙操作。反复拿腕 2～3 分钟，有疏通经络、滑利关节的作用。用于腕关节盘损伤、腕管综合征、腕关节粘连的治疗。

3. 拿掌骨间隙：体位同上。术者一手握患侧前臂，另一手以拇、食指末节指腹着力，沿患手的掌背侧拿捏骨间隙。各骨间隙拿 3～4 遍，有行气通经、活血消肿的作用。用于腕关节扭伤、指间关节扭伤、屈指肌腱腱鞘炎的治疗。

（四）分筋

1. 分筋缝：患者取坐位。术者位于患者体侧，一手握患侧前臂，另一手以拇指桡侧缘指端着力，分别沿患腕掌背侧的伸屈肌腱缝隙作分筋。分筋时，手法力度深透，先由近向远滑动分筋，再沿肌腱缝隙左右滑动分筋。反复操作 2～3 分钟，有舒筋解挛、消散筋结的作用。用于腕关节扭伤、腕管综合征、腕关节粘连的治疗。

2. 分关节缝：体位同上。术者一手握患侧前臂，另一手以拇指指尖及桡侧缘着力，分别沿患腕桡腕关节、远侧桡尺关节、腕骨间关节、腕掌关节缝隙作分筋。反复操作 2～3 分钟，有松解粘连、滑利关节的作用。用于腕关节盘损伤、腕关节粘连的治疗。

3. 分筋结：体位同上。术者一手握患侧前臂，另一手以拇指末节指腹着力，分别在桡骨茎突、指屈肌腱等筋结处作分筋。手法力度深透，由近至远滑动，结束时辅以镇定。反复操作 1～2 分钟，有散结止痛的作用。用于桡骨茎突狭窄性腱鞘炎、腕关节盘损伤、腕部陈旧性损伤的治疗。

（五）点穴

1. 点合谷、后溪：术者一手握患侧前臂，另一手以拇指与中指指端着力，分别点按合谷、后溪穴。两指同时发力，相对挤按。得气后停留片刻，再松开手指，施以轻柔的揉法。有通调气血、散寒止痛的作用。用于腕关节扭伤、腕管综合征、颈肩腰背痛的治疗。

2. 点合谷、腕骨：操作与点合谷、后溪相同。手法有通调气血、疏经散邪的作用。用于腕关节扭伤、腕关节盘损伤、腕尺管综合征、颈椎病的治疗。

3. 点阳溪、阳谷：术者以一手拇、食指指尖侧缘点按患者阳溪、阳谷穴，另一手握患手作屈伸旋转摇晃，配合点穴。有祛风通络的作用。用于腕关节扭伤、腕管综合征、腕尺管综合征的治疗。

（六）摇腕

患者取坐位，患腕置于软枕上。术者一手握患腕近端，另一手握手，作顺或反时针方向的屈伸旋转摇晃。根据病情，摇腕时可略加牵引力或轴向挤压力。反复摇腕 1～2 分钟，有松解粘连、滑利关节的作用。用于腕关节扭伤、腕管综合征、腕关节粘连的治疗。

（七）扳腕

在摇腕至关节活动开后，可配合扳腕手法。可分为伸直扳腕、屈曲扳腕、桡偏扳腕和尺偏扳腕。扳腕时，固定关节近端，扳动患手作背伸、掌屈、尺偏、桡偏。至不能再扳动或患者感觉疼痛时，停留片刻，再慢慢回到原位并施以轻柔的拿腕手法。反复扳腕 2～3 遍，有松解粘连、滑利关节的作用。用于腕关节粘连的治疗。

第七节　腰背部推拿法

一、适应证

1. 胸椎关节突关节错缝，胸部迸挫伤，急性腰扭伤。
2. 背部劳损，腰部劳损，腰椎间盘突出症，强直性脊柱炎。

3. 腰椎椎管狭窄症。

4. 骶椎腰化，腰椎骶化，脊柱侧凸症。

5. 胸、腰椎骨折脱位后期功能康复治疗。

6. 外伤性截瘫。

二、手法及作用

（一）擦腰背

1. 擦督脉：患者俯卧。术者双手分别置于患者身柱及中枢穴部，以掌指关节着力，沿棘突、棘突间隙作擦法，由上至下，双手擦至骶尾部止。手法力度轻柔。反复操作 2～3 分钟，有通调阳气、祛散寒邪的作用。用于腰背部棘间、棘上韧带劳损，腰部劳损或感受外邪劳损急性发作的治疗。

2. 擦膀胱经：患者俯卧。术者一手置患者的肺俞穴处，另一手置于对侧的胆俞穴处，双手同时作擦法，沿膀胱经向下擦至白环俞后，交换两手位置，重复以上操作。手法力度深透。擦膀胱经 3～4 分钟，有祛风散寒、舒筋活络的作用。用于胸椎关节突关节错缝、急性腰扭伤、腰部劳损、腰椎间盘突出症、强直性脊柱炎、脊柱侧凸症的治疗。

3. 擦肾俞：患者俯卧。术者双手分别置于患者肾俞穴处，以第五掌指关节着力，双手同时作擦法。手法力度深透。应吸定治疗部位，使有明显温热感。擦肾俞有温运阳气、强壮腰肾的作用。用于腰部劳损、腰椎间盘突出症、强直性脊柱炎、腰骶椎畸形的治疗。

4. 擦肾俞、环跳：患者俯卧。术者双手分别置于患者同侧的肾俞及环跳穴处，以第五掌指关节着力，双手同时作擦法。持续操作 2～3 分钟，有祛风散寒、疏通经络的作用。用于腰部劳损、腰椎间盘突出症的治疗。

（二）揉腰背

1. 指揉督脉：患者俯卧。术者双手并拢，以食中环指末节指腹着力，自大椎穴起，揉至腰俞穴止。手法轻柔和缓，揉至出现温热感后，停留片刻，再缓慢向下移动。其中大椎、身柱、命门、腰阳关、腰俞穴等处延长停留时间。指揉督脉 2～3 遍，有温养督脉、通调阳气的作用。用于阳虚、气虚患者腰部伤病的治疗。

2. 掌根揉膀胱经：患者俯卧。术者双掌分别置于患者两侧膀胱经上，以掌根部着力，自肺俞、魄户起，向下揉至秩边、白环俞止。手法力度中等。揉膀胱经 2～3 遍，有舒筋活络、行气散寒的作用。用于腰背部劳损、腰椎间盘突出症、强直性脊柱炎的治疗。

3. 指揉肾俞：患者俯卧。术者双手食中环指分别置于患者两肾俞穴处，以末节指腹着力，作顺或反时针方向的揉动。手法力度轻柔和缓，应有明显的热感出现。揉肾俞 1～2 分钟，有益气散寒、温养筋脉的作用。用于虚寒腰痛的治疗。

4. 掌揉命门、八髎：患者俯卧。术者双掌分别置于患者命门及八髎穴处，以双掌心着力，作顺或反时针方向的揉动。揉至热感出现后 1～2 分钟，有温阳养气、散寒止痛的作用。用于各类虚寒腰痛的治疗。

（三）拿腰背

1. 拿膀胱经：患者俯卧。术者双手拇指置于患者肺俞穴处，食中环指并置于对侧魄户穴处，沿膀胱经向下，缓慢移动，作深部的拿法。拿至白环俞与秩边穴后，双手拇指移至同侧的魄户穴，食中环指移至对侧的肺俞穴，以同样的拿法拿至秩边与白环俞穴。拿膀胱经 2～3 遍，有疏通经气、散寒止痛的作用。用于兼有气滞或寒邪的各类损伤腰痛的治疗。

2. 拿腰骶：患者俯卧。术者一手拿住患者两侧的肾俞穴，持续用力不松劲。另一手沿两侧骶髂关节由上向下作拿法，力度深透，缓慢移动，重复进行。拿腰骶 1～2 分钟，有疏通经络、行气止痛的作用。用于腰部劳损、腰骶椎畸形、腰椎间盘突出症的治疗。

（四）理腰背

1. 理膀胱经：患者俯卧。术者双手分置于患者两侧膀胱经上，以全掌着力，保持深度的按压力，从肺俞、魄户起向下顺理至秩边、白环俞止。理膀胱经 3～4 遍，有舒筋通络、调和经气的作用。用于急性腰扭伤、强直性脊柱炎、脊柱侧凸症的治疗。

2. 理肋隙：患者俯卧。术者双手分置于患者上背部两侧，以食中环指指腹着力，自脊柱旁沿肋隙向两侧理筋至肋部，从上至下理至腰部止。理肋隙 2～3 遍，有宽胸理气、和中止痛的作用。用于胸部迸挫伤的治疗。

（五）分腰背

1. 掌根分腰背：患者俯卧。术者一手置于患者背伸肌上段，另一手置于对侧肾俞穴处，双手以掌根着力，沿背伸肌向下作左右滑动的分筋。双手分筋至骶尾部后，交换双手位置，重复以上操作。分腰背 2～3 遍，有舒筋解挛、消散筋结的作用。用于腰背部劳损、腰椎间盘突出症、脊柱侧凸症、背伸肌粘连挛缩的治疗。

2. 分腰骶：患者俯卧。术者一手置于患者肾俞穴处，另一手置于对侧骶髂关节处，双手以掌根着力，行左右滑动的分筋。1 分钟后，交换双手位置，重复以上操作。分腰骶 2～3 分钟，有舒筋解挛、松解粘连的作用。用于腰背筋膜劳损、腰肌劳

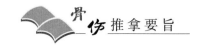

损、骶髂关节损伤的治疗。

3.分筋结：患者俯卧。术者以拇指或食中环指末节指腹着力，在患者腰$_{2\sim3}$椎横突旁、髂腰韧带、腰骶关节、髂嵴后部等筋结处作分筋。分筋时，保持深度的按压力，作上下或左右的滑动。结束时，深压局部片刻以镇定。分筋结1～2分钟，有消散筋结、活络止痛的作用。用于腰部劳损、腰椎间盘突出症、脊柱侧凸症的治疗。

（六）点穴

患者俯卧。术者以双手食中环指末节指腹着力，一手置于患侧肾俞穴，另一手分别点按环跳、承扶、承山穴。点穴时，按压肾俞穴的手指保持持续用力，另一手深压穴位片刻后则施以轻柔的揉法。点上述穴位有行气活血、通经止痛的作用。用于伴有腿痛、腿麻的各类损伤腰痛的治疗。

（七）扳腰背

1.扳肩背：患者俯卧。术者右掌根置于患者下背部棘突上，左手置于患者右肩前方，双手对向用力，扳动脊柱，使脊柱产生旋转运动。扳肩背时，左手扳肩向后上，右手按压脊柱向前下。每扳动一次，右掌根向下移动少许，直至腰骶部止。右侧扳毕后，术者交换站立位置及双手位置，重复以上操作，扳动左肩。扳肩背有理筋整复的作用。用于胸部迸挫伤、胸椎关节突关节错缝、急性腰扭伤的治疗。

2.腰部斜扳：患者侧卧，接触床面的下肢伸直，另一下肢屈曲。术者位于患者的前方或后方，一手扶住患者肩前部，另一手扶住髂前上棘后方，两手同时向相反方向用力，使腰部脊柱产生旋转。当旋转到最大限度时，骤然用力按压，如听到"喀喀"响声，即表示斜扳成功。然后嘱患者交换侧卧方向，仍按上法，斜扳另一侧腰部。腰部斜扳有整复筋位、改善根盘位置关系的作用。用于急性腰扭伤、腰椎间盘突出症的治疗。

3.后伸扳腰：患者侧卧。被扳的下肢在上，并屈膝。术者一手握住被扳下肢的足跟，另一手压住腰骶部。握足跟的手向后拉，压腰骶部的手向前推，推拉同时进行，扳动腰部后伸。可以反复进行数次。或患者俯卧，术者膝顶患腰，双手握踝向上提拉，扳动腰部后伸。后伸扳腰有理顺筋位的作用。用于急性腰扭伤、骶髂关节损伤的治疗。

（八）颤腰

患者俯卧，在胸部和大腿根部各垫2或3个枕头，使腰部悬空。术者双手叠放在患者腰部，以掌部着力，作有节律的压放震颤，使患者腰部产生相应的屈伸活动，以改变椎间隙压力。颤腰时，患者可随术者压放力量的起落，张口一呼一吸，避免迸气。颤腰3～4分钟，有松解粘连，促进髓核回纳的作用。用于腰椎间盘突出症，腰椎椎管狭窄症的治疗。

第八节 髋部推拿法

一、适应证

1. 髋关节扭挫伤，髋关节一过性滑膜炎，骶髂关节扭伤，臀筋膜劳损，臀肌萎缩。

2. 股四头肌损伤，股内收肌群损伤。

3. 弹响髋，股骨大转子滑囊炎，坐骨结节滑囊炎。

4. 骨盆、髋部、股骨上段骨折功能康复的治疗。

5. 下肢瘫痪，髋关节骨性关节炎，骶髂关节骨性关节炎，股骨头缺血性坏死，先天性髋内翻。

6. 坐骨神经痛，腰腿痛，骶尾痛，股神经痛，股内侧痛。

二、手法及作用

（一）㨰髋

1. 㨰髋后侧：患者俯卧。术者站于患侧，双手分别置于患者环跳、承扶穴处，以第五掌指关节着力，保持深度的按压力，双手同时作㨰法。持续㨰髋后侧2～3分钟，有祛风散寒、疏通经络的作用。用于坐骨神经痛、骶尾痛、髋关节骨性关节炎的治疗。

2. 㨰髋外侧：患者侧卧，患侧下肢在上并微屈膝、屈髋。术者双手分别置于患者环跳、风市穴处，以第五掌指关节着力，保持深透的力度，吸定穴位及在穴位周围作㨰法。持续操作2～3分钟，有祛风散寒、舒筋活络的作用。用于腰腿痛、坐骨神经痛、下肢瘫痪的治疗。

3. 㨰髋前侧：患者仰卧。术者位于患侧，双手分别置于患者冲门、伏兔穴处，以第五掌指关节着力，保持适当的力度，吸定穴位及在穴位一带作㨰法。持续操作2～3分钟，有温经散寒、祛风活络的作用。用于腰腿痛、股神经痛、股四头肌瘫痪的治疗。

4. 㨰股内收肌：患者仰卧，患膝屈曲，患髋外旋，患足置于健侧膝上方。术者一手扶患膝，另一手沿股内收肌作㨰法，重点在箕门、血海、阴包等穴位处操作。持续进行2～3分钟，有活血散风、清利湿热的作用。用于腰腿痛、股内侧痛、骨盆耻骨支骨折股内收肌粘连、先天性髋内翻的治疗。

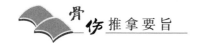

（二）揉髋

1. 指揉四髎、承扶：患者俯卧。术者站于患侧，一手食中环指微屈曲，连同小指分别置于患侧上、次、中、下髎穴处，另一手食中环指并拢置于承扶穴处，双手同时作揉法。根据病情需要，双手可同时作顺或反时针方向的揉动，或一手作顺时针方向揉动，另一手作反时针方向的揉动。持续操作 2～3 分钟，有通经活血、壮腰止痛的作用。用于腰椎间盘突出症、腰腿痛、骶尾痛、髋关节骨性关节炎的治疗。

2. 指揉承扶、殷门：患者俯卧。术者位于患侧，双手食中环指并拢，分别置于患侧承扶、殷门穴处，保持深度的按压力，同时作揉法。根据治疗需要，双手可同时作顺或反，或一顺针时一反时针方向的揉动。持续治疗 2～3 分钟，有舒筋活血、壮腰止痛的作用。用于髋关节骨性关节炎、下肢瘫痪、坐骨神经痛的治疗。

3. 掌根揉环跳、风市：患者侧卧。患下肢在上并微屈髋屈膝。术者双手分别置于患侧环跳、风市穴处，以小鱼际掌根部着力，双手同时作顺或反，或一顺时针一反时针方向的揉动。手法力度深透。持续治疗 2～3 分钟，有疏通经络、祛风散寒的作用。用于髋关节骨性关节炎、弹响髋、梨状肌损伤、坐骨神经痛的治疗。

4. 掌揉股四头肌：患者仰卧。术者位于患侧，以一手或双手掌心着力，沿股四头肌由上至下作揉法。手法力度柔和，可沿顺或反时针方向操作。揉股四头肌 5～6遍，有舒筋活络、益气活血的作用。用于股四头肌损伤，股四头肌粘连、萎缩的治疗。

5. 指揉冲门：患者仰卧。术者位于患侧，一手置于患侧冲门穴处，以食中环指末节指腹着力，作顺或反时针方向的揉动。手法力度柔和。揉冲门 2～3 分钟，有通调经气、活血养筋的作用。用于髋关节扭挫伤、骨性关节炎、股骨头缺血性坏死的治疗。

（三）拿髋

1. 拿四髎、环跳、承扶：患者俯卧。术者位于患侧，一手拇指置于患侧环跳穴，其余四指置于患侧上、次、中、下髎穴。另一手拇指置于承扶穴，其余四指置于大腿内侧。两手交替作拿法。持续拿捏 2～3 分钟，有疏通经络、壮腰止痛的作用。用于髋关节骨性关节炎、坐骨神经痛、股骨头缺血性坏死的治疗。

2. 拿居髎、环跳：患者俯卧。术者位于患侧，一手拇指与食中环指分别置于两侧肾俞穴，持续按压不松劲。另一手拇指置于患侧居髎穴，食中环指置于环跳穴，以末节指腹着力，作一松一紧的拿法。连续拿捏 2～3 分钟，有疏通经络、散寒止痛的作用。用于腰腿痛、髋关节骨性关节炎、股骨大转子滑囊炎、下肢瘫痪的治疗。

3. 拿股四头肌：患者仰卧。术者位于患侧，以一手或双手在患侧股四头肌部作拿法，由上至下，反复进行。拿股四头肌 5～6 遍，有行气活血、舒筋通络的作用。用于股四头肌损伤、萎缩、粘连，髋关节骨性关节炎的治疗。

4. 拿股内收肌：体位同上。术者一手置于患侧股内收肌，另一手置于股外侧肌处，双手同时作拿法，由上至下，拿至大腿中下 1/3 处止。反复拿捏 5～6 遍，有疏通经络、行气活血的作用。用于髋关节骨性关节炎、股内收肌粘连的治疗。

（四）分筋

1. 分骶髂关节缝：患者俯卧。术者位于患侧，以一手拇指末节指腹着力，沿骶髂关节缝由上至下作分筋。手法力度深透。反复分筋 1～2 分钟，有舒筋解挛、消散筋结的作用。用于腰腿痛、骶髂关节扭伤、骶髂关节骨性关节炎的治疗。

2. 分髂嵴后上部：体位同上。术者一手置于患侧髂嵴后上部，以食中环指末节指腹着力，自髂后上棘起，沿髂嵴后上部分筋至髂前上棘止，重复进行。手法力度深透柔和，反复分筋 4～6 遍，有行气活血、舒筋解挛的作用。用于臀筋膜劳损、髋关节骨性关节炎、股骨头缺血性坏死、臀肌萎缩的治疗。

3. 分梨状肌：体位同上。术者一手置于患侧大粗隆处，以食中环指末节指腹着力，保持深度的按压力，自大粗隆顶点起，向内上分筋至髂后上棘下方止。反复分筋 5～6 遍，有疏通经络、消散筋结的作用。用于梨状肌损伤、坐骨神经痛、髋关节骨性关节炎的治疗。

（五）理筋

1. 理髋后侧筋：患者俯卧。术者站于患侧，一手扶患腰，另一手以掌根部着力，自臀部起，向下沿大腿后侧理筋至腘窝止。反复理筋 3～5 遍，有行气活血、疏通经络的作用。用于腰腿痛、坐骨神经痛、坐骨结节滑囊炎的治疗。

2. 理髋外侧筋：患者侧卧。患肢在上。术者一手扶患腰，另一手以掌根部着力，自大粗隆顶点起，向下沿髂胫束理筋至膝部止。反复理筋 3～5 遍，有行气活血、疏通经络的作用。用于腰腿痛、弹响髋、坐骨神经痛的治疗。

3. 理髋前侧：患者仰卧。术者一手扶患侧胸胁部，另一手以掌根部着力，自腹股沟起，沿股四头肌向下理筋至膝部止。手法力度深透，速度缓慢。反复理筋 3～5 遍，有舒筋活络、行气活血的作用。用于股四头肌损伤、粘连、萎缩，坐骨神经痛的治疗。

（六）点穴

1. 点环跳、风市：患者俯卧。术者以双手拇指末节指腹着力，分别置于患侧环跳、风市穴处，先深按点压穴位约 10 秒钟，再施以轻柔的揉法。反复操作 2～3 遍，有祛风散寒、通经止痛的作用。用于腰腿痛、髋关节扭挫伤、髋关节骨性关节炎的治疗。

2. 点承扶、殷门：患者俯卧。术者双手中指呈叠指状，分别置于患侧承扶、殷门穴，以中指末节指腹着力，缓慢发劲，点按穴位。至力度深透时，停留片刻，再施以

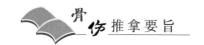

轻柔的揉法。反复点按 3～4 遍，有行气活血、疏通经络的作用。用于腰腿痛、髋关节骨性关节炎、坐骨结节滑囊炎的治疗。

3. 点髀关、伏兔：患者仰卧。术者双手中指呈叠指状，分别置于患侧髀关、伏兔穴处，以中指末节指腹着力，由轻至重点按穴位。至力度深透时，停留片刻，再施以轻柔的揉法。反复点按 3～4 遍，有祛风散寒、通经活络的作用。用于髋关节扭挫伤、髋关节骨性关节炎、股四头肌损伤的治疗。

（七）摇髋

患者仰卧。术者站于患侧，一手扶患膝，另一手托住患足跟部，使患髋作顺时针或反时针方向的旋转摇晃活动。摇髋时，应使患髋的外展外旋、屈膝屈髋、内收内旋等动作达到最大限度。摇髋的力度由轻到重，幅度由小到大，速度由慢到快，逐渐增加，摇髋的方向可顺或反时针交替进行。摇髋 3～4 遍，有舒筋活络、松解粘连的作用。用于髋关节一过性滑膜炎、髋关节骨性关节炎、骶髂关节扭伤、坐骨神经痛的治疗。

（八）绷腿

患者仰卧。在顺或反时针方向摇髋数遍后，先将患髋极度屈膝、屈髋，在保持屈髋状态下，术者双手同时用力，使患膝伸直，患下肢呈直腿抬高状。绷腿时，扶膝之手用力按压，托足之手抬小腿向上，配合伸膝，双手力度应持续平稳，避免粗暴。绷腿后，应辅以摇髋、拿髋、揉髋等手法。绷腿有疏通经络、松解粘连的作用。用于腰腿痛、坐骨神经痛、髋部筋伤的治疗。

第九节　膝部推拿法

一、适应证

1. 膝关节创伤性滑膜炎，腓肠肌损伤，髌腱炎，膝部筋伤，膝关节粘连。

2. 膝关节胫、腓侧副韧带损伤，膝交叉韧带损伤。

3. 膝关节半月板损伤，髌骨软化症。

4. 髌前、髌下滑囊炎，腘窝囊肿，髌下脂肪垫肥厚。

5. 膝关节骨性关节炎。

6. 股骨下端、胫骨上端、髌骨骨折后期功能康复的治疗。

7. 膝部急、慢性损伤，膝部筋伤兼有风寒湿邪。

8. 坐骨神经痛。

二、手法及作用

（一）揉膝

1.揉阴市、足三里：患者仰卧。术者位于患侧，双手分别置于患侧阴市、足三里穴处，以第五掌指关节着力，作力度深透的揉法。持续治疗2~3分钟，有疏通经络、滑利关节的作用。用于膝部筋伤、膝关节粘连、膝关节骨性关节炎的治疗。

2.揉殷门、委中：患者俯卧。术者位于患侧，双手分别置于患侧殷门、委中穴处，以第五掌指关节着力，作揉法2~3分钟，有行气活血、疏通经络的作用。用于坐骨神经痛、腘窝囊肿、膝关节骨性关节炎的治疗。

3.揉委中、承山：患者俯卧。术者位于患侧，双手分别置于患侧委中、承山穴处，以第五掌指关节着力，作均匀柔和的揉法。持续操作2~3分钟，有舒筋活络、滑利关节的作用。用于坐骨神经痛、膝关节粘连、膝关节骨性关节炎的治疗。

（二）揉膝

1.掌根揉股四头肌腱：患者仰卧。术者站于患侧，双手分别置于患侧伏兔、梁丘穴处。左手以小鱼际掌根按揉伏兔穴，右手以掌根在梁丘穴处按揉股四头肌腱，手法力度中等。持续操作2~3分钟，有舒筋通络、滑利关节的作用。用于股四头肌粘连、膝关节骨性关节炎、膝部骨折后期关节功能障碍的治疗。

2.掌揉髌骨：患者仰卧。术者位于患侧，一手以食中环指末节指腹着力，在冲门穴处作顺时针方向的揉动，另一手掌心置于患侧髌骨上，以轻柔和缓的力度，作顺或反时针方向的揉法。持续操作2~3分钟，有行气活血、温养筋脉的作用。用于膝关节骨性关节炎、髌骨软化症的治疗。

3.指揉膝眼：体位同上。术者一手以食中环指末节指腹着力，在患侧冲门穴处作顺或反时针方向的揉动，另一手拇指与中指分别置于患侧膝眼处，作顺或反时针方向的揉法。持续操作2~3分钟，有行气活血、滑利关节的作用。用于膝关节骨性关节炎、膝关节半月板损伤、髌下脂肪垫肥厚的治疗。

4.指揉委中：患者俯卧。术者位于患侧，双手分别置于患侧环跳、委中穴处，以食中环指末节指腹着力，在环跳穴处作顺时针方向的揉法，在委中穴处作顺或反时针方向的揉法。手法力度中至重。持续操作2~3分钟，有行气活血、疏通经络的作用。用于坐骨神经痛、膝关节骨性关节炎、腘窝囊肿的治疗。

（三）拿膝

1.拿股四头肌腱：患者仰卧。术者位于患侧，双手分别置于患侧股四头肌腱、髌韧带处，作轻柔和缓的拿法。持续操作 2 ～ 3 分钟，有行气活血、温养筋脉的作用。用于膝关节创伤性滑膜炎，髌腱炎，髌前、髌下滑囊炎的治疗。

2. 拿髌骨周缘：体位同上。术者位于患侧，一手置于患侧伏兔穴处，以指腹着力，作力度深透的拿法。另一手置于患侧髌骨上，以指端着力，拿捏髌骨周缘，手法力度柔和。持续操作 2 ～ 3 分钟，有行气活血、温养筋脉的作用。用于膝关节骨性关节炎、髌骨软化症的治疗。

3. 拿胫、腓侧副韧带：体位同上。术者一手置于患侧伏兔穴处，以拇指与其余四指指腹着力，作力度深透的拿法。另一手拇指与中指分别置于患膝胫、腓侧副韧带处，以末节指腹着力，作力度中等的拿法。持续操作 2 ～ 3 分钟，有行气活血、舒筋通络的作用。用于膝关节胫、腓侧副韧带损伤，膝关节骨性关节炎的治疗。

（四）分筋

1. 分髌骨周缘：患者仰卧。术者位于患侧，以双手拇指末节指腹着力，依次在髌骨底、髌骨尖及髌骨两侧作分筋。手法力度深透，速度缓慢。持续分筋 1 ～ 2 分钟，有舒筋活络、消散筋结的作用。用于髌骨骨折后期膝关节粘连、髌腱炎、髌下脂肪垫肥厚的治疗。

2. 分膝关节缝：体位同上。术者双手拇指分别置于患膝内，外膝眼处，以指尖着力，沿胫骨平台边缘向两侧作分筋，至侧副韧带处止。手法力度深透。持续分筋 1 ～ 2 分钟，有舒筋活络、松解粘连的作用。用于膝关节骨性关节炎、膝关节半月板损伤、膝交叉韧带损伤的治疗。

3. 分侧副韧带：体位同上。术者双手中指分别置于患膝胫、腓侧副韧带处，以末节指腹着力，沿侧副韧带作滑动或拨动的分筋。手法力度深透。持续分筋 1 ～ 2 分钟，有舒筋活络、松解粘连的作用。用于膝关节胫、腓侧副韧带损伤，膝关节骨性关节炎，髌骨软化症的治疗。

4. 分腘筋：患者俯卧。术者位于患侧，双手拇指分别置于患侧腓肠肌内、外侧头处，以末节指腹着力，作滑动或拨动分筋。手法力度深透。持续分筋 2 ～ 3 分钟，有舒筋活络、松解粘连的作用。用于膝关节骨性关节炎、膝部骨折后期关节功能康复的治疗。

（五）点穴

1. 点梁丘、足三里：患者仰卧。术者位于患侧，双手拇指分别置于患肢梁丘、足三里穴处，以末节指腹着力，深压穴位，停留片刻，再施以轻柔的揉法。点穴 2 ～ 3 遍，有疏通经络、调和气血的作用。用于膝部急、慢性损伤的治疗。

2. 点膝阳关、阳陵泉：体位同上。术者双手分别置于患侧膝阳关、阳陵泉穴处，以拇指末节指腹着力，点按穴位，深压片刻，再施以轻柔的揉法。点穴 2 ～ 3 遍，有祛风散寒、舒筋活络的作用。用于膝部筋伤兼有风寒湿邪的治疗。

3.点曲泉、膝关：患者俯卧。术者位于患侧，以双手中指末节指腹着力，分别点按患肢曲泉、膝关穴。点穴2～3遍，有舒筋活络、滑利关节的作用。用于膝关节骨性关节炎、膝关节半月板损伤的治疗。

4.点委中、合阳：体位同上。术者双手中指分别置于患侧委中、合阳穴处，以末节指腹着力，深点穴位，停留片刻，再施以轻柔的揉法。点穴2～3遍，有行气活血、疏通经络的作用。用于坐骨神经痛、腘窝囊肿、膝关节骨性关节炎的治疗。

（六）摇膝

患者俯卧。术者左手扶住患侧腘窝上部，右手握住患小腿前侧，作顺或反时针方向的摇动。幅度由小到大，力度由轻到重，速度缓慢。摇膝2～3分钟，有松解粘连、滑利关节的作用。用于膝关节粘连的治疗。

（七）扳膝

患者俯卧。屈曲扳膝时，术者一手扶住患侧臀部，另一手握患小腿前侧，缓慢屈曲，扳动患膝，至不能再屈曲时，停留片刻以镇定。伸直扳膝时，术者左手固定患侧腘窝上部，另一手握患小腿后侧，缓慢伸直，扳动膝关节。扳膝2～3遍，有松解粘连、滑利关节的作用。用于膝关节粘连的治疗。

（八）搓膝

患者仰卧。术者以双手小鱼际侧掌着力，分别置于患侧髌底、髌尖或髌骨两侧，依次作搓法，以局部出现明显温热感为度，搓膝有祛风散寒、温养筋脉的作用。用于膝关节骨性关节炎、膝部慢性劳损的治疗。

第十节　踝及足部推拿法

一、适应证

1.踝关节、跗跖关节扭伤，腓骨长、短肌腱滑脱，跟腱损伤，三角韧带损伤。
2.跟腱滑、踝关节粘连囊炎，跟腱炎，跟痛症，跗跖滑囊炎，踝及足部陈旧性损伤。
3.踝管综合征，跖痛症。
4.踝及足部骨折后期功能康复、踝关节粘连的治疗。
5.先天性马蹄内翻足。

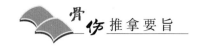

6. 坐骨神经痛。

二、手法及作用

（一）搓踝

1. 搓足三里、条口：患者仰卧。术者双手分别置于患侧足三里及条口穴处，以掌指关节着力，吸定穴位，作深透柔和的搓法。搓动中双手可沿穴位上下移动，持续操作 2 ～ 3 分钟，有疏通经络、祛寒除湿的作用。用于踝关节扭伤、跗跖关节扭伤、踝及足部陈旧性损伤、坐骨神经痛的治疗。

2. 搓阳陵泉、阳交：患者侧卧，患肢在上。术者双手分别置于患侧阳陵泉、阳交穴处，以第五掌指关节着力，作力度深透的搓法。手法以穴位为中心，可沿经络上下移动。持续操作 2 ～ 3 分钟，有行气活血、舒筋活络的作用。用于踝管综合征、跖痛症、坐骨神经痛的治疗。

3. 搓承筋、承山：患者俯卧。术者双手分别置于患侧承筋、承山穴位，以小鱼际着力，作力度深透的搓法。持续操作 2 ～ 3 分钟，有行气活血、通经止痛的作用。用于踝管综合征、跖痛症、跟痛症、跟腱损伤的治疗。

（二）揉踝

1. 揉足三里、解溪：患者仰卧。术者双手拇指分别置于患侧足三里、解溪穴处，以末节指腹着力，作顺或反时针方向的揉法。手法力度均匀柔和，指下应有明显热感，持续治疗 1 ～ 2 分钟，有调和气血、疏通经络的作用。用于踝关节扭伤、跗跖关节扭伤、跟痛症、跖痛症的治疗。

2. 揉冲阳、陷谷：患者仰卧。术者位于患侧，一手握患足尖，另一手拇指与中指分别置于患侧冲阳、陷谷穴处，以指端着力，作均匀柔和的揉法。持续操作 1 ～ 2 分钟，有行气活血、散寒通络的作用。用于跗跖关节扭伤、跖趾关节扭伤、跖痛症的治疗。

3. 揉商丘、三阴交：患者仰卧。术者双手拇指分别置于患侧商丘、三阴交穴处，以指端着力，作均匀柔和的揉法。持续操作 1 ～ 2 分钟，有舒筋活络、调和气血的作用。用于踝关节扭伤、踝管综合征、跗跖滑囊炎的治疗。

4. 揉飞扬、金门：患者侧卧，患侧在上。术者双手分别置于患侧飞扬、金门穴处，以末节指腹着力，作顺或反时针方向的揉法。持续操作 1 ～ 2 分钟，有舒筋活络、行气止痛的作用。用于腓骨长、短肌腱滑脱，外踝扭伤，跗跖关节扭伤的治疗。

（三）拿踝

1. 拿丘墟、商丘：患者仰卧。术者一手拇指与中指分置患侧丘墟、商丘穴处，以末节指腹着力，作力度深透的拿法。至力度深透时，停留片刻，再施以轻快的揉法，反复操作 2～3 分钟，有舒筋活络、滑利关节的作用。用于踝关节扭伤、踝部骨折后关节粘连、踝部创伤性关节炎的治疗。

2. 拿申脉、照海：患者仰卧。术者拇指与中指分别置于患侧申脉、照海穴处，以末节指腹着力，作力度深透的拿法。重拿片刻后，施以轻快的揉法，轻重交替进行。反复操作 1～2 分钟，有舒筋活络、调和气血的作用。用于先天性马蹄内翻足、跟痛症、踝关节扭伤的治疗。

3. 拿昆仑、太溪：患者俯卧。术者一手拇指与食或中指分别置于患侧跟腱两旁的昆仑、太溪穴处，以末节指腹着力，作力度轻重交替的拿法。持续操作 1～2 分钟，有舒筋活络、通经止痛的作用。用于跟腱炎、跟腱滑囊炎、跟腱断裂、跟痛症的治疗。

（四）理筋

1. 理足三里至陷谷：患者仰卧。术者拇指置患侧足三里穴处，以末节指腹着力，保持深透的压力，缓慢向下滑动，经巨虚、条口、解溪，至陷谷穴止。双手交替进行。理筋 6～8 遍，有调和气血、疏通经络的作用。用于踝关节扭伤、跗跖关节扭伤、跖痛症的治疗。

2. 理外丘至临泣：患者仰卧。术者位于患者足底侧，一手中指呈叠指状，以末节指腹着力，自患侧外丘穴开始，向下经光明、阳辅、悬钟、丘墟，至临泣穴止。手法力度深透，速度缓慢。反复理筋 4～6 遍，有祛风除湿、通经活络的作用。用于踝关节扭伤、跗跖关节扭伤、外踝损伤、跖痛症的治疗。

3. 理腓肠肌：患者仰卧。术者位于患者足底侧，以双手食中环指指腹着力，分别沿患侧腓肠肌内、外侧头向下理筋。内侧经筑宾、交信、照海，至太白止，外侧经飞扬、跗阳、昆仑、仆参、申脉，至束骨止。双侧反复理筋 4～6 遍，有行气活血、疏通经络的作用。用于踝关节扭伤、跟腱损伤、踝管综合征、跗跖关节扭伤的治疗。

（五）分筋

1. 分前踝：患者仰卧。术者位于患者足底侧，一手握患足尖，另一手拇指置于患踝前侧，以拇指尖桡侧缘着力，沿伸肌腱作由近向远或由中心向侧方的分筋。手法力度深透，速度缓慢。握足尖的手可配合作患踝的屈伸或顺、反时针方向的旋转活动。反复分筋 1～2 分钟，有分筋散结、松解粘连的作用。用于踝关节前侧粘连的治疗。

2. 分内踝：患者仰卧。术者一手扶患侧小腿，另一手拇指置患侧内踝处，以末节指腹着力，自内踝前方的商丘穴起，向下经照海至后侧的太溪穴，沿骨缝及三角韧带行分筋。手法力度深透，速度缓慢。分内踝 2 或 3 遍，有消散筋结、松解粘连的作用。用于内踝骨折、三角韧带损伤、内踝粘连的治疗。

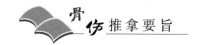

3. 分外踝：患者仰卧。术者一手扶患踝外上方，另一手拇指置患侧外踝处，以拇指末节桡侧缘着力，自前上方的胫腓前韧带起，向下经距腓前韧带、跟腓韧带，分筋至距腓后韧带、胫腓后韧带止。手法力度深透，操作细腻。分外踝 2～3 遍，有消散筋结、松解粘连的作用。用于踝关节扭伤，外踝骨折，腓骨长、短肌腱滑脱，外侧踝关节粘连的治疗。

4. 分跟腱：患者俯卧。术者位于患者足底侧，双手拇指分别置于患侧跟腱两旁，以末节指腹桡侧缘着力，沿跟腱由上至下或由中心向两侧分筋。分跟腱 2～3 分钟，有舒筋活络、松解粘连的作用。用于跟腱损伤、跟腱滑囊炎、跟腱炎、先天性马蹄内翻足的治疗。

5. 分跗跖关节：患者仰卧。术者一手拇指置患侧跗跖关节处，以指尖着力，沿跗骨间关节及跗跖关节等骨缝处作分筋。手法力度中等，速度缓慢。分跗跖关节 2～3 分钟，有松解粘连、滑利关节的作用，用于踝关节扭伤、跗跖关节扭伤、跖骨骨折的治疗。

（六）摇踝

患者仰卧。术者一手握患踝前上方，另一手握患足尖，使患踝作顺或反时针方向的旋转摇晃活动。2～3 遍后，可配合扳踝一次。摇踝 2～3 分钟，有舒筋活络、滑利关节的作用。用于踝关节扭伤、小腿或踝及足部骨折后期功能康复、踝关节粘连的治疗。

（七）扳踝

患者仰卧。术者在摇踝数遍后，作踝关节的跖屈、背伸或内翻、外翻扳踝。扳踝时，力量平稳持续。扳至最大限度时，停留片刻以增强作用。扳踝有松解粘连、滑利关节的作用。用于小腿、踝及足部损伤后踝关节粘连的治疗。

（何洪阳）

第六章

骨伤推拿的临床应用

第一节 手法的补泻

一、手法的补泻作用

补法是泛指能鼓舞人体正气，使低下的功能恢复正常的方法。泻法是泛指能疏泄病邪使亢进的功能恢复正常的方法。手法的补泻是通过在人体肌表采用适当的手法激发经气以补益正气、疏泄病邪而调节人体脏腑、经络功能，促进阴阳平衡。推拿手法在人体体表操作，看上去虽然无直接的补或泻的物质进入患者体内，但依靠手法在体表一定部位的刺激，可起到促进机体功能或抑制其亢进的作用，就这些作用的本质来看，是属于"补""泻"范畴。

临床实践证实，推拿对促进机体功能确实有很大作用，例如对类风湿关节炎通过调理其督脉及膀胱经，对改善全身状况有非常明显的效果。同时推拿也可产生一定的抑制机能亢进的作用，例如在颈部进行推拿治疗可以有效地缓解患者头痛、头晕、耳鸣等症状，抑制上亢之肝阳。

手法的补泻作用是通过调整人体气血、经络、脏腑等机能的盛衰而得以体现。推拿治疗，有温养至补和调节至补两种作用。手法的温热效应能温养筋脉、气血、脏腑、经络，旺盛其机能，对各种虚寒证、慢性劳损、老年性骨关节病、退行性骨关节病、骨关节痹证有良好的治本作用。调节至补，一是手法舒筋活络的松弛效应，能消除组织疲劳和情绪紧张，使人体机能趋于康复。二是手法在一定穴位上治疗，能通过经络的传导，调节脏腑、经络、气血功能而收到补益作用。如肾阳虚腰膝冷痛，擦腰部督脉、擦肾俞、揉命门、搓腰骶，能调节气血聚于腰部，濡养肾脉而产生补益效果。舒筋活络属松弛调节至补；选穴治疗为经穴调节至补。

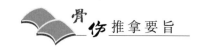

推拿治疗，可产生通散泻实和调节泻实两种作用。手法能行气血，通经络，散瘀肿，消除脏腑、经络的瘀滞，祛除经脉中的风寒湿邪，逐邪外出，恢复机能平衡，是为通散泻实。调节泻实，是通过手法力度、速度、方向和治疗腧穴的合理配伍，而产生抑强扶弱、补虚泻实的作用。如颈椎病肝阳上亢而见头晕、耳鸣者，可用推太阳、推率谷、推风池至肩井、推风府至大椎、推桥弓以泻其上亢之肝阳，并配合指揉阴陵泉、血海、三阴交养阴以潜阳。

二、影响手法补泻的因素

（一）力度

力度轻柔的手法，作用属补；力度重实的手法，作用属泻。手法力度轻柔，刺激作用温和，既无耗散气血之虑，又易使机体产生良性调节，从而起到补泻作用。力度轻柔的手法，主要通过温热效应来获得治疗效果，如摩法、揉法、搓法、擦法等。这类手法，在治疗部位持续使用的时间越长，其温养气血、温养筋脉、温养脏腑的作用就更为明显。力度重的手法，刺激作用较强，以行气血、通经络、散瘀滞、舒筋解挛、松解粘连而取得疗效。力度重的手法，其推动气血循行，疏通经络，逐邪外出，必然要耗散气血，没有补益作用。所以，力度重的手法，不宜多用或久用，更不能过重，恐损伤气血。

（二）速度

速度的快慢，与手法的补泻作用也密切相关。速度慢的手法，刺激作用温和而平稳，对气血的干扰较小，有一定的调节至补作用。速度缓慢的手法，易使气血条达，增强治疗部位组织的气血灌注，有聚气血、养筋脉的补益作用。速度快的手法，条达气血的作用较弱，而推动气血循行、疏通经络、逐邪外出的作用较强。所以，临床上用速度快的手法治疗气滞血瘀、经脉痹阻有较好的通散泻实作用。"缓摩为补，急摩为泻。"泻实要用速度快的手法，但也不能过快，否则，有引起经气逆乱之虑。

（三）方向

推拿手法用力的方向，有单向、往返方向、顺或反时针方向三种。单向用力的手法，如理筋、分筋、推法等，若用力方向与经络循行方向一致时，其作用为补；若用力方向与经络循行方向相反时，其作用为泻。往返方向用力的手法，如搓法、擦法，其用力方向与经络循行走向呈顺、反方向的交替变化，有平补平泻的调节作用。临床观察发现，沿顺时针方向旋转，手法具有补益作用；沿反时针方向旋转，手法呈泻实作用。

（四）治疗部位

治疗部位的选择，与手法的补泻也有十分密切的关系。如颈椎病，患侧肢体麻木，疑有经脉痹阻，应选择具有行气活血、疏通经络的穴位以通散泻实，可选大肠经的扶突、天鼎、曲池、合谷穴；小肠经的秉风、天宗、阳谷、后溪穴。临床上，选择治疗部位时，应根据病情，辨证施治，并结合患者的年龄、体质，综合分析，合理配伍，才能取得好的疗效。

第二节　手法的原则

一、手法的操作原则

（一）神形合一

神，指注意力、心神、意念。形，指手法的动作外形。推拿治疗时，手法娴熟，运用自如，力度、速度得当，准确无误，是手法操作的基本要求。更高的要求是：施术者心无杂念、聚精会神，集意念于着力部位，以意领力，法之所施，方能意到、气到、力到。神形合一，手法之力柔韧劲实、轻而不浮、重而不滞、功效倍增。神形合一，手法力度的增减进退，速度的缓急变化，皆自然灵活，而无生硬造作之象。

（二）力度柔和

推拿手法是治疗筋伤的重要手段。由于"筋喜柔而恶刚"，所以，伤虽有新久之别，手法有轻重之分，但运用之时，总以柔韧和缓为顺，切忌生硬之力。

柔和均匀、深透有力是手法的基本操作原则。柔和，是手法操作的宗旨。手法柔和，有利于气血的条达、脏腑机能的调和、机体功能的康复，而无干扰气血、惊动脏腑之虑。柔和，是手法有利无弊的保障。手法柔和，其力度和速度方能均匀；其作用方能深透；手法之力才能持之以久。柔和，是手法的力度、速度、节律均达到自然协调的体现。具体地说，柔和，是指手法用力自然，其力柔韧温和，如刻意用力，则显生硬粗暴。柔和之力，是手法经过长期训练所产生的一种巧劲，或称"内力"，非短期所能达到。柔和又是手法均匀、深透、有力的基础。均匀，是指手法动作要有连续性和节律性，压力不要时轻时重，速度不要时快时慢。深透，是指手法力度能达到深部组织，而非仅至皮下。有力，是指手法力度能深达治疗部位组织，并持续治疗一定时间。

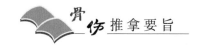

（三）速度徐缓

推拿手法中，除擦法、推法速度偏快外，其余手法速度均宜缓慢。手法速度，从容徐缓，能使手法力度柔和均匀，有利于调节气血、经络、脏腑功能；能使手法作用深透，有利于疏通经络之瘀滞。如手法速度过快，其力仅在肌表，非但不能深达病变部位，还有扰乱气血循行之虑。力度深的手法，如拿法、分筋、理筋等，其手法速度应略低于患者每分钟脉搏次数5～10次，过快则力漂浮而不深透。所以，除特别要求轻快的手法外，一般以速度徐缓为宜。

（四）轻重交替

推拿治疗，开始时手法的力度宜轻，让患者有个适应过程。同时，术者也可观察患者对手法的耐受度。随着治疗的进行，手法力度逐步加重，治疗结束时，手法力度又逐渐变轻。治疗中，如使用了力度深的重手法，应立即辅以轻柔的揉法或拿法，以减轻重手法的刺激。轻手法力度多在皮部或肌肉表层，刺激温和，有温养筋脉、调和气血的作用，是治疗陈伤劳损的主要手法，也是治疗急性筋伤的基本手法。重手法刺激作用强烈，虽有舒筋活络、通散泻实作用，但因对气血的干扰较大，不宜多用久用。所以，推拿手法在轻重交替的使用过程中，仍以轻手法为主，重手法须谨慎使用，防止过度。同时，要改正"手法力度越重，效果越好"的错误认知。

二、手法的运用原则

（一）辨证施治

辨证施治是中医的基本原则，推拿治疗也要遵循这一原则。推拿治疗时，应首先辨明损伤病证的寒热虚实，再结合患者的年龄、体质和病变部位肌肉的厚薄、筋骨的盛衰等，进行综合分析，全面考虑，确定治疗原则，并依此选择治疗手法。如急性腰扭伤，青壮年患者与老年患者的治疗手法不相同；早期和中期的手法也不相同。治疗青壮年患者手法力度宜偏重，治疗时间略长，多需使用摇扳腰部关节的手法；治疗老年患者手法力度宜轻，治疗时间不宜过长，一般不使用摇扳腰部关节的手法。

（二）辨筋施法

辨证施治是在全面分析病情后，确定治疗大法，以指导选择治疗手法。辨筋施法是根据病变部位筋的病理改变来确定相应的手法，比辨证施治更具体，其针对性更强。

《内经》说："谨和五味，骨正筋柔。"骨正就是骨要正而不曲，筋柔就是筋要柔软而不僵硬，才是正常的生理现象。一旦筋伤，除引起气滞血瘀外，必然也要引起筋失柔象而呈僵硬。具体地说，就是出现筋的形态、位置、性质等方面的异常。这些异常改变统称为筋情。瘀斑、压痛、板结、肥厚、筋结、筋块是筋情的典型改变。根据筋情的改变来选择治疗手法则称为辨筋施法。如遇痛点则用点穴法或指揉法，遇筋结则用分筋手法，遇筋挛可用并指揉或拿法，遇有筋出槽、骨错缝则可选用摇法、扳法。筋情除了作为选择手法的依据外，亦可作为调整变换手法的依据。理筋手法有消散瘀斑和消除肌肉痉挛的作用，但理筋中遇到筋结则分筋，以适应筋情改变，使推拿手法治疗的针对性更强，避免盲目地使用手法。

（三）舒运结合

舒筋手法属推拿治疗的基本手法，多用于患处及邻近部位的治疗，是运筋手法使用前的准备手法。舒筋手法中，擦法、揉法有较好的温养筋脉作用，是治疗陈伤劳损的主要手法；分筋、理筋、拇指揉或叠指揉，是治疗筋结、筋块的主要手法；点穴、弹筋、拿法、按法有较强的行气通经作用，多用于伤处疼痛、肢体麻木的治疗。如疑有筋出槽、骨错缝，应配合患处关节的扳法。凡是关节粘连的病变，在使用舒筋手法后，应重点使用运摇关节和扳动关节的手法，而且须反复使用，才能起到较好的松解粘连、滑利关节的作用。

（四）终末镇定

镇定，是指手法结束时，不立即放松手法力量，停留片刻，以加强手法作用。镇定可用于舒筋或运筋手法结束时。舒筋手法中，按法、点穴、分筋、揉法结束时都可配合镇定，有增强行气止痛、疏通经络的作用。运筋手法中，关节部位在扳法结束时，可配合镇定，有增强松解粘连的作用。

（五）循经取穴

循经取穴，一是指根据病情的寒热虚实，辨证取穴。如颈椎病，兼见外寒，可取百会、肩井、风池、列缺等穴；兼见风热，可取太阳、头维、率谷、印堂、风府等穴。二是根据病变部经络循行，选取适当的穴位，配合治疗。如颈椎病见一侧手指麻木，可取扶突、天鼎、曲池、阳溪、合谷、肩中俞、秉风、天宗、阳谷、后溪等。推拿治疗，必须在经络学说的指导下，根据病情、病变部位，辨证取穴，才能获得好的治疗效果。

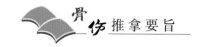

第三节　手法的适应证、禁忌证及注意事项

一、适应证

1. 各部位关节扭伤、软组织挫伤。

2. 颈、肩、腰背及四肢各部位肌筋膜炎。

3. 损伤性根性神经痛。

4. 周围神经嵌压症。

5. 筋膜、肌肉、肌腱、韧带、滑囊、腱鞘、脂肪垫的慢性劳损。

6. 关节软骨板慢性损伤。

7. 筋伤、骨折、脱位所致的关节僵硬或肢体肌肉萎缩。

8. 非特异性关节炎、骨关节先天性畸形。

二、禁忌证

1. 皮肤有传染性或化脓性病变者。

2. 骨关节或软组织的各种感染性疾病。

3. 恶性肿瘤。

4. 年老体弱，伴有骨质疏松脱钙者。

5. 妇女妊娠期或月经期腰骶部、下腹部。

6. 有严重心、肝、肺、肾疾病者。

三、注意事项

（一）推拿须知

1. 充分掌握患者病情，明确诊断，对手法治疗步骤作出详细安排。

2. 对首次进行推拿治疗的患者，应注意手法力度，防止过重。并告诉患者，术后可能出现的局部反应。

3. 施术时，态度严肃，操作认真，并注意观察患者的反应。如有不适，及时调整，以防发生意外。

4. 每次推拿的时间，约 20 分钟，每天或隔天一次，6 次为一个疗程。

（二）推拿体位

1.患者体位：以舒适、自然、便于治疗操作为宜。常见的体位有：

（1）坐位：适用于头面部、颈肩部、上肢部推拿治疗。

（2）俯卧位：适用于肩胛部，腰背部，骶髂部，上、下肢内外后侧推拿治疗。

（3）仰卧位：适用于胸胁部、肩部、上肢部推拿治疗。

（4）侧卧位：适用于背部、胁肋部、髋部、下肢部推拿治疗。

2.医者体位：站位。双脚分开，与肩同宽，全身放松，姿势自然，呼吸均匀。随治疗需要，腰身相应移动，进退自如，转侧灵活。

（三）推拿介质

1.作用

（1）便于手法操作，增强手法作用。如夏天，在汗多的部位使用滑石粉，可增强润滑，减轻摩擦，防止损伤皮肤。

（2）利用药物作用，增强治疗效果。如药酒，有增强活血化瘀、散寒止痛的作用。

2.种类

（1）药膏：药物经炮制加适量的凡士林，调制而成。擦法应用时，多需使用药膏。

（2）药酒：用白酒浸泡药物而成。温经散寒止痛的如四生酒，药物有生川乌、生草乌、生南星、生半夏。活血化瘀、消肿止痛的泽兰酒，药物有泽兰、当归、川芎。行气止痛的三香酒，有香附、木香、茴香等药。

（3）滑石粉：多用于夏天，如头面部、颈项部等多汗部位。

（何洪阳）

第七章

经络与腧穴

第一节 经 络

经络是经脉和络脉的总称。经即经脉,有路径的意思,是经络系统的纵行干线。络即络脉,有网罗的意思,纵横交错,网罗全身,是经脉的分支。经络是运行气血,联络脏腑肢节,沟通内外上下,调节机体的通路。通过经络的联系,人体的五脏六腑、四肢百骸、五官九窍、皮肉筋脉等组织器官形成一个有机的统一整体。

经络中有经气循行流注,昼夜不休。经络中的经气,源于脏腑之气。经气有推动脏腑机能活动,调节脏腑机能使之趋于平衡的作用。

经络系统由十二经脉、奇经八脉、十五络脉、十二经别、十二经筋、十二皮部,以及难以计数的孙络、浮络、血络等组成。

一、十二经脉

十二经脉又称为正经,是经络系统的主要部分。十二经脉,按其所联系内脏的阴阳属性及其在肢体循行位置的不同,有阴经、阳经、手经、足经之分。阴经属脏,行于四肢的内侧。阳经属腑,行于四肢的外侧。手经行于上肢,足经行于下肢。十二经脉循行与阴阳表里关系见表1-7-1。

表 1-7-1 十二经脉循行及阴阳表里关系表

阴阳表里		经名	循行路线	循行方向
阴经（里）	手三阴	手太阴肺经	内侧前（桡侧）	从胸走手
		手厥阴心包经	内侧中	
		手少阴心经	内侧后（尺侧）	
	足三阴	足太阴脾经	内侧前	从足走胸
		足厥阴肝经	内侧中	
		足少阴肾经	内侧后	
阳经（表）	手三阳	手阳明大肠经	外侧前（桡侧）	从手走头
		手少阳三焦经	外侧中	
		手太阳小肠经	外侧后（尺侧）	
	足三阳	足阳明胃经	外侧前	从头走足
		足少阳胆经	外侧中	
		足太阳膀胱经	外侧后	

十二经脉的主治功能如下：手太阳经治颈肩病；足太阳经治腰腿病；手、足阳明经治头面、口齿病；手、足少阳经治胁肋病；手、足三阳经均可治发热病；手三阴经治胸胁病、神志病；足三阴经治泌尿系统疾病、神志病。

二、奇经八脉

奇经八脉，是十二经脉以外较大的支脉。因其与脏腑无直接的"络属"关系，相互之间也没有表里配合，不同于十二正经，故称"奇经"。奇经八脉大多都是从十二经脉中分出，并交叉贯穿于十二经脉之间，有加强经脉间联系，调节十二经脉气血的作用，还有温养脏腑、濡润腠理的功能。

（一）督脉

督脉由下向上，贯脊属肾，其别络从上向下，循脊络肾，维系一身之元气。十二经脉中的手、足三阳经均会于督脉，为阳脉之海，有统摄、调整和振奋全身阳气的作用。如督脉不和，实则脊强，虚则头重。躯干及四肢筋脉失和也与督脉关系密切。

（二）任脉

任脉为阴脉之海，三阴经与冲脉皆会于任脉，有总调人身阴经经气的功能。任脉的疾病多在下焦少腹，女子经带病，男子遗精、早泄，均与任脉有关。

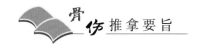

（三）冲脉

冲脉为血海，有总领和调节十二经脉气血的功能。冲脉除对妇女月经胎产关系密切外，还对全身的筋脉有约束和调节作用，有约束筋骨、利机关的功能。

（四）带脉

带脉络腰而过，环身一周，如束带之状。带脉有约束躯干部诸经脉，使经气通畅的功能。循行于下肢的经脉都受带脉约束。带脉不和，则"腰溶溶如坐水中"，女子月经不调，赤白带下，还可以发生痿证，"带脉不引，故足痿不用"。

（五）阴跷脉、阳跷脉

阴跷脉是从内踝上行，至咽喉；阳跷脉从足外踝上行，循背上风池；两跷脉均上会于目。阴跷脉主一身左右之阴，阳跷脉主一身左右之阳，有濡养眼目、司下肢运动的作用。阳跷为病，腰背痛，身体强直，腿足抽筋。阴跷为病，少腹痛，腰髋连阴中痛。

（六）阴维脉、阳维脉

阴维脉维系手、足三阴经；阳维脉维系手、足三阳经。"阳维为病，苦寒热"。"阴维为病，苦心痛"兼见"胁下实，腰痛，阴中痛"。

三、十五络脉

十二经脉和任、督二脉各自别出一络，加上脾之大络总称十五络脉。其功能为沟通六组表里关系的阴、阳经，加强十二经脉在四肢的循环传递。有输布气血于经筋和皮部的作用。

四、十二经别

十二经别是十二正经别行的部分，是从十二经脉中分出的纵行的支脉，它在互为表里的阴经和阳经之间出、入、离、合，有加强内外联系、濡养脏腑的作用。其特点如下。

1. 十二经别皆从十二经脉肘膝以上别出，经躯干深入内脏，上至头项，并于头项之处，阴经的经别合于与其相表里的阳经经别，阳经经别再合于本经而上抵头面。自本经别出的现象称"离"，阴经经别纳入阳经经别的现象称"合"。

2. 十二经别都和脏腑相连属。

3. 十二经别都抵止于头面。

五、十二经筋

十二经筋是经络系统中的连属部分，是十二经脉之气结、聚、散、络于筋肉关节的体系。其特点如下。

1. 十二经筋的循行，基本上和十二经脉一致，但行于体表，不入内脏。

2. 十二经筋的走向，都是从四肢的末端走向头身。

3. 十二经筋都结聚在四肢关节和肌肉丰盛之处。相互之间都有连结，而构成一个统一的整体。

4. 足厥阴经筋能总络诸筋。

十二经筋的起点、结聚、病候见表1-7-2。

表 1-7-2　十二经筋的起点、结聚、病候表

名称	起点	结聚	病候
足太阳经筋	足小趾	踝、膝、踵、腘、腨外、臀、舌本、枕骨、鼻，分支结于頄、肩髃、完骨	小趾支跟肿痛、腘挛、脊反折、项筋急、肩不举、缺盆中纽痛
足少阳经筋	足无名趾	外踝、膝外廉、尻、伏兔之上、缺盆、頄，分支结于目眦	转筋、膝不可屈伸、腘筋急、季胁痛、颈维筋急、对侧目不开、足不用
足阳明经筋	足次趾、中趾、无名趾	跗上、膝外廉、髀枢、膝、髌、阴器、缺盆、鼻，分支结于外辅骨、耳前	转筋、髀前肿、腹筋急、卒口僻
手太阳经筋	小指	腕、肘内锐骨之后、腋下、完骨、颔	肘内锐骨后廉痛、腋下痛、腋后廉痛、绕肩胛引颈而痛
手少阳经筋	环指	腕、肘、角	转筋、舌卷
手阳明经筋	食指	腕、肘外、肩髃、頄	肢痛及转筋、肩不举、颈不可左右视
手太阴经筋	大指	鱼后、肘中、肩前髃、缺盆、胸里	转筋、息贲、胁急吐血
手厥阴经筋	中指	肘内廉、腋下、贲	转筋、胸痛、息贲
手少阴经筋	小指内侧	锐骨、肘后廉、胸中	转筋、筋痛
足太阴经筋	足大趾	内踝、膝内辅骨、髀、脐、肋	内踝痛、转筋痛、膝内辅骨痛、阴股引髀痛、阴器痛

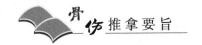

续表

名称	起点	结聚	病候
足少阴经筋	足小趾	踵、内辅骨之下、阴器、枕骨	转筋、腰不能俯仰
足厥阴经筋	足大趾	内踝之前、内辅骨之下、阴器	内踝之前痛、内辅痛、阴股痛、转筋、阴器不用

第二节　骨伤推拿常用腧穴

一、头面部

头面部推拿常用腧穴见表1-7-3。

表1-7-3　头面部推拿常用腧穴

穴名	位置	主治	常用手法
睛明	在面部，目内眦内上方眶内侧壁凹陷中	头痛、目昏、面神经麻痹	拿、揉
攒竹	在面部，眉头凹陷中，额切迹处	头痛、头晕、面神经麻痹	拿、揉
鱼腰	在头部，瞳孔直上，眉毛中	头痛、头晕、恶心	拿、按、揉
太阳	在头部，眉梢与目外眦之间，向后约一横指（中指）的凹陷中	头痛、头晕、面神经麻痹、牙痛	拿、揉
印堂	在头部，两眉毛内侧端中间的凹陷中	头晕、失眠	摩、揉
百会	在头部，前发际正中直上5寸	虚寒症、阳气不通	按、揉
四白	在面部，眶下孔处	头痛、面神经麻痹	拿、按、揉
巨髎	在面部，横平鼻翼下缘，瞳孔直下	面神经麻痹、牙痛	拿、按、揉
迎香	在面部，鼻翼外缘中点旁，鼻唇沟中	面神经麻痹、鼻炎	拿、按、揉
颊车	在面部，下颌角前上方一横指	面神经麻痹、颞颌关节病	按、揉
地仓	在面部，口角旁开0.4寸	面神经麻痹	拿、按
听宫	在面部，耳屏正中与下颌骨髁突之间的凹陷中	耳聋、耳鸣	按、揉

注：寸指同身寸，后文同。

续表

穴名	位置	主治	常用手法
听会	在面部，耳屏间切迹与下颌骨髁突之间的凹陷中	耳聋、耳鸣	按、揉
下关	在面部，颧弓下缘中央与下颌切迹之间凹陷中	颞颌关节弹响、脱位	按、揉
率谷	在头部，耳尖直上入发际1.5寸	头痛、头晕	推、揉

二、颈肩部

颈肩部推拿常用腧穴见表1-7-4。

表1-7-4 颈肩部推拿常用腧穴

穴名	位置	主治	常用手法
天柱	在颈后部，横平颈$_2$棘突上际，斜方肌外缘凹陷中	颈部强痛、肩背痛	拿、按、揉
天牖	在颈前部，横平下颌角，胸锁乳突肌的后缘凹陷中	耳聋、目眩、项强	按、揉
天鼎	在颈前部，横平环状软骨，胸锁乳突肌后缘	项强	按、揉
天窗	在颈前部，横平甲状软骨上缘（约相当于喉结处），胸锁乳突肌的后缘	耳鸣、颈背痛	按、揉
天容	颈前部，下颌角后方，胸锁乳突肌的前缘凹陷中	耳鸣、颈强痛	按、揉
天髎	在肩带部，肩胛骨上角骨际凹陷处	颈部强痛、肩背痛	按、揉
大椎	在颈后部，颈$_7$棘突下凹陷中，后正中线上	颈部强痛、肩背痛	揉
肩井	在颈后部，颈$_7$棘突与肩峰最外侧点连线的中点	颈部强痛、肩背痛	拿、按、揉
巨骨	在肩带部，锁骨肩峰端与肩胛冈之间的凹陷处	肩臂痛	揉
天宗	在肩带部，肩胛冈中点与肩胛骨下角连线上1/3与下2/3交点凹陷中	上肢外、后侧痛	按、揉

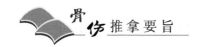

续表

穴名	位置	主治	常用手法
曲垣	在肩带部，肩胛冈内侧端上缘凹陷中	肩胛痛	按、揉
秉风	在肩带部，肩胛冈中点上方冈上窝中	肩凝症	按、揉
肩贞	在肩带部，肩关节后下方，腋后横纹头直上1寸	手麻、上肢痛	按、揉
翳风	在颈部，耳垂后方，乳突下端前方凹陷中	耳鸣、耳聋	点穴、揉
完骨	在颈部，耳后乳突的后下方凹陷中	头痛	拿、点穴
风府	在颈后部，枕外隆凸直下，两侧斜方肌之间凹陷中	发热、头晕	按、揉
风池	在项部，枕骨之下，胸锁乳突肌上端与斜方肌上端之间的凹陷中	头痛、头晕、目昏	拿、按、揉
肩髎	在肩带部，肩峰角与肱骨大结节两骨间凹陷中	肩凝症	按、揉

三、上肢部

上肢部推拿常用腧穴见表 1-7-5。

表 1-7-5　上肢部推拿常用腧穴

穴名	位置	主治	常用手法
臂臑	在臂外侧，在曲池与肩髃连线上，三角肌前缘处	肩痛、上肢痛	分筋、揉
曲池	在肘外侧，尺泽与肱骨外上髁连线的中点处	肩痛、上肢痛	拿、按
手三里	在前臂后外侧，肘横纹下2寸，阳溪与曲池连线上	上肢痛	拿、按
阳溪	在腕后外侧，腕背侧远端横纹桡侧，桡骨茎突远端，解剖学"鼻烟窝"凹陷中	手腕痛、耳鸣	拿、揉
合谷	在手背，第1掌骨和第2掌骨之间，约平第2掌骨桡侧的中点	上肢痛	拿
小海	在肘后内侧，尺骨鹰嘴（即肘尖）与肱骨内上髁之间的凹陷中	上肢外后侧痛、耳聋	拿、揉
支正	在前臂外侧，腕背侧远端横纹上5寸，尺骨尺侧与尺侧腕屈肌之间	项强、目眩	拿、揉

续表

穴名	位置	主治	常用手法
阳谷	在腕后内侧，尺骨茎突与三角骨之间的凹陷处	上肢外侧痛、耳鸣、牙痛	拿
腕骨	在腕后内侧，第5掌骨底与三角骨之间的赤白肉际凹陷处	上肢痛、耳目疾	揉
后溪	在手背，第5掌指关节尺侧近端赤白肉际凹陷中	手麻、头颈强痛	拿
臑会	在臂后侧，在尺骨鹰尖与肩峰角连线上，与三角肌后缘相交处	肩胛痛	按、揉
三阳络	在前臂后侧，腕背侧远端横纹上4寸，尺骨与桡骨间隙中点	上肢痛	拿、按、揉
外关	在前臂后侧，腕背侧远端横纹上2寸，尺骨与桡骨间隙中点	上肢痛、头痛、耳鸣	拿、按、揉
天井	在肘后侧，尺骨鹰嘴尖上1寸凹陷中	上肢震颤	按、揉
阳池	在腕后侧，腕背侧远端横纹上，指伸肌腱的尺侧缘凹陷中	上肢痛	拿、按、揉
内关	在前臂前侧，腕掌侧远端横纹上2寸，掌长肌腱与桡侧腕屈肌腱之间	上肢痛、恶心	拿、按、揉
大陵	在腕前侧，腕掌侧远端横纹中，掌长肌腱与桡侧腕屈肌腱之间	前臂痛、胸胁痛	拿、按、揉
极泉	在腋窝中央，腋动脉搏动处	上肢痛、手麻	按、弹筋
少海	在肘前内侧，横平肘横纹，肱骨内上髁前缘	上肢痛、肘挛	拿、按
通里	在前臂内侧，腕掌侧远端横纹上1寸，尺侧腕屈肌腱的桡侧缘	上肢尺侧痛	按、揉
灵道	在前臂内侧，腕掌侧远端横纹上1.5寸，尺侧腕屈肌腱的桡侧缘	上肢痛、肘挛	按、揉
神门	在腕前内侧，腕掌侧远端横纹尺侧端，尺侧腕屈肌腱的桡侧缘	心疾	按、揉
落枕（外劳宫）	在手背，第2、3掌骨间，掌指关节后0.5寸凹陷中	颈肩强痛、落枕	拿、揉
腰痛点	在手背，第2、3掌骨间及第4、5掌骨间，腕背侧远端横纹与掌指关节的中点处，1手2穴	腰背痛	拿、揉

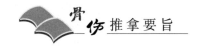

四、腰背部

腰背部推拿常用腧穴见表1-7-6。

表1-7-6　腰背部推拿常用腧穴

穴名	位置	主治	常用手法
大杼	在背部，胸$_1$棘突下，后正中线旁开1.5寸	颈肩痛	擦、按、揉
风门	在背部，胸$_2$棘突下，后正中线旁开1.5寸	颈肩痛、落枕	按、揉
肺俞	在背部，胸$_3$棘突下，后正中线旁开1.5寸	胸背痛	按、揉
身柱	在背部，胸$_3$棘突下凹陷中，后正中线上	脊柱痛	按、揉、擦
灵台	在背部，胸$_6$棘突下凹陷中，后正中线上	胸背痛	按、揉、擦
至阳	在背部，胸$_7$棘突下凹陷中，后正中线上	胸背痛	按、揉、擦
命门	在腰部，腰$_2$棘突下凹陷中，后正中线上	腰痛、膝软	按、揉、擦
腰阳关	在腰部，腰$_4$棘突下凹陷中，后正中线上	腰痛、下肢麻木	按、揉、擦
肩中俞	在背部，颈$_7$棘突下，后正中线旁开2寸	肩臂痛	按、揉
肩外俞	在背部，胸$_1$棘突下，后正中线旁开3寸	肩臂痛、颈强、上背痛	按、揉
膈俞	在背部，胸$_7$棘突下，后正中线旁开1.5寸	肩背痛	按、揉

五、下肢部

下肢部推拿常用腧穴见表1-7-7。

表1-7-7　下肢部推拿常用腧穴

穴名	位置	主治	常用手法
环跳	在臀部，股骨大转子最凸点与骶管裂孔连线的外1/3与内2/3交点处	腰腿痛、下肢麻木	擦、按、揉
风市	在股外侧，腘横纹上9寸，髂胫束后缘	腰腿痛、头晕、皮肤瘙痒	擦、揉
阳陵泉	在小腿外侧，腓骨头前下方凹陷中	肋肩痛、抽筋、下肢麻木	揉、点穴
三阴交	在小腿内侧，内踝尖上3寸，胫骨内缘后际	膝痛	拿、揉

续表

穴名	位置	主治	常用手法
丘墟	在踝前外侧，外踝的前下方，趾长伸肌腱的外侧凹陷中	跟痛、踝扭伤	拿、揉
承扶	在臀部，臀沟的中点	腰、骶、臀、股部痛	㨰、揉
殷门	在股后侧，臀沟下6寸，股二头肌与半腱肌之间	腰腿痛	㨰、揉
委中	在膝后侧，腘横纹中点	腰背痛	㨰、揉
承山	在小腿后侧，腓肠肌两肌腹与跟腱交角处	腰、小腿痛	㨰、揉
昆仑	在踝后外侧，外踝尖与跟腱之间凹陷中	跟痛、踝扭伤、腰腿痛	拿、按、揉
梁丘	在股前外侧，髌底上2寸，股外侧肌与股直肌肌腱之间	膝痛	㨰、揉
足三里	在小腿外侧，犊鼻下3寸，犊鼻与解溪连线上	下肢痛、强壮要穴	㨰、揉
条口	在小腿外侧，犊鼻下8寸，犊鼻与解溪连线上	肩凝症	㨰、揉
丰隆	在小腿外侧，外踝尖上8寸，胫骨前肌的外缘	下肢麻木	㨰、揉
解溪	在踝前侧，踝关节前面中央凹陷中，踇长伸肌腱与趾长伸肌腱之间	跟痛、踝扭伤	按、揉
冲阳	在足背，第2跖骨基底部与中间楔状骨关节处，可触及足背动脉	面神经麻痹、牙痛	按、揉
涌泉	在足底，屈足卷趾时足心最凹陷中	头项痛、头晕	按、揉
太溪	在踝后内侧，内踝尖与跟腱之间的凹陷中	腰背痛、内踝肿痛	拿、揉
复溜	在小腿后内侧，内踝尖上2寸，跟腱的前缘	腰痛、盗汗	拿、揉
阴陵泉	在小腿内侧，由胫骨内侧髁下缘与胫骨内侧缘形成的凹陷中	膝痛	拿、揉
血海	在股前内侧，髌底内侧端上2寸，股内侧肌隆起处	股内侧痛、脉管炎	㨰、揉

（穴位标准参考：GB/T 12346–2021《经穴名称定位》以及 GB/T 40997–2021《经外奇穴名称与定位》）

（何洪阳）

第八章

骨伤诊法

第一节　基本诊法

问诊、望诊、闻诊、切诊、量诊、特殊检查、X线检查是骨关节系统伤病的基本诊断方法。如果病情需要，尚可选用下述诊断方法，以协助诊断，如：穿刺检查、活体组织检查、关节镜检查、电诊断、磁共振检查、放射性核素检查等。

一、问诊

骨伤疾病的问诊，除按诊断学要求的项目和内容进行外，还须重点询问下列内容。

（一）受伤部位

受伤部位能反映伤情的轻、重、缓、急。四肢损伤，伤情较轻，多为筋伤或脱位、骨折。骨折或脱位，须询问伤处远端肢体有无感觉和功能异常。躯干损伤，损伤较重，有伴发内部重要器官损伤的可能，应高度注意，以防遗漏。

（二）致伤原因

致伤原因能反映力的大小、类型，以及伤情轻重。车祸伤、坑道矿井垮塌伤，致伤暴力大，伤情复杂，损伤较重。生活中的意外伤，如滑跌、坠堕等，暴力较小，伤情较单纯。无外伤者，应询问有无感受外邪。

（三）受伤时间

就诊时，距受伤时间的长短，可反映伤情是否稳定。受伤时间短者，伤情还未稳定，有发展或变化的可能，须密切观察。受伤时间长者，病情基本稳定，发展变化较少。

（四）受伤姿势

受伤姿势能反映暴力作用的部位、传导的方向、传导的部位，以便判断有无远离暴力作用部位的损伤存在。滑跌伤和坠堕伤均须注意询问受伤姿势。坠堕伤还要询问坠堕的高度、地面的硬度等。

（五）治疗经过

包括急救措施、用药情况、局部治疗等。询问治疗经过，便于了解原发伤情及伤情变化，有助于分析和判断伤情。

二、望诊

（一）望全身

1. 望神色：指望患者的眼神、神态及气色。神色能直接反映生命体征的变化，有助于判断伤之轻重，症之缓急，正气充足与否。轻伤，神色多无改变。如患者表情痛苦，面容憔悴，面色晦暗，精神委顿，表示伤情较重。如患者表情淡漠，唇青面白，汗出如油，双目无神，或神志不清，表示病情危重，多见于休克患者。

2. 望形态：观察患者的身体外形及姿势，能大体反映损伤部位及伤情。

（1）静态望诊：观察患者站位、坐位、卧位时躯干及四肢的外形、力线、生理弯曲有无改变，两侧是否对称。可发现肿块，骨骼或关节的畸形。

（2）动态望诊：应观察患者下蹲、行走、跑、跳、伸屈、旋转时躯干及下肢的姿势及动作，可发现步态异常、动作不协调、肢体关节功能障碍等情况。

（3）异常形态：异常步态常提示髋部或下肢有病变，如鸭步、疼痛步态等。被动卧态多见于躯干、骨盆、下肢损伤。

（二）望局部

1. 望畸形：畸形是指异乎于正常的解剖形态，多由骨折、脱位后断端移位引起，筋断裂，断端收缩亦可引起。

（1）伤处畸形：指损伤局部的畸形，多由骨折移位引起，如突起、凹陷、成角、弯曲等。

（2）伤肢畸形：周径改变，肿胀时增粗，肌肉萎缩时变细。长度改变，骨折重叠移位可引起肢体短缩；骨骺损伤后如影响骨的生长发育，可出现双侧肢体不等长。力

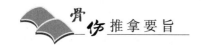

线改变，骨折成角移位可引起伤肢力线歪斜；下肢骨折多有远端肢体外旋畸形。

2. 望瘀肿

（1）瘀斑：瘀斑出现的时间可提示损伤出血部位的深浅。浅层组织伤，瘀斑出现时间早。深部组织伤，瘀斑出现时间晚或不明显。根据瘀斑色泽的改变及消退情况，可推断受伤的时间。红、紫、黑色瘀斑，多见于伤后 1 ～ 3 天。绿色瘀斑，多见于伤后 4 ～ 6 天。黄色瘀斑，多见于伤后 7 ～ 10 天。伤后 15 天，瘀斑多可退净。

（2）肿胀：关节部位损伤，肿胀出现较早。骨干部骨折，肿胀出现较晚。挫伤，肿胀多局限于肢体一侧。扭伤，肿胀多位于关节周围。骨折，肿胀沿伤处肢体漫延。

3. 肢体功能：急性损伤，观察伤侧肢体远端功能，可判断有无神经损伤存在。上肢，观察腕及手指功能。下肢，观察踝及足趾功能。慢性损伤，观察病变部位肢体功能，可了解粘连的部位。如肩关节周围炎，后伸摸背受限，粘连多位于关节前侧；内收摸肩受限，粘连多位于关节后侧。

4. 望舌：筋伤、四肢骨折及脱位，舌象多无改变。脊柱骨折、骨盆骨折可有舌象改变。但是，通过望舌可以了解患者体质的强弱，体内有无瘀血，脾胃功能的强弱，以及有无兼邪等。详细内容，可参阅中医基础有关书籍。

三、闻诊

损伤闻诊，重点闻筋骨的响声。

（一）骨擦音

骨擦音是在活动骨折断端时，其断面相互摩擦、撞击的响声，是骨折的特有体征，骨骼完全断裂后才出现，有重叠移位时更明显。检查时，应轻柔操作，避免加重断端邻近软组织的损伤。

（二）筋的响声

1. 关节弹响声：关节活动时所发出的清脆的响声，多由关节韧带异常引起，如颞颌关节功能紊乱的弹响、弹响肩、弹响髋等。

2. 半月板弹响声：膝关节半月板损伤时出现，由半月板"交锁"和"解锁"产生。

3. 关节摩擦音：退行性骨关节病患者，在活动关节时，可出现粗糙的摩擦音。有关节游离体时，可出现尖细的摩擦音。

4. 肌腱与腱鞘的摩擦音：患肌腱周围炎时，可出现捻发音，如前臂的伸肌群、大腿的股四头肌和小腿的跟腱处。患手指指屈肌腱腱鞘炎时，可出现扳机样的弹响声。

5.颈响声：颈椎病患者，在作颈部旋转活动时所发出的筋响声。

四、切诊

（一）切脉

急性损伤如脉象平和，主病情平稳；如脉象细微欲绝，扪之不清，主病情危重。损伤之后，瘀血蓄内，证候属实，若见实脉，脉证相符，主顺；如脉证不符，则主逆。损伤常见脉象如下。

1.浮脉：主病在表。新伤见浮脉，为气滞血瘀在表；陈伤见浮脉，多有外邪。

2.沉脉：主病在里。新伤见之，下焦蓄血；陈伤见之，气血不足。

3.迟脉：见于损伤之后气血不足，或陈伤兼虚寒。

4.数脉：见于损伤痛证，或瘀血化热。

5.滑脉：见于躯干骨折，瘀血蓄内。

6.涩脉：见于伤后气滞血瘀，或血虚，或寒邪入侵。

7.濡脉：见于损伤气血两虚，或兼湿邪者。

8.弦脉：见于损伤痛证，或胁肋损伤。

9.细脉：见于损伤失血证，气血两虚。

10.代脉：见于损伤痛证、惊恐证，或伤情危重、心气衰弱。

（二）切伤

切伤又称摸诊，是检查损伤的重要方法。

1.种类

（1）切压痛：以拇指或食中环指指腹切扪伤处，检查压痛的位置、轻重、深浅，并注意是局限或广泛、敏锐或迟钝。青枝或线形骨折，伤处呈点状敏锐压痛。筋伤，伤处呈片状压痛。干骺端骨折，多呈环状压痛。

（2）切肌肤：切扪伤处或伤肢皮肤温度，可了解伤情。皮温高，多为瘀血化热。关节部位损伤，肿胀严重时易出现，且可伴肤色潮红，如踝、肘关节。皮温低，多为血运障碍，应注意有无血管损伤。肿胀部位，还应切扪皮肤张力。张力高者，皮肤易产生张力性水疱。

（3）切畸形：浅表部位的骨骼，可用指切法。以拇指或食中环指指腹沿骨骼表面滑动，可检查突起、凹陷、成角等畸形。多用于锁骨、尺骨、桡骨下段、掌骨、指骨、胫骨、跖骨等。

（4）切异常活动：骨折部位，可出现假关节活动。筋断裂处，可出现关节的异常活动，如膝关节韧带断裂，侧向、抽屉试验可为阳性。

（5）切弹性固定：关节脱位后，肢体弹性固定于畸形位置，即施加外力可改变关节位置，但除去外力后，关节仍回到原来的位置。弹性固定是脱位的关节端牵拉关节囊，关节囊紧张挛缩而致。

（6）切肿块：首先要辨明肿块是位于皮下层还是肌层。其次要检查肿块的形态、大小，表面是否光滑，边界是否清楚，质地，硬度，活动度和压痛等。

2.方法

（1）触摸法：滑动触摸，多用于浅表骨骼，如锁骨、尺骨、桡骨下段、掌骨、胫骨、跖骨等，沿其体表滑动，检查有无畸形及其他异常。拿捏触摸，用于肌肉丰厚部位的骨骼、肌肉检查，如上臂、大腿等。可单手或双手操作。指切触摸，用于关节骨缝处的检查，多用拇指尖端或桡侧端，可查得压痛或筋结。

（2）叩击法：用于部位较深或不易摸清楚的骨折检查。局部叩击，沿棘突叩击脊柱，可判断棘突、椎板、椎弓根有无骨折；沿大粗隆叩击，可了解股骨颈有无骨折。纵向叩击，检查四肢骨折时叩击肢体远端，如检查肱骨时叩击肘部。检查脊柱骨折可叩击患者头顶，如在脊柱某处出现疼痛，则提示该处脊椎有病损。叩击法对诊断线形、青枝骨折等不全骨折效果更好。

（3）挤压法：用于肋骨、骨盆骨折的诊断，如胸廓挤压试验、骨盆分离及挤压试验。

（4）旋转法：旋转肢体远端，观察何处有异常，可用于骨折、筋伤的诊断。

（5）屈伸法：屈伸活动关节。用于关节内或近关节骨折的检查，或筋伤的检查。

五、量诊

通过测量肢体长度、周径、关节活动度，以协助诊断的方法，叫作量诊。量诊时，双侧肢体的姿势、位置应相同，测量的部位应相同，尽量减少误差。

（一）长度测量

长度测量可用于筋伤、骨折、脱位、骨病的诊断。上肢全长：肩峰至中指末端。上臂全长：肩峰至肱骨外上髁。前臂全长：桡骨头至桡骨茎突。下肢全长：髂前上棘至内踝。大腿全长：髂前上棘至髌骨中心。小腿全长：髌骨中心至内踝。

（二）周径测量

关节周径测量，可观察肿胀的变化。肢体周径测量，多用于肿胀或肌肉萎缩的观察。测量平面要两侧对称；肿胀肢体测量肿胀最严重处，肌肉萎缩测量肌腹部位。

（三）关节活动度

1. 目测法：医生观察被检查者完成指定动作的情况。顺利完成者，表示关节活动正常，若有不能完成的动作，再按该动作涉及的关节作进一步检查。

（1）上肢：抱颈，双手十指交叉，合抱颈后，能完成表示双肩外展、外旋，双肘屈曲正常。摸背，双手置于背后，摸对侧肩胛下角，能完成表示双肩内旋、后伸正常。翻掌，双手十指交叉置于胸前，掌心向上，若能转至掌心朝下，表示桡尺关节正常。

（2）颈部：屈颈，颏部能触及胸骨柄属正常。后伸，鼻尖与前额能处于同一水平属正常。旋转，下颌应触及同侧肩部，方属正常。

（3）腰部：屈腰，伸膝位，屈腰指尖能达地面属正常。伸腰，后伸时指尖达腘窝上部属正常。侧屈腰，指尖达同侧髌骨外缘属正常。

（4）下肢：足尖触地下蹲，若足跟能触及臀部属正常。

2. 量角器测量法

（1）量角器的种类

①双臂式量角器：用于大关节，测量伸屈、收展等活动。

②罗盘式量角器：测量前臂的旋转活动度。

③指关节量角器：测量指间关节活动度。

（2）使用方法：双臂式量角器，量角器的活铰位置要保持一致，两臂应贴近测量肢段的轴线。罗盘式量角器，应固定于肢体上，盘面与运动轴垂直。指关节量角器，测掌屈应置于手指背面，测背伸应置于手指掌面。

（3）角度记录方法

①中立位 0° 法：以中立位为 0° 计算。多用。

②邻肢夹角法：以相邻肢段构成的角度计算。如肘关节完全伸直为 180°，极度屈曲时约 35°。目前已少用。

（4）注意事项

①量角器位置放置准确。

②测量时应减去关节周围的附加活动：如测量肩关节活动，应固定肩胛骨，防止肩锁胸壁关节活动。

③先测主动活动，后测被动活动。

六、特殊检查

详见各部位检查。

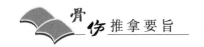

七、X线检查

1.X线平片：用于骨折、脱位、骨病的诊断及鉴别诊断。

2.应力位摄片：用于关节半脱位或韧带损伤，如肩锁关节半脱位，可两手握相同重量的重物摄片，有助于确诊。

3.造影检查：椎管造影可确定椎管内病变，关节造影可确定关节内软骨及关节囊病变。

第二节　上肢检查

一、肩关节

【望诊】

正常肩关节外形丰满浑圆，望诊可见畸形如下。

1.方肩：肩部失去丰满浑圆外形，形似方角，故称方肩，是肩关节前脱位的典型体征。年老体弱，三角肌萎缩者也可出现方肩畸形。

2.翼状肩胛：向前平举上肢，肩胛骨上翘离开胸壁，形状如鸟翼，由前锯肌瘫痪引起。

3.高肩胛症：肩胛骨下角内移，肩胛骨上部向外上移位，患侧颈肌短，是胚胎发育障碍引起的肩胛骨下降不全。

4.肿胀：轻度肿胀不易发现，应注意两侧对比。肩峰下滑囊炎，在肩关节前、外侧有波动性肿胀。急性化脓性肩关节炎，在肩前内方和后外方可出现较明显的肿胀。

【切诊】

肩部切诊检查的主要部位如下。

1.肩峰：肩峰骨折或肩锁关节损伤，肩峰部压痛。

2.肩峰下：肩峰下滑囊炎，此处可扪得压痛及丰满感。

3.肱骨大结节：冈上肌腱损伤，大结节压痛。

4.结节间沟：肱二头肌长头腱腱鞘炎，此处压痛。

5.喙突：肩关节周围炎，喙突可有压痛。

6.三角肌止点：肩关节周围炎，该处可有压痛。

7.肩胛骨冈上、下窝：冈上、下肌腱损伤时，该处可出现压痛。

8.腋窝：腋窝淋巴结肿大，多提示有恶性肿瘤。

【量诊】

上臂下垂，屈肘90°，前臂指向前方，是肩关节的中立位。

1.关节活动度（图1-8-1）

（1）前屈：90°。

（2）后伸：40°。

（3）外展：90°。

（4）内收：40°～45°。

（5）中立位旋转：内旋80°～90°，外旋40°～45°。

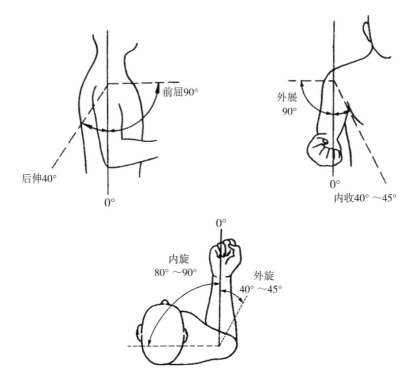

图1-8-1　肩关节活动范围

2.上臂长度：测量肩峰至鹰嘴尖的距离。

3.肩关节及上臂周径

（1）肩关节：皮尺紧贴皮肤，经肩峰绕过腋窝，双侧对比测量。

（2）上臂：双侧均取肱二头肌中部，对比测量。

【特殊检查】

1.搭肩（Dugas）试验：肘关节屈曲，手放在对侧肩关节前方，肘关节应与胸壁紧贴。如不能紧贴胸壁，或手不能置于对侧肩关节前方，均属阳性。表示肩关节脱位。

2.肱二头肌长头腱紧张试验：又称Yergason征试验。检查者一手扶患肘，另一手

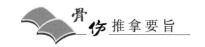

握患侧腕部，嘱患者作屈肘及前臂旋后动作，如患肩疼痛，为阳性。见于肱二头肌长头腱腱鞘炎。

3.Dawbarn征试验：肩峰前缘下方的压痛，如果在中立位明显，肩外展位消失，则为阳性。见于急性肩峰下滑囊炎。

4.落臂试验：患肩由上举180°向外侧下落，至外展90°时，不能维持，直落体侧；或虽能维持外展90°位，但稍加压力即直落体侧。二者均属阳性，见于冈上肌断裂或肩袖损伤。

5.直尺试验：用直尺边缘的一端靠近肱骨外上髁，另一端如能与肩峰接触，则为阳性。表示肩关节脱位。

二、肘关节

【望诊】

人体前臂纵轴与上臂纵轴不在一条直线上，前臂略外展，形成向外翻的角度，称携带角，正常值为5°～15°，男性较小，女性较大。望诊可见畸形如下。

1.肘外翻：携带角大于正常值，外观见前臂过度外展。

2.肘内翻：携带角小于正常值，望诊见前臂呈内收。

3.肘部靴状畸形：肘关节半屈曲位，肘后方隆起如靴状，见于肘关节后脱位或伸直型肱骨髁上骨折。

【切诊】

包括肘关节周围皮肤温度、张力，压痛的部位，筋结、筋块的位置等。

1.肘三角：肘关节屈曲90°时，肱骨内、外上髁和鹰嘴三点构成等腰三角形，其底边位于近心端，顶点是鹰嘴。如底边位于远心端，属异常。见于肘关节后脱位，是鹰嘴移向近心端所致。

2.肘直线：肘关节伸直时，肱骨内、外上髁和鹰嘴三点在一条直线上，如三点不在一条直线上，属异常。见于肘关节后脱位、鹰嘴骨折等。

3.肱骨外上髁：正常时，无压痛。检查时，肘关节屈曲90°，若外上髁处出现压痛，属异常. 见于肱骨外上髁炎。

4.肱骨内上髁：检查时，肘关节伸直，如在肱骨内上髁处查得压痛，属异常。见于肱骨内上髁炎。

5.肱骨髁上：儿童肘部受外伤后，如在肱骨内、外上髁上方和鹰嘴上方均查得压痛，构成半环状压痛，提示有肱骨髁上线形骨折等无移位骨折。

【量诊】

肘关节中立位为前臂自然下垂伸直位。

1.关节活动度

（1）屈曲：135°～145°。

（2）过度伸直：5°～10°。

（3）旋前：90°。

（4）旋后：90°。

2.前臂长度：测量鹰嘴至尺骨茎突的距离。

3.肘关节及前臂周径

（1）肘关节周径：皮尺紧贴皮肤，自鹰嘴经肱骨内、外上髁环绕测量。双侧对比。

（2）前臂周径：在前臂上 1/3 处测量。双侧对比。

【特殊检查】

1.腕伸肌紧张试验：嘱患者屈肘、前臂旋后，握拳、极度屈腕，然后伸直肘关节并将前臂旋前，如出现肱骨外上髁处疼痛，即属异常。见于肱骨外上髁炎。

2.伸肘试验：将患者患侧手部置于其头顶上，再嘱其主动伸肘，如不能伸直，属阳性。见于鹰嘴骨折。

3.前臂屈肌紧张试验：患侧伸肘、握拳，并保持握拳状屈腕，检查者施力阻止屈腕，如肱骨内上髁处出现疼痛，即属异常。见于肱骨内上髁炎。

三、腕关节与手

【望诊】

1.肿胀及肿块

（1）鼻烟窝肿胀：鼻烟窝凹陷消失，压痛明显，腕内收时压痛加剧，见于腕舟骨骨折。

（2）腕背侧肿块：局限性圆形肿块，多位于 2～4 掌骨基底，表面光滑，无压痛、可活动，多为腱鞘囊肿。

（3）腕掌侧饱满肿胀：手指半屈位，不能伸直，屈腕受限，见于月骨脱位。

2.腕与手部常见的畸形（图 1-8-2）

（1）尺骨小头高突畸形：尺骨小头向背侧突起，见于外伤者，为桡尺远侧关节分离。

（2）拇指短缩畸形：拇指短缩，掌指关节过伸，掌侧隆起，见于拇指掌指关节脱位。

（3）餐叉畸形：腕部向背侧隆起突出，侧面观形似背向放置的餐叉，见于柯莱斯骨折、远端背移位时。

（4）锅铲畸形：相反于餐叉畸形。腕部向掌侧隆起突出，侧面观形似锅铲，见于屈曲型桡骨远端骨折、远端掌移位时。

（5）枪刺畸形：桡骨远端骨折正面观的畸形，形似挂在步枪上的刺刀。因骨折远端连同手移向桡侧，故腕部向桡侧隆起突出。

（6）腕下垂：腕关节屈曲不能主动背伸，手部下垂，见于桡神经损伤所致腕伸肌麻痹。

（7）爪形手：手指半屈曲，如抓物样姿势的畸形。常见于颈$_8$至胸$_1$脊髓节段或脊神经根受损，引起的手内肌瘫痪。可由颈肋、下臂丛麻痹、尺神经麻痹、前臂缺血性肌挛缩等引起。

（8）猿手：拇指内收而不能外展，掌心浅平，形如猿手，由鱼际肌瘫痪引起。见于正中神经麻痹、进行性肌萎缩、腕管综合征等。

（9）先天性畸形：多指畸形较常见，其他尚有缺指、并指、巨指、裂手、先天性手内翻等。

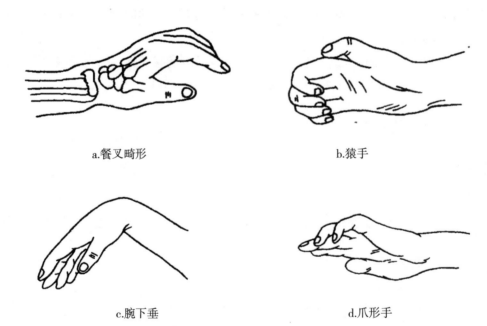

a.餐叉畸形　　　　　　　　　　　b.猿手

c.腕下垂　　　　　　　　　　　d.爪形手

图1-8-2　腕与手部常见的畸形

【切诊】

1.压痛点

（1）尺骨小头：该处压痛，见于三角软骨盘损伤。

（2）鼻烟窝：如有局限性压痛，多提示舟骨骨折。

（3）腕背侧中央处：如有压痛，多为月骨无菌性坏死。

（4）桡骨茎突：其压痛多见于桡骨茎突腱鞘炎。

（5）掌指关节：可在拇指，或食中环指掌指关节的掌侧查得压痛，见于指屈肌腱腱鞘炎。

2.轴向压痛

（1）第3掌骨头：手呈桡偏位，推顶或叩击第3掌骨头，如引起腕部疼痛，则疑有舟骨骨折。

（2）第4掌骨头：手呈尺偏位，推顶或叩击第4掌骨头，如出现腕部疼痛，则疑有月骨骨折或月骨无菌性坏死。

【量诊】

腕关节中立位为手掌向下，前臂与手掌成一条直线。

1.腕关节活动度（图1-8-3）

（1）背伸：35°～60°。

（2）掌屈：50°～60°。

（3）桡侧倾斜：25°～30°。

（4）尺侧倾斜：30°～40°。

（5）用力背伸与掌屈：均为90°。

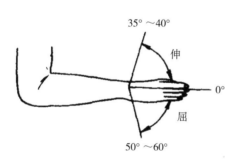

a.背伸、掌屈

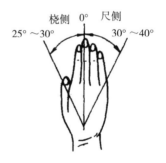

b.倾斜

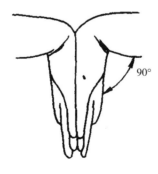

c.用力掌屈

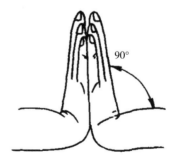

d.用力背伸

图1-8-3　腕关节活动度

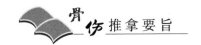
2.手的功能位（图1-8-4）

（1）腕关节背伸30°，向尺侧倾斜10°。

（2）各指分开，掌指关节屈曲，各指间关节略弯曲。

（3）拇指掌面与食指掌面相对，其腕掌关节外展，掌指关节伸直，指间关节略弯曲。

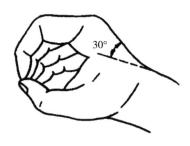

图1-8-4　腕关节背伸30°

3.指关节活动度（图1-8-5）

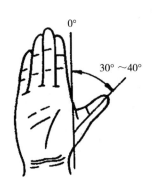

a.拇指外展

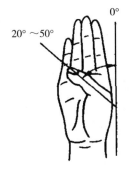

b.拇指对掌

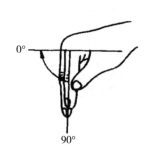

c.掌指关节屈曲

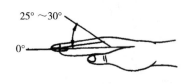

d.掌指关节过伸

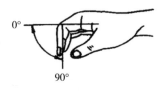

e.近侧指间关节屈曲

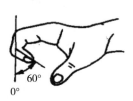

f.远侧指间关节屈曲

图1-8-5　指关节活动度

（1）拇指

外展：30°～40°。

内收：为拇指伸直与食指并拢。

屈曲：拇指掌指关节为20°～50°，指间关节达90°。

对掌：拇指横越手掌，末节指腹与掌面相对，拇指掌指关节为20°～50°。是第一腕掌关节外展、内旋，拇指各关节屈曲的联合运动，很难测其度数。

（2）手指

掌指关节：屈曲90°，过伸25°～30°。

指间关节：伸为0°。近侧屈曲90°，远侧屈曲60°。

4.腕关节周径：皮尺经尺、桡骨茎突尖端测量，应双侧对比。

【特殊检查】

1.腕关节尺侧挤压试验：伸腕位，作腕关节的被动尺侧倾斜，以挤压尺侧。如下尺桡关节疼痛为阳性，提示为三角软骨盘损伤或尺骨茎突骨折。

2.卡纳夫氏征试验：小鱼际掌侧，距掌横纹2～3cm处压痛，属阳性，见于尺侧滑囊炎。

3.手指肌腱断裂的检查

（1）指屈肌腱

拇长屈肌腱：拇指伸直位，固定近节指骨，嘱患者屈曲末节指骨。如不能屈曲，则提示该肌腱断裂。

指深屈肌腱：此法适用于检查2～5指。手指伸直，固定中节指骨，嘱患者屈曲末节指骨，不能屈曲，提示该指指深屈肌腱断裂。

指浅屈肌腱：手指伸直，固定近节指骨，嘱患者屈曲近侧指间关节，如不能完成，提示该指指浅屈肌腱断裂。

（2）指伸肌腱

远侧指间关节处断裂：固定该指中节指骨，末节指骨不能主动伸直，呈"锤状指"畸形。

近侧指间关节处断裂：近侧指间关节屈曲，不能主动伸直，远侧指间关节可过伸。

掌指关节处断裂：患指掌指关节屈曲而不能背伸，如使其被动过伸，亦不能保持伸直位。

（3）拇长伸肌腱：不论断在何处，均表现为固定其掌指关节时，拇指关节主动伸直丧失。

4.上肢周围神经损伤检查要点

（1）桡神经

手背虎口区感觉：减退或消失，提示桡神经损伤。

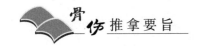

拇指背伸力：减弱或丧失，提示桡神经损伤。

（2）正中神经

食、中指末节感觉：如有障碍，则提示正中神经损伤。

食指末节屈曲力：减弱或丧失，则提示正中神经损伤。

（3）尺神经

小指感觉：完全消失，见于尺神经损伤。

小指末节屈曲力：减弱或消失，则提示尺神经损伤。

第三节　躯干检查

一、颈部

【望诊】

1.斜颈：头向患侧前倾，下颏转向对侧。病程久者可伴患侧面部萎缩，如肌性斜颈。

2.后发际过低：因颈短而致，如颈椎先天性融合。

3.颈僵直：不能主动或被动运动，固定于某种特殊体位。可见于颈椎骨折或脱位、风湿性肌炎或颈椎骨疾病。

4.活动受限：头部转动不灵，多见于落枕。

【切诊】

1.颈椎形态

（1）生理前突：以食中环指指腹切扪颈椎中段棘突，可见生理前突加大，或消失变平直，或向后突起。

（2）横突：双侧应对称，如一侧突起表示颈脊柱侧弯。

（3）棘突偏歪：单个或数个偏歪时，颈椎棘突不在一条直线上。

2.压痛点

（1）棘突间隙：浅压痛，多为项韧带、头、颈夹肌伤病。

（2）棘突：局限性深压痛或叩痛，见于颈椎结核。

（3）项部

枕颈部：该处压痛可见于枕大神经痛、斜方肌损伤。

颈根部：压痛多见于斜方肌肌炎或劳损。

肩胛骨上角：压痛多见于肩胛提肌劳损。

（4）颈侧

胸锁乳突肌：病变时有压痛，并伴僵硬或筋结、筋块。

斜角肌：压痛、僵硬、肥厚等见于颈椎病或前斜角肌综合征。

【量诊】

眼向前平视，下颌内收是颈部的中立位。其活动度（图 1-8-6）为：

1. 前屈：$35°\sim45°$ 。

2. 后伸：$35°\sim45°$ 。

3. 侧屈：左右各 $45°$ 。

4. 旋转：左右各 $60°\sim80°$ 。

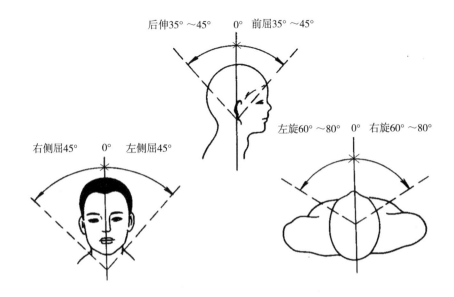

图 1-8-6　颈部活动度

【特殊检查】

1. 颈部轴位挤压试验：患者取坐位，检查者两手叠放于患者头顶，沿颈椎作轴向或略偏向患侧的压颈，如患侧出现疼痛并沿上肢放射，属阳性，见于颈椎病。

2. 臂丛神经牵拉试验：患者取坐位。检查者双手分别置于患者头部和患侧腕部，推头部向健侧，牵拉腕部使患肩外展，如患肢出现疼痛或麻木感为阳性，见于神经根型颈椎病。

3. 侧屈挤压试验（Spurling 征试验）：患者取坐位，头略后仰并屈向患侧，检查者一手手掌置于患者头顶，向下挤压颈椎。如患肢疼痛并向指端放射，属阳性，见于颈椎病。根据指端放射痛，可推断神经根受压部位。

（1）拇、食指麻痛：提示颈$_6$神经根受压。

（2）食、中指麻痛：提示颈$_7$神经根受压。

（3）小、环指麻痛：提示颈$_8$神经根受压。

4. 深呼吸试验（Adson 试验）：患者取坐位，深吸气后屏住呼吸，头后仰，并尽力向患侧屈曲，检查者扪患侧桡动脉，如有搏动减弱或消失，为阳性，见于前斜角肌

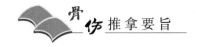

综合征和颈肋。

5. 挺胸试验：患者站立或取坐位，双肩外展，双臂极力后伸，如出现桡动脉搏动减弱或消失，即为阳性。见于肋锁综合征。

二、腰背部

【望诊】

腰背部，包括背部、腰部和骨盆。望诊主要内容如下。

1. 体表

（1）皮肤：腰骶部毛发丛生或色素沉着，提示有隐性脊椎裂。

（2）背伸肌：双侧背伸肌是否对称，有无塌陷或突起。腰部筋伤、骨折、骨病均可引起背伸肌不对称，以筋伤多见，如腰椎间盘突出症、腰部劳损等。

2. 脊柱形态

（1）侧凸：即侧弯。胸、腰椎棘突顶点不在一条直线上，脊柱呈"C"形、"S"形或反"C"形、反"S"形改变。应观察站、坐、卧位时畸形有无改变。按侧凸之部位，可分胸椎、腰椎侧凸和胸腰椎联合侧凸。按病理改变可分为三度：① 1度。畸形用姿势或矫形器械能完全或大部分矫正者，即畸形尚未固定。② 2度。部分畸形已经固定，姿势或矫形器械不能完全矫正者。③ 3度。软组织挛缩、关节僵硬、非手术治疗已不能矫正的侧凸畸形。

（2）后凸：角状后突见于脊柱结核椎体破坏。圆形驼背后凸，见于老年人、佝偻病等。

（3）前凸：腰椎生理前突加大，见于腰骶部脊椎滑脱、双侧髋关节先天性脱位，或姿势不良。

（4）生理前凸消失：腰骶部平坦，或膝向后突起，见于腰部劳损、腰椎间盘突出症。

【切诊】

1. 压痛点

（1）棘突：顶点或两侧压痛，好发于第6至9胸椎、第12胸椎至第2腰椎，见于棘上韧带劳损。

（2）棘突间隙：压痛多位于腰$_4$至骶$_1$椎棘突间隙，见于扭伤、棘间韧带劳损。

（3）脊肋角：第12肋与竖脊肌相交处，压痛多见于泌尿系疾患，或腰$_1$横突骨折。

（4）腰$_{2\sim3}$横突：压痛，见于腰背筋膜劳损，或腰$_3$横突综合征。

（5）第4腰椎至第1骶椎：棘突旁或棘突间隙压痛，如伴患下肢放射痛，提示压痛部位椎间盘突出。

（6）腰$_5$横突：顶点或外侧压痛，提示髂腰韧带损伤。

（7）腰骶关节：其压痛见于扭伤或竖脊肌劳损。

（8）髂嵴后缘：此处压痛，见于竖脊肌损伤。

（9）骶髂关节：压痛可局限或较广泛，见于骶髂关节扭伤、臀部肌肉或筋膜劳损。

（10）骶尾部：压痛见于骶尾部挫伤。

2. 肌肉肥厚

（1）竖脊肌：胸椎部或腰椎部肥厚，见于竖脊肌损伤、腰肌劳损。

（2）梨状肌：见于梨状肌损伤综合征。

3. 筋结

（1）臀上皮神经处：见于臀筋膜劳损或臀上皮神经炎。

（2）臀中皮神经处：见于臀筋膜劳损。

【量诊】

1. 前屈：中指尖应达地面或足背，为90°。

2. 后伸：30°。

3. 侧屈：左右各30°。

4. 旋转：左右各30°。旋转时应固定骨盆，观察双肩连线与骨盆横径的夹角。

【特殊检查】

1. 轴性叩痛试验：用于判断颈及胸腰段脊柱有无病变并帮助定位。患者取坐位，检查者一手置患者头顶，另一手握空拳轻叩之。如脊柱出现疼痛，提示该部位脊柱有病变，为骨折或骨病。

2. 棘突叩击试验：患者俯卧，以叩诊锤叩击棘突，如有深部震动痛，则表示该脊椎有病变。

3. 直腿抬高试验：患者仰卧，膝关节伸直位被动抬高，正常时可为70°～90°，如未达70°，即感腰痛、髋部疼痛、下肢放射性痛，即为阳性。此时，可将下肢放低至症状消失，如背屈足部，症状又再出现或疼痛加剧，则为直腿抬高加压试验阳性，见于腰椎间盘突出症。

4. 踇趾背伸试验：患者仰卧，检查者两手拇指压在患者两足踇趾背侧，嘱用力背伸踇趾。正常为两侧力量同等，如一侧无力或减弱，为阳性，见于腰$_5$神经根受压。

5. 股神经紧张试验：患者俯卧，术者一手固定其骶骨部，另一手抬患侧大腿向上，使髋关节后伸，如出现大腿前方放射样疼痛者，为阳性。表示股神经根受压，见于腰$_{3～4}$椎间盘突出症。

6. 梨状肌紧张试验：患者仰卧，患膝伸直，如内收内旋患下肢引出坐骨神经痛，而外展外旋则疼痛消失，属阳性，见于梨状肌损伤综合征。

三、骨盆

【望诊】

1. 会阴部：有无瘀斑、肿胀，耻骨联合分离或耻骨上、下肢骨折时可出现。

2. 臀部：两侧是否对称，有无肌肉萎缩及臀纹改变。有无窦道、瘢痕及寒性脓肿。

3. 髂嵴及髂后上棘：站立位时两侧是否等高，不等高则为骨盆倾斜，应进一步观察腰、胸段脊柱形态有无改变。

【切诊】

1. 压痛点

（1）耻骨联合：如见于产妇，多为产伤引起的耻骨联合分离。

（2）髂前上棘：如有外伤史，多为髂前上棘撕脱骨折。

（3）尾椎：见于尾椎骨折或脱位。

2. 肿块

（1）髂窝：腰椎结核、寒性脓肿流注至髂窝，可形成肿块。

（2）坐骨结节：滑囊炎可出现卵圆形肿块。

3. 肛门指诊

骨盆骨折时，用于检查：

（1）直肠：如有损伤，指套染有新鲜血迹。

（2）尾骨：压痛明显者，提示骨折或脱位。

【特殊检查】

1. 骨盆分离、挤压试验：患者仰卧，检查者双手分别置于双侧髂嵴上。按压时，向两侧分开用力者，称骨盆分离试验；向中心合挤用力者，称骨盆挤压试验。凡诱发疼痛者为阳性，见于骨折线贯穿骨盆环的骨盆骨折。

2. 按压耻骨联合：如有压痛，提示耻骨联合分离，或耻、坐骨支骨折。

3. 按压骶骨：用于疑有骶骨横形骨折的诊断，其压痛提示骶骨骨折。

4. "4"字试验：患者仰卧，一侧下肢伸直，另一侧屈膝屈髋，将外踝置于对侧大腿之上，呈"4"字。检查者一手压屈曲的膝关节向下，另一手固定对侧髂前上棘，如骶髂关节部位疼痛，则为阳性。见于骶髂关节扭伤、结核、致密性骨炎等。

第四节　下肢检查

一、髋关节

【望诊】

1. 异常动作与步态

（1）步态不稳：即防痛性步态。髋部或骶髂关节病变时可出现。特点为行走时膝、髋屈曲，患肢足短暂触地，迅速抬起更换健肢负重。即患侧不能正常负重，因此步态不稳。见于髋部伤筋、骨关节炎、骶髂关节扭伤或致密性骨炎。

（2）髋关节强直步态：多在一侧髋强直时出现。特点为患髋整块向前移动，即转动腰部与骨盆使患下肢向前迈步。见于化脓性髋关节炎或髋关节结核。

（3）髋关节屈曲畸形步态：行走时臀部后突，重心上下移动。因关节屈曲强直引起。见于髋关节纤维或骨性强直。

（4）两侧摇摆步态：臀中肌无力，髋外展位失去稳定，致行走左右摇摆不定。见于先天性髋关节脱位、髋内翻等。

2.皮肤皱纹：注意双侧皮肤皱纹的数目、长短、深浅是否对称。

（1）臀皱纹：正常时对称且在同一平面上，伸直髋关节时显著，屈曲时微现。

变浅：提示臀肌萎缩。

双侧不等高：提示骨盆倾斜或下肢不等长。

增多加深：且不在同一水平，见于先天性髋关节脱位。

（2）大腿纹：正常为两条，大腿内侧及髌骨上内侧各一条，长短、深浅对称。如数目增多、变长、变浅、变深均属异常，见于先天性髋关节脱位。

（3）腹股沟纹：髋部肿胀时可改变，如化脓性髋关节炎、髂窝脓肿。

3.肿块

（1）股三角肿块：腹股沟丰满，皮肤皱纹消失。见于髂窝脓肿、髂腰肌滑囊炎。

（2）臀部肿胀：可由臀大肌深部脓肿、坐骨结节滑囊炎、化脓性髋关节炎引起。

4.畸形

（1）骨盆倾斜：双侧髂骨不等高。

（2）臀部后突：先天性髋关节脱位。

（3）髋部畸形

屈曲：站立时"点脚"或腰椎前突，见于髋关节强直。

外旋：多伴患肢短缩，见于股骨颈、粗隆间骨折。

屈曲、内收内旋：见于髋关节后脱位。

屈曲、外展外旋：见于髋关节前脱位。

【切诊】

1.压痛点

（1）大转子顶端：压痛位于腹股沟韧带中点，向外下各2 cm处，见于髋关节结核、化脓性关节炎、粗隆间骨折。

（2）小转子：检查时患髋屈曲、外旋，深压小转子。压痛见于髂腰肌末端病变。

2.弹响

弹响髋的响声源于：

（1）髂胫束与大转子间：见于大转子滑囊炎。

（2）腹股沟韧带与髂骨之间：为腰大肌下滑囊炎引起。

3.叩痛

（1）大粗隆叩痛：检查者握拳轻叩大粗隆部，如引起深部震动痛，则提示股骨颈骨折，或髋部有炎症。

（2）足跟叩击痛：患肢伸直位，检查者沿下肢纵轴叩击其足跟，如髋部出现疼痛，则提示髋部有骨折或炎症。

【量诊】

中立位为髋关节伸直，髌骨居中。功能位为髋关节外展10°～15°，前屈10°～15°。

1.关节活动度（图1-8-7）

（1）屈曲：125°～130°。

（2）后伸：10°～15°。

（3）外展：30°～45°。

（4）内收：20°～30°。

（5）旋转：外旋30°～45°，内旋40°～50°。

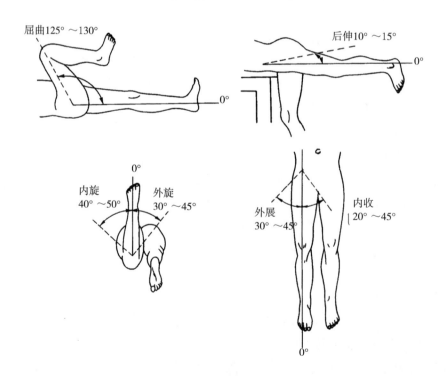

图1-8-7　髋关节活动度

2. 大腿长度测量

（1）下肢总长度：患者平卧，测量髂前上棘至内踝尖的距离，两侧对比。

（2）大腿长度：测量髂前上棘至髌骨中心的距离。

【特殊检查】

1. 骨折、脱位试验

（1）掌跟试验：患者仰卧，伸髋伸膝，检查者置患足跟于手掌，如不能保持中立位及足趾向上，足倒向外侧，为阳性。提示股骨颈骨折、粗隆间骨折。

（2）屈膝并足试验：患者仰卧，屈髋屈膝，双足并拢，平置于床面，对比双膝高低。低且向近端移位者，即为阳性。见于髋关节后脱位、股骨颈骨折、骨折重叠移位。

（3）望远镜试验：患者仰卧，检查者一手固定骨盆，拇指置大粗隆处，另一手在膝部推或拉骨，反复数次，大转子上下滑动 2～3 cm 者，为阳性。提示先天性髋关节脱位。

（4）奥托兰尼征（Ortolani 征）试验：用于婴儿先天性髋关节脱位的早期诊断。患儿平卧，屈髋屈膝，检查者一手拇指置大腿内侧，其余四指置大转子处，另一手握住膝部。当握膝之手使髋关节慢慢外展时，置于大转子的四指向内上推顶，如有髋关节脱位，可闻得复位声和触及弹响感。当内收髋关节，拇指向外挤压时，又可闻得股骨头脱出的弹响声，即为阳性。

（5）蛙式试验：适用于小儿。患儿仰卧，先屈膝屈髋各 90°，再外展髋关节。正常时，外展可为 70°～90°，膝部外侧可与床面相贴。如外展小于 70°，则为阳性，见于先天性髋关节脱位。

2. 髋关节病变试验

（1）大腿滚动试验：患者仰卧，双下肢伸直，检查者手掌用力，搓动大腿，使其内外旋转滚动，如出现剧痛和旋转受限，即为阳性，为化脓性髋关节炎、髋关节结核的早期体征。

（2）腰大肌挛缩试验：即髋关节过伸试验。患者俯卧，检查者一手置于骶部固定骨盆，另一手握踝、屈膝，提小腿向上使髋关节过伸，如出现疼痛，不能后伸，或骨盆随之抬起，即为阳性，见于髋关节结核早期。

（3）托马斯征（Thomas 征）试验：患者仰卧，双下肢伸直。检查时，使健侧尽量屈曲髋、膝关节，至大腿贴着胸腹，腰部贴于床面。如患髋随之屈曲，或腰部出现前突，则属阳性。见于髋关节结核或髋关节强直。

3. 股骨大转子测定试验

（1）尼拉通线（Nelaton 线）试验：即髂前上棘与坐骨结节的连线。患者侧卧，患侧在上，髋关节屈曲 30°，检查者用软尺沿尼拉通线拉紧贴在皮肤上，观察大粗隆顶点距此线的距离。正常时，应位于此线之下。如高出此线 1 cm 以上，即为阳性。见于髋关节后脱位、股骨颈骨折。

（2）布瑞安三角（Bryant 三角）试验：患者仰卧，下肢伸直。先由髂前上棘向床面作垂线，再连接大粗隆顶点与髂前上棘成一条线，最后由大粗隆顶点作第 1 线的垂线，所得直角三角形即布瑞安三角。正常时，双侧第 3 线等长。如变短，则为大粗隆上移，见于髋关节后脱位或股骨颈骨折。

（3）卡普兰交点试验：患者仰卧，双下肢伸直，经大粗隆顶点与髂前上棘画一直线，左右各一条。正常时，两线延长相交于脐或脐上方正中线上。如交点移至脐下并偏离中线，则属异常，见于股骨颈骨折或髋关节后脱位。

二、膝关节

【望诊】

1. 膝部外形

（1）股四头肌：有无萎缩，尤其是内侧头，应双侧对比。

（2）膝眼：又称犊鼻，正常时凹陷。屈膝位观察，如膝眼饱满，提示关节肿胀。

2. 肿胀与肿块

（1）髌骨表面局限性肿胀：见于髌前滑囊炎。

（2）胫骨结节处肿大：见于胫骨结节骨骺炎。

（3）关节间隙处肿块：位于膝眼的外下方，伸膝时明显，屈膝时变小，见于半月板囊肿、半月板损伤。

（4）内侧副韧带处肿块：见于内侧副韧带钙化。

（5）膝外侧肿块：位于股骨外侧髁与腓骨小头之间，见于滑囊炎、腘肌肌腱炎。

3. 局部凹陷

（1）髌骨处凹陷：髌骨骨折，折块分离移位，其凹陷可容纳一指。

（2）髌骨上方凹陷：见于股四头肌肌腱断裂，凹陷较宽大。

（3）髌骨下方凹陷：髌韧带断裂时，在髌骨尖与胫骨结节间形成凹陷，屈膝时更明显。

（4）膝关节内上方凹陷：见于股四头肌内侧头萎缩。膝关节病变时，内侧头先萎缩。

4. 畸形：正常膝关节有轻度过伸，小腿有 10°～15° 外翻。

（1）膝外翻：小腿外展角度大于 15°，双膝呈"X"形腿。

（2）膝内翻：小腿内收，膝关节向外成角，双下肢呈"O"形腿。

（3）膝反张：膝关节过度伸直，即超过180°，侧面观，腘窝向后突起，称膝反张。见于股四头肌麻痹、交叉韧带断裂等。

【切诊】

1.皮温：膝关节皮肤温度增高，见于急性损伤、关节出血或炎症。皮温降低，见于骨性关节炎。

2.皮肤弹性：膝关节粘连时，皮肤弹性可减弱或消失，呈板结状。见于膝部伤病，关节固定时间过长者。

3.压痛点：检查膝关节压痛点时，多从髌骨开始，向下至胫骨结节，然后检查韧带，最后检查关节间隙及腘窝，由浅入深，逐一检查（图1-8-8）。

（1）髌骨：其浅面压痛见于髌前滑囊炎。

（2）髌骨周缘：其压痛见于髌腱周围组织炎。

（3）胫骨结节：见于儿童胫骨结节骨骺炎。

（4）内、外侧副韧带：见于损伤或骨性关节炎。

（5）髌下脂肪垫：伸膝位，检查者一手按髌骨，另一手拇、中指分别按压两膝眼处，其压痛见于脂肪垫损伤。

（6）内、外侧关节间隙：压痛见于半月板损伤。

（7）腘窝：由囊肿引起的压痛常可扪得囊性肿块。压痛位于腓肠肌外侧头者，多见于坐骨神经痛。

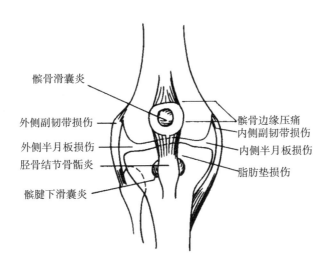

图1-8-8　膝关节的压痛点

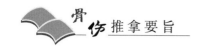

【量诊】

1. 关节活动度

（1）过伸：5°～10°。

（2）屈曲：120°～150°。

（3）屈膝位旋转：外旋20°，内旋15°。

2. 小腿长度测量：测量髌骨中心至内踝尖的距离。

3. 膝关节及小腿周径测量

（1）膝关节周径：经髌骨下缘测量，双侧对比。

（2）小腿周径：于关节间隙下10 cm处测量，双侧对比。

【特殊检查】

1. 髌骨软化症试验

（1）髌骨研磨试验：患者仰卧，膝关节伸直，检查者按压髌骨并上下、左右滑动髌骨，如有摩擦音或粗糙感，或患者感觉疼痛者为阳性。见于髌骨软骨病变。

（2）伸膝抗阻试验：患者仰卧，屈膝90°，抗阻力伸膝，如在120°～150°时出现疼痛，即为阳性，提示髌骨软骨病变。

（3）单腿下蹲试验：单腿站立，屈膝下蹲，如出现膝痛或摩擦音即为阳性。

2. 半月板损伤试验

（1）研磨试验（Apley征试验）：患者俯卧，屈膝90°，检查者双手握患肢足部，左腿压住患腿，旋转提起患膝，若出现疼痛，则为侧副韧带损伤；将膝下压，再旋转，若出现疼痛，则为半月板损伤；轻微屈曲时痛，则为半月板前角损伤。

（2）麦氏征（McMurray征）试验：患者仰卧，健肢伸直，患肢屈髋、屈膝各90°。检查者一手握患肢足跟，另一手握膝，拇食指分别置于内、外膝眼处，然后使小腿内收外旋，并逐渐伸直膝关节，如有弹响或疼痛，说明内侧半月板有损伤。检查外侧半月板时，将小腿外展内旋，再逐渐伸直，如有弹响或疼痛，则外侧半月板有损伤。

3. 韧带损伤试验

（1）重力试验：患者侧卧，患肢在上。检查者托起患大腿使其悬空，并嘱患者伸屈膝关节，如膝关节外侧痛，则提示外侧副韧带损伤。如膝关节内侧痛，则提示内侧副韧带损伤。如出现弹响，则表示该部位半月板损伤。

（2）侧向试验：又称侧副韧带分离试验。患者仰卧，双下肢伸直。检查者一手握膝外侧，向内推挤，另一手握小腿内侧，向外扳拉，如膝关节内侧出现疼痛，膝外翻角度加大，为内侧副韧带分离试验阳性，提示内侧副韧带断裂或损伤。检查者将双手分别交换至对侧，用力方向也随之改变，使小腿内收，如膝关节外侧出现疼痛，膝内翻角度加大，为外侧副韧带分离试验阳性，提示外侧副韧带断裂或损伤。

（3）抽屉试验：患者仰卧，受检查侧膝关节屈曲90°。检查者双手环抱小腿上段，向前拉、向后推胫骨平台关节面。正常时，可有轻度的前后活动，0.5 cm 左右。如超过此范围，即为阳性。前拉活动度加大者，为前十字韧带断裂或损伤；向后推活动度加大者，为后十字韧带断裂或损伤。

三、踝关节与足

【望诊】

1. 足部外形

（1）站立位：双足并列靠拢，呈"八"字形属正常。如呈正"八"字，见于扁平足与外翻足。如呈反"八"字，见于内翻足。注意观察足的负重点、位置是否正常。足弓有无过高或塌陷。

（2）坐位：观察不负重时足的外形，并与负重时相对比。

2. 足部畸形

（1）扁平足：足纵弓下降，但未触地者属轻度。重度者，纵弓塌陷、舟骨内突、前足外展、足底及足跟外翻。

（2）高弓足：足纵弓增高，明显空凹。因跖筋膜挛缩而致。

（3）仰趾足：足趾及前足上翘，不能触地，以足跟负重，踝关节背伸，因小腿三头肌瘫痪引起。

（4）马蹄足：足跟向上，不能触地，仅前半足着地，踝关节跖屈。

（5）内翻足：足外侧部着地负重，足呈内收内旋位，足心向内，向上。

（6）外翻足：足内侧着地负重，足纵弓变平，前足不能触地。

（7）马蹄内翻足：踝关节跖屈，足内翻，前半足内收，多以前半足背侧外缘着地。

（8）踇外翻：是发生于踇跖关节的畸形，踇趾偏离关节的长轴，向外侧严重偏斜，严重者可与第 2 趾相交叉，常伴前足增宽、横弓下陷、踇囊炎等。

（9）锤状趾：属先天畸形，多见于第 2 趾，因近侧趾间关节挛缩，足趾如锤状。

3. 肿胀

（1）弥漫性肿胀：内、外踝漫肿，凹陷消失变平，甚者可延及足背及足趾。见于踝部骨折或踝关节扭伤。

（2）条索状肿胀：是腱鞘炎肿胀的特点。位于踝前者，为伸趾肌腱腱鞘炎。位于内踝者，为胫骨后肌及踇、趾长屈肌腱腱鞘炎。

（3）束带状肿胀：关节前后间隙较明显，肿胀局限于关节内，仅在关节间隙处较明显，形如束带。见于踝关节结核、踝关节退行性关节炎、创伤性滑膜炎、关节内积液等。

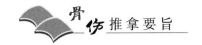
4．凹陷：跟腱部出现凹陷畸形，多系跟腱断裂。

【切诊】

1．踝部压痛点

（1）外踝前外方：外踝前上方压痛，多见于外踝骨折。外踝前下方压痛，多见于距腓前韧带损伤。外踝尖下方压痛，多为跟腓韧带损伤。外踝前侧、关节间隙稍上方压痛，多为胫腓前韧带损伤。

（2）外踝上方：见于腓骨骨折或腓骨损伤性骨膜炎。

（3）内踝下方：见于踝关节扭伤或三角韧带劳损。

（4）踝关节间隙：压痛位于伸肌腱与内、外踝之间的凹陷处，见于踝关节创伤性关节炎、创伤性滑膜炎、脂肪垫炎等。

（5）舟骨内侧：见于舟骨软骨炎或副舟骨。

2．足部压痛点

（1）第5跖骨底：见于该处骨折或副骰骨损伤。

（2）第2、3跖骨头跖侧：压痛敏锐，多见于松弛性跖痛症。

（3）第3、4跖骨头跖侧：压痛，或有硬结，见于压迫性跖痛症。

（4）第1跖骨头内侧：见于跗囊炎、跗外翻。

（5）跟骨结节：见于跟腱炎。

踝、足部的压痛点见图1-8-9。

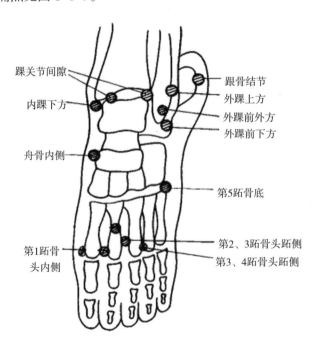

图 1-8-9　踝、足部的压痛点

【量诊】

踝关节中立位为足与小腿呈 90° 直角。

1. 关节活动度（图 1-8-10）

（1）踝关节：背伸 20°～30°，跖屈 40°～50°。

（2）距下关节：内翻与外翻各 20°。

（3）跗骨间关节：内收与外展各 25°。

（4）跖趾关节：背伸 45°，跖屈 30°～40°。

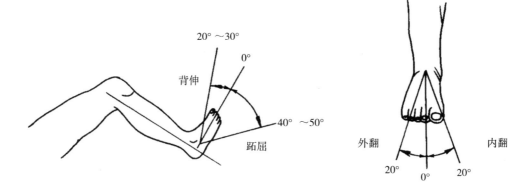

a.踝关节背屈、跖屈   b.距下关节外翻、内翻

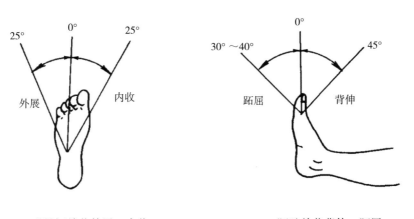

c.跗骨间关节外展、内收   d.跖趾关节背伸、跖屈

图 1-8-10 踝及足部关节活动度

2. 踝关节周径测量：由内或外踝经跟骨结节上方测量，双侧对比。

【特殊检查】

1. 脚印试验：检查时，患者赤足，蘸滑石粉，踏于地面，其脚印可观察足的形态、负重点及足弓高低。可用于扁平足、内翻足、高弓足的诊断（图 1-8-11）。

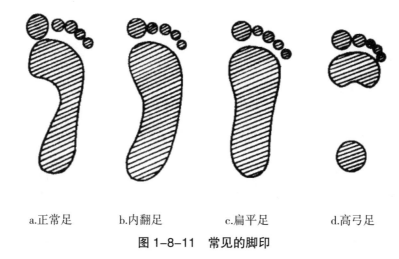

a.正常足   b.内翻足   c.扁平足   d.高弓足

图 1-8-11　常见的脚印

2. 握小腿试验：检查者以一手握住患者小腿下 1/3 处，用力挤压，如小腿外侧出现疼痛或疼痛加剧，即为阳性。见于腓骨下段骨折。

3. 握小腿三头肌试验：患者坐位，患脚悬空，检查者捏其小腿三头肌肌腹，如足不产生跖屈，则属阳性，见于跟腱断裂。

4. 握前足试验：检查者以一手握患肢前足，并加压对挤，如出现疼痛，则属阳性。见于跖骨骨折、压迫性跖痛症。

5. 侧副韧带试验：患者仰卧，踝关节中立位，检查者一手托住患足跟，另一手握前足，平稳地作内翻、外翻运动。如出现疼痛，则属阳性，提示该部位韧带损伤。

（何洪阳）

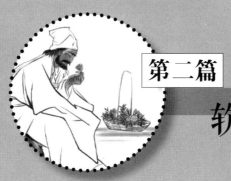

第二篇

软组织损伤

第一章

组织损伤概论

　　软组织是指人体的皮肤、皮下组织、肌肉、肌腱、韧带、关节囊、滑膜囊、神经、血管等。这些组织在受到外力作用后，所发生的机能或结构的异常，称为软组织损伤。按照伤后皮肤的完整与否，可分为闭合性和开放性软组织损伤两种。这里仅论述闭合性软组织损伤，祖国医学称为筋伤。

　　祖国医学十分重视皮、肉、筋、脉、骨的作用。并认为，骨骼是人体的支架，是维持人体正常形态的组织，没有骨骼就没有人的正常形态，也就不可能产生运动。但是，筋肉是使骨骼维持正常连接的组织，也是肢体运动不可缺少的组成部分；经脉是交通上下内外、营养四肢百骸的组织；皮肉能将所有的组织器官遮盖起来，如"室之有壁，户之有墙"，起到保护内部组织、器官，抵御外界因素侵袭的作用。《灵枢·经脉篇》说："骨为干，脉为营，筋为刚，肉为墙，皮肉坚而毛发长。"这些记载说明，古人对皮、肉、筋、脉、骨的作用和重要性已经有比较深刻的认识。

　　《素问·五脏生成篇》说："诸筋者，皆属于节。"唐代王冰注："筋气之坚结者，皆络于骨节之间。"这里的"节"和"骨节"就是指现在的关节，可见在关节附近所附着的软组织，古人才叫作筋。实际上，中医现在所谓的筋，是筋络、筋膜、筋腱、软骨的总称，概括了骨以外的皮、肉、筋、脉等组织。

　　筋具有连接骨，组成关节的作用。筋有大小刚柔之分。大筋联络关节，小筋附于骨外而互相联系，刚的能够束骨，柔的则互相交接维系，共同维持肢节的活动。连接关节的各筋，循一定的部位排列和走行，这就叫筋位。正常情况下，筋各守其位。一旦发生损伤，即可引起筋位的改变。

　　筋主动，筋具有司运动的作用。每条筋都能单独运动，并且有自己的特点。肢体关节活动，是很多条筋相互协调运动的结果，故诸筋协调是筋主动的关键。筋主动的作用又靠肝血来濡养，才能维持正常。风寒湿邪最易痹阻经脉，而使气血不通，筋失濡养，故筋有喜温而恶寒的特点。

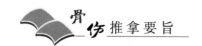

肢体的运动，虽然是筋的作用，但是筋骨关节强劲滑利，动作灵活，又有赖于气血的濡养。"足受血而能步，掌受血而能握，指受血而能摄""是故血和则筋脉流行，营复阴阳，筋骨劲强，关节清利矣"，这些充分说明，筋不仅靠气血濡养，而且"血和"才能维持正常的濡养。经络畅通，则气血能调和，经络阻滞，则气血失调，所以，筋与气血经络关系较为密切。

"谨和五味，骨正筋柔。"骨正，就是骨要正而不曲；筋柔，就是筋要柔软而不僵硬。骨的正而不曲，筋的柔软不僵，才是正常的生理现象。一旦跌仆闪挫，或体虚过劳，引起关节、经络、肌肉失去正常，则称为筋伤。筋伤之后，轻则肿胀疼痛、功能障碍，重则筋断、筋裂。表现虽然不相同，但是早期的病理机转都是气滞血瘀，筋失其位。此时筋形虽然亦有改变，但治之容易复原。如果气滞血瘀，筋失其位，长期未除，则可引起络脉痹阻，筋失其柔而产生陈伤的病变，如筋强、筋粗、筋结等。这是伤筋后期的病理改变，治疗多难以复原。

祖国医学在治疗软组织损伤方面积累了不少经验，独具特长。近年来中西医结合治疗软组织损伤有不少进步和发展，为治疗软组织损伤提供了更多的手段。

第一节　病　因

从临床观察来看，暴力是造成软组织损伤的主要原因，而素体虚弱及风寒湿邪的入侵，与软组织损伤也有较密切的关系。

一、暴力

（一）外界暴力

由于外力的打击或挤压扭曲，肢体可发生急性的软组织损伤。引起软组织损伤的外力，有直接和间接暴力两种，其临床表现大致相同。但直接暴力所致的损伤，多发生于外力作用的局部，并且肿胀、青紫等症状出现较早。间接暴力所致的软组织损伤，多发生于外力作用以外的地方，一般出现症状迟缓，有的在伤后2～3天才开始有肿胀和疼痛现象，易被忽视和漏诊，严重者也有立即出现症状的。

（二）久劳

因职业关系，经常在单一姿势下，进行过久或过度剧烈的操作或运动，虽无外力打击，亦可使局部组织受累致伤。这种损伤，是由积累性暴力造成的。如长时间弯腰劳动引起的腰肌劳损；网球运动员所发生的"网球肘"；钢琴家所发生的弹响指等即属此类。另外，轻微的伤损，本不足以致病，如反复多次发生，亦可酿成该处软组织的病变。祖国医学有"久行伤筋"的说法，认为"久劳"可致伤。此种损伤，症状出现缓慢，有的外表虽无特殊变化，但内部的筋已有病变，或呈僵硬或成筋结。

二、体质因素

久病、年老体弱、平素很少锻炼等，肌肉韧带不够强壮，身体素质较差，即使在正常情况下，也易于受伤。临床上，有的患者弯腰拾物，就引起腰扭伤；打哈欠伸腰或轻微负重，就闪腰、岔气等，常无明显外伤史。这类损伤因非强大外力所致，常不足以引起筋断裂，而以筋出槽、筋移位的病理改变为主，故症状虽重，但痛点常不明确。治疗以推拿按摩和功能锻炼为主，使筋回槽归位，并配合调气血、补肝肾的药物内服，以促进恢复，减少复发。

三、风寒湿邪

六淫七情都能伤人，而风寒湿邪最易伤筋，故《素问·阴阳应象大论》说："地之湿气，感则害皮肉筋脉。"凡睡卧当风，引起的落枕；居处湿地，引起的腰膝酸软疼痛；暴受风寒湿邪，引起的陈伤急性发作，都是风寒湿邪引起筋伤的例证。外邪伤筋，虽不至于引起筋断裂，但可使筋发生性质和位置上的异常，如筋强、筋挛、筋出槽等。对于损伤之体，风寒湿邪更易入侵。机体在过度疲劳或外伤后，正气已虚，腠理不密，风寒湿等外邪容易内侵，而使筋脉凝滞，气血运行不畅。若不及时发散疏通，久之则该处软组织形成陈伤病变，缠绵不已，长期引起疼痛和功能障碍。这些说明，风寒湿邪在某些情况下是诱发伤筋的重要因素。

第二节　分　类

一、急性软组织损伤

急性软组织损伤，祖国医学称为新伤。凡是受伤时间不超过3周者，不论伤情轻重，均属新伤。临床上，根据受伤时外力的性质和受伤的部位，分为扭伤和挫伤两种。

（一）扭伤

肢体因外力旋转、牵拉，或肌肉猛烈收缩，而使关节周围的筋脉肌肉受到损伤，

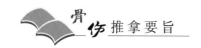

称为扭伤。扭伤多为间接暴力所引起，多发生于活动较多的关节部分，如四肢关节及腰、颈部等。由于暴力的大小和方向不同，关节扭伤时，其筋肉可因过度牵拉而移位，或伴以筋的部分断裂，损伤严重者，也可以发生筋的全部断裂。对于扭伤筋移位者，又称为筋出槽，古人所谓的筋歪、筋翻和筋走，即属此类。

（二）挫伤

外力直接作用于体表所造成的损伤。引起挫伤的外力，多为钝力。挫伤可发于人体的各个部位，但以头和躯干部挫伤病情较为严重。挫伤轻者，以皮下或深部组织的小血管损伤为主；重者，可致筋肉断裂或神经损伤，甚或伤及脏腑、经脉和气血，而引起内伤。

挫伤局部，常有明显的疼痛、压痛、肿胀、瘀斑、青紫等。血肿大的，可在无菌操作下抽出瘀血。若受伤部位不在关节处，一般对功能运动影响不明显。轻者，一般无全身病理反应；重者，可出现瘀血、发热、疼痛、夜卧不宁等症状。

二、慢性软组织损伤

慢性软组织损伤，祖国医学称为陈伤、久伤。凡受伤时间超过3周者，无论已经治疗或未经治疗，均属此类。实际上，劳损也属于慢性软组织损伤的范畴。

（一）陈伤

由于急性损伤未能得到及时的正确治疗，受伤软组织未能及时重新生长、修复或修复不良，致体内遗留病灶，常反复发病，引起症状。因旧有伤史，故又称宿疾。此种损伤从病理上看，是撕裂的肌纤维出血，血肿未能彻底吸收，久后血肿机化成为纤维化瘢痕，使肌肉、韧带、筋膜、关节囊等组织发生相互粘连。运动时，牵扯粘连，可引起疼痛。由于局部血供不良，每遇气候寒冷，伤处亦可出现酸楚疼痛。故病程迁延日久，症状反复发作，疼痛遇寒冷加重，是陈伤在临床上的特点。

（二）劳损

长期在单一姿势下劳动；或过多使用某些肌腱、韧带；或先天畸形、筋位不合等情况，均易导致筋的积累性损伤。受累部位的组织，常有充血、水肿。如果反复、多次发生，则可引起肌腱、筋膜、韧带的纤维变性，而出现软组织损伤的症状。《素问·宣明五气篇》说："五劳所伤……久坐伤肉，久立伤骨，久行伤筋，是谓五劳所伤。"这是祖国医学对劳损病因病理的认识。

陈伤和劳损在临床表现方面大体相似，它们的病史都较长，可有反复发作史，局部改变大多不典型，但都可查得压痛点。其不同处是，陈伤可发生在体表任何部位，而劳损常发生在关节附近，特别是肌腱与骨突接近的地方。如肱二头肌腱的长头，因经过肱骨结节间沟，极易引起肱二头肌腱长头的劳损。

古代文献将伤筋分为筋断裂和筋不断两大类。筋不断又可分为数种。其中筋走、筋歪、筋翻、筋转属于筋失其位，又称为筋出槽。属于筋的形态改变者，有筋粗、筋挛、筋结等情况。根据筋的性质改变，又可分为筋萎、筋弛、筋软、筋缩、筋强、筋硬。把筋伤进行这样的分类，有利于认识筋伤的病理发展过程。

第三节　临床表现与诊断

软组织损伤后的临床表现，常因损伤程度的不同而差异很大。轻者，仅局部疼痛、微肿，功能活动正常或轻度受限；严重者，肿胀明显，疼痛剧烈，皮肤发热，皮下有青紫色瘀斑，并伴有功能活动障碍。慢性软组织损伤，局部体征多不明显，容易漏诊。急性软组织损伤，虽然局部症状多较典型，但有时也易与青枝骨折混淆。所以，详细询问病史，认真检查体格，并与骨折、脱位、关节疾病相鉴别，是十分必要的。

一、病史

要注意病程的长短、损伤症状是初次出现还是反复出现。初次伤者，应了解受伤时间，伤时环境、体位，受伤过程，受伤部位，暴力大小、方向，打击物形态、质量，伤后的症状，包括感觉和运动功能障碍情况。如已接受过治疗，应了解治疗经过和效果。损伤症状反复慢性发作者，应了解年龄、性别、职业、工种类别、劳动方式、生活习惯、每次复发的情况和治疗过程，以便得出正确的诊断，以利治疗。

二、疼痛

疼痛是软组织损伤的主要症状，急、慢性软组织损伤均可出现。新伤的疼痛，伤后即可出现，疼痛除剧烈持续外，常伴局部青紫肿胀。陈伤疼痛，酸楚缠绵，气候变化时易加重，局部虽无明显改变，但仔细检查，常可查得确切的压痛点。关节陈伤的压痛点，多位于关节附近骨缝处。从临床上看，骨折的压痛多局限，软组织损伤压痛较为广泛；骨折的压痛，多呈环状，且为锐痛，软组织损伤的压痛，多呈片状，且为钝痛或胀痛。触摸压痛的部位和范围，是中医伤科诊伤的重要手段，在损伤的手法治

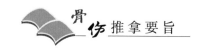

疗中，也时常运用它。

三、功能障碍

新伤的功能障碍，因疼痛和肌肉痉挛，或者筋肉断裂所引起，主要表现为主动活动受限，但被动运动尚存。其关节活动范围，可用量角器测定后与健肢正常关节的功能对照。陈伤的功能障碍，多因组织变性和粘连引起。如病变位于关节，则可导致关节强直，使关节的主动与被动活动均受限。

四、肌肉痉挛

触诊时，肌肉失去柔和而发硬，呈条索状肿块或结节样硬块。条索状肿块，多见于颈部和腰背部；结节样硬块，常见于四肢关节附近。肌肉痉挛和疼痛之间相互影响，痉挛越厉害，则疼痛越重，同样，疼痛越重，也可增加肌痉挛。新伤的痉挛，多因损伤刺激和疼痛引起，陈伤的痉挛是急性发作时的表现。中医治疗软组织损伤时，多注重在痉挛部位施以手法。

五、畸形

新鲜软组织损伤的畸形，常因肌肉或韧带断裂所引起。肌肉断裂后，可出现凹陷畸形。韧带断裂后，可出现关节囊松弛，关节活动度增加，甚至造成关节半脱位畸形。如一侧关节囊韧带断裂，可出现关节翻转畸形。关节半脱位畸形，可在局部麻醉下进行活动度检查，或在关节过度运动下照片来确诊。另外，凡能引起骨关节正常关系改变的慢性软组织疾病，也可引起畸形，多为继发性畸形。如长期姿势不良，肌肉韧带变性后所引起的脊柱侧弯、骨盆倾斜畸形；小儿肌性斜颈所致的脊柱侧弯、胸廓的畸形；腰椎间盘突出症引起的腰椎侧弯和生理前突消失或变浅；颈椎病引起的颈椎变直等，均属此类。

第四节　治　疗

治疗软组织损伤，要分为急性损伤和陈旧性软组织损伤及软组织慢性劳损，而施以不同的治疗措施。急性损伤，应争取尽早修复损伤组织。早期处理，包括外敷活血消肿的中草药膏、绷带固定、患肢抬高、适当休息等，以便给组织修复创造条件。伤后2～3天，损伤组织内出血逐步停止，充血、渗出等炎性反应也渐渐减轻，此时即可增加肌肉的舒缩运动，以防止粘连形成引起后遗症。"完全休息，绝对静止"的治疗方法，可造成组织广泛粘连。由于绝对静止后，患肢血液运行迟缓，局部瘀血不易消除，组织修复受影响，容易形成广泛粘连。所以，软组织损伤的治疗，与骨折治疗一样，必须贯彻"动静结合"的原则。片面强调过久的休息或过早地进行不利于组织修复的活动，都是不适宜的，均为造成后遗慢性陈伤的原因。尤其是关节部位的扭伤，更应引起注意。

陈旧性软组织损伤及软组织慢性劳损的治疗，可根据辨证施治的原则，结合患者情况，采用综合治疗措施。临床上，多以按摩推拿、功能锻炼为主，而配合水针疗法、温熨熏洗、药物内服外敷等进行治疗。陈伤及劳损患者，如痛点准确局限、功能障碍不明显者，宜采用患处水针注射，配合药物内服治疗。如伴有功能障碍者，则按摩推拿、功能锻炼为不可缺少的治疗手段。陈伤、劳损急性发作时，因多伴外邪，故药物内服祛邪又成为主要的治疗措施。筋具有喜温恶寒的特点，筋伤之后，风寒湿邪更易入侵留滞，故治疗用药时，苦寒宜慎。不论内服外敷，均以温经通络、散寒除湿为主。

软组织损伤，常用的治疗方法较多，这里简单介绍于下。

一、按摩推拿

无论急性还是慢性软组织损伤，都可采用按摩疗法治疗。但是，必须注意手法的正确运用和选择好适应证，才能取得满意的治疗效果。按摩疗法，运用在新伤阶段，能起到行气活血、祛瘀消肿、解痉止痛的效果；运用在陈伤阶段，又有祛瘀活血、松解粘连的作用。"以痛为腧""局部为主"是伤科按摩疗法的治疗原则。这一原则强调手法的运用，要针对病变的具体情况，有的放矢，避免盲目。总的说来，痛点和病变局部是重点施用手法的地方。如陈伤的治疗，要求找准痛点，直接在痛点上施以手法，就体现了这一原则。当然，临床运用时，还要根据伤的新久，证的虚实，选择适当的手法，方能无误。如新伤内出血尚未停止时，不主张直接在伤处施用重手法，以免加重伤处的出血及渗出，也就是这个道理。

二、中药外敷

新伤后外敷药的种类颇多，都具有明显的消肿定痛作用。一般用开水调匀外敷，为减少药物对皮肤的刺激，也有用蜜糖、饴糖调敷者。为加强温经散寒作用，也可以用酒调敷。敷药可用于急、慢性筋伤，以将肿胀或疼痛处全部覆盖为宜，并应定期更换。

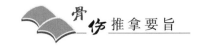
三、固定

严重的软组织损伤，肌腱、韧带常伴有不全断裂或完全断裂。其固定应置伤肢于受伤组织松弛位，给断端修复创造有利条件，而使损伤易于愈合。固定可用夹板、绷带、石膏和胶布等材料。某些韧带断裂，如膝交叉韧带、膝侧副韧带断裂等，单纯固定愈合困难，宜早期手术缝合或修补。软组织损伤血肿过大者，应在无菌操作下抽吸积血后，加压包扎固定，并抬高患肢。

四、温熨与熏洗

慢性陈伤，伤部发凉，酸痛绵绵，伤肢麻木，关节拘挛者，可用温熨法。损伤后期，皮肉硬结成块或伤处漫肿不消，关节活动障碍者，可用熏洗法。温熨法，是将坎离砂或食盐，或麦麸炒热后，用毛巾包好，在伤肢局部温熨。熏洗法，是将中草药或陈醋煎熬后，使伤肢作蒸汽浴，待稍温后，将伤肢浸入烫洗，有化陈血、消瘀积之功。运用时，注意不要造成烫伤。

五、水针疗法

水针疗法是将治疗药物注射到患处痛点或一定穴位上进行治疗的方法。它结合了针灸和封闭的优点，扩大了伤筋治疗的给药途径。常用于损伤后期及陈伤、劳损的治疗。凡痛点局限准确者，疗效均良好。对于筋伤痛点单一（如棘间或棘上韧带劳损）或痛点部位深者（如腰臀部），也宜采用水针疗法。因为穴位注射给药途径直接，缓解疼痛消除症状迅速。至于注射部位和穴位的选择，可根据"以痛为腧"的原则，结合局部解剖和经络学说，在病变部位取穴，或循经取穴。每次取穴一般不超过4个。每隔4～7天注射1次，连续注射5次后，可停药休息。停药时间的长短，视药物种类而定。

【注意事项】

1. 选择注射药物时，应结合患者的体质情况、病程长短、病变部位及治疗经过来考虑。一般说来，病程短者、体弱者，可先选用非激素类或中药类注射药物。

2. 年老体弱者，用量宜偏小。

3. 孕妇腰骶部不宜注射。

4. 注射时要注意进针深度合适，部位准确。

5. 胸背部不宜进针过深。

6. 注射后12～24小时，可有疼痛加重，但能逐渐缓解，属正常现象，应先向患者解释清楚。

7. 两种以上药物混合，使用时要注意配伍禁忌。

水针疗法常用药物，详见表2-1-1。

表 2-1-1 水针疗法常用药物

类别	药名	剂量/mL	备注
非激素类	5%葡萄糖水	10~20	可单独使用，其中4%碳酸氢钠多与葡萄糖水配合用
	10%葡萄糖水	10~20	
	0.9%生理盐水	10~20	
	4%碳酸氢钠	4~6	
	维生素B_1	2~4	
	维生素B_{12}	2~4	
激素类	曲安奈德注射液	适量	该类药物常与0.5%~1.0%的利多卡因3~6 mL配合使用
	复方倍他米松注射液	适量	
中药类	当归注射液	2~4	该类药物可与利多卡因配合使用
	红花注射液	2~4	
	丹参注射液	2~4	
	1%麝香注射液	2~4	
	灵仙注射液	2~4	

六、预防

要避免软组织损伤的发生，平时应注意预防，特别是软组织的慢性损伤和劳损。

1. 广泛开展生产劳动、体育运动的安全教育，使人人注意安全，遵守劳动纪律和操作规程。同时应加强安全防护措施，如根据工种戴安全帽、戴手套，运动员戴护腕、护膝等，以减少损伤，这些都是避免急性损伤的重要环节。损伤发生后，应进行及时而正确的治疗，避免形成陈伤。迁延日久，治疗不当，不注意功能锻炼，均为引起组织粘连，导致陈伤发生的原因。

2. 突然剧烈运动和负重劳动时姿势不正确，都可致肌肉韧带收缩不协调而诱发急性损伤。故剧烈运动前，进行准备活动，负重劳动时，注意姿势正确，都很重要。

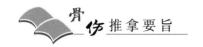

3. 肌肉韧带经常处于过度疲劳状态，是形成慢性损伤和劳损的主要原因。所以，劳动中应注意使疲劳的肌肉得到适当的休息。尤其操作方式比较单一的劳动（即部分肌肉反复紧张运动，其他肌肉很少参与者），肌肉疲劳更易出现，应在劳动间隙作全身各部分肌肉的运动，以消除疲劳，而使全身各部分肌肉恢复平衡。慢性损伤和劳损患者，应加强功能锻炼，以促进恢复。同时，还应保暖，防止寒冷潮湿刺激，以免加重病情。

（何洪阳）

第二章

头颈部筋伤

第一节　头伤后综合征

头伤后综合征又称外伤后头痛，泛指头部外伤愈合后遗留的头痛、头晕、失眠、健忘等症状。头部各种损伤的后期均可出现。如头皮挫裂伤、头皮血肿、颅骨骨折等，而尤以有头皮瘢痕的更易出现。

一、病因病理

（一）病因

头部外伤，多为直接暴力所致。暴力震荡髓海，导致脑神经功能失调。损伤后期，伤处形成瘢痕粘连，络脉痹阻，经脉不通，产生疼痛。

（二）病理

髓海受震、心神失调，络脉痹阻、经脉不通是头伤后综合征的基本病理改变。其病理类型如下。

1.按头痛出现的时间分

（1）急性外伤后头痛：头痛发生于头部外伤后2周以内，持续时间不超过2个月者。

（2）慢性外伤后头痛：头部外伤后，头痛持续时间超过2个月者。

2.按病理改变分

（1）络脉痹阻：伤处多有头皮瘢痕，或头皮下点状、索状筋结。

（2）心神失调：伤处无明显头皮瘢痕或筋结。

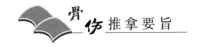

二、临床表现

（一）络脉痹阻

有头部外伤史。伤处局限性头痛，可呈压迫性头痛或阵发性跳痛。头痛可因情绪波动而加重。伤处可查及压痛、头皮瘢痕或筋结。

（二）心神失调

有头部外伤史。头痛较轻或无，以头昏、失眠、健忘、惊恐、情绪不稳定为主要表现。伤处无明显压痛，亦无头皮瘢痕及筋结。

三、鉴别诊断

诊断本病时，应注意排除有无慢性颅内血肿、脑膜粘连、颅骨缺损区。慢性颅内血肿可通过脑超声波、CT、MRI检查排除；脑电图检查如有局限性脑电活动异常表现，则为脑膜粘连；X线摄片有助于发现颅骨骨折。

四、治疗

头伤后综合征以推拿治疗为主，心神失调型必要时可配合药物内治。

（一）络脉痹阻

以活血通络、松解粘连为治则。因头部肌肉较少，故取枕颈部、颈部、颈肩部手、足之阳经循行部位进行治疗，以增强行气活血、疏通经络的作用。头皮瘢痕或筋结处重点施以分筋手法，消除粘连。

1. 擦颈

（1）擦颈棘突：患者取坐位。术者一手拇指按压百会穴，另一手以掌指关节着力，沿颈棘突由上至下作擦法1～2分钟。有振奋督脉阳气、行气通络的作用。

（2）擦颈侧：沿颈侧手三阳经循行部位作擦法1～2分钟。若头皮瘢痕位于头部中线，需两侧均治疗，否则，仅治疗患侧。有振奋阳气，活血通络的作用。

（3）擦肩井：双侧同时操作1～2分钟。有行气、活血、通络作用。

2. 拿法

（1）拿颈棘突：沿颈棘突两侧膀胱经循行部位作拿法，由上至下进行3～4遍，有较强的行气通络作用。对枕颈部、顶部头痛效果好。

（2）拿颈侧：沿颈侧手三阳经和胆经循行部位作拿法，由上向下进行1～2分钟。有行气通络作用。对颞部头痛效果明显。

（3）拿风池：3～4遍，并配合镇定。有行气止痛作用。适用于颞部、前额痛治疗。

（4）拿攒竹：3～4遍，行气止痛。适用于前额、顶部头痛治疗。

（5）拿太阳：3～4遍，并配合镇定，醒脑明目。适用于头痛兼头晕的治疗。

（6）拿五经：术者一手拿住患者双侧太阳穴，另一手五指分开，沿头部督脉、膀胱经、胆经循行部位作拿法，由前向后操作3～5遍。有活血通络、行气止痛作用。

3. 分筋：沿头皮瘢痕、筋结或压痛部位作分筋，并配合镇定，1～2分钟，有松解粘连、软化瘢痕的作用。

4. 点穴

（1）指揉百会、风府：一手拇指揉百会穴，另一手叠指揉风府穴，约1分钟。有调和气血的作用。

（2）指揉四神聪：术者一手拇中指拿住患者双侧太阳穴，另一手拇中指依次揉前后、左右对称的四神聪穴1～2分钟。有醒脑安神作用。

（3）指揉率谷：双手食中环指末节指腹着力，在双侧率谷穴作顺时针方向揉法，有醒脑安神作用。

5. 叩头：以双手五指指端着力，由前至后，沿顶部及两侧叩击头皮，有活络止痛作用。

（二）心神失调

以调和气血、醒脑安神为治则。调和气血以揉法、中等力度的擦法在颈部、颈肩部治疗为主；醒脑安神则以揉法、推法在额部、颞部、枕颈部治疗为主。

1. 擦颈：同络脉痹阻的治疗，依次擦颈棘突、颈侧、肩井，但手法力度保持中等，速度徐缓，每分钟80次，以增强调和气血作用。

2. 揉法

（1）揉颈侧：术者双手食中环指分别置于患者颈部两侧，以远中节指腹着力，作顺、反时针方向的揉法，交替进行2～3分钟，有调和气血的作用。

（2）揉风府至完骨：术者双手拇指置于患者风府穴处，以拇指桡侧缘着力，沿枕颈部揉至完骨穴止，反复进行3～4遍。有调节膀胱经、胆经经气的作用。适用于失眠的治疗。

（3）揉太阳：术者站于患者身后，双手分别置于患者两侧太阳穴，以食中环指末节指腹着力，作顺、反时针方向的揉法，交替进行。有和血养脑的作用。

（4）揉率谷：术者双手鱼际分别置于患者两侧率谷穴部，作揉法。顺、反时针方向交替进行2～3分钟，并配合镇定手法。有和血养脑的作用。

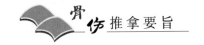

3. 推法

（1）推印堂：以拇指桡侧缘着力，自印堂推至神庭，双手交替进行 1～2 分钟。有安神养脑的作用。

（2）分推额：以双手拇指桡侧缘着力，自印堂向太阳穴分推 1～2 分钟，有明目醒脑的作用。

4. 点穴

（1）指揉印堂、风府：术者双手呈叠指状，分别置于患者印堂、风府穴处，作顺时针方向的揉法 1 分钟。有健脑安神作用。

（2）指揉印堂、大椎：双手以叠指分别揉患者印堂、大椎穴 1 分钟，有活血安神作用。

（3）揉内关、神门：双手拇指分别置于同侧内关、神门穴，作揉法 1 分钟，有宁心安神作用。

5. 叩头：双手合十，五指微分，以小指尺侧轻叩患者头部，有醒脑安神作用。

第二节　颞颌关节紊乱症

颞颌关节紊乱症是颞颌关节力学平衡破坏所引起的以局部疼痛、关节弹响、咬合受限为主要临床表现的综合征。好发于中年人。常发生在一侧，病程久者可累及双侧。

一、病因病理

（一）牙咬合关系紊乱

后牙缺失、牙的创伤缺损、不良假牙及牙的生长发育异常，均可导致牙咬合关系紊乱，而致咬合不良。牙长期咬合不良，增加咬肌负荷和颞颌关节内软骨盘的磨损，从而加重咬合不良，如此恶性循环，终将引起咬肌劳损和颞颌关节内软骨盘退变。

（二）外伤

外力打击，伤及颞颌关节周围肌肉；开口过大或咬硬物致颞颌关节扭伤；长期夜间磨牙，颞颌关节慢性损伤等皆可诱发本病。

（三）体质虚弱及寒邪入侵

气血虚弱，血不养筋，筋不束骨；肝肾不足，筋不耐劳，易成劳损；寒邪入侵，筋脉拘急，筋失柔和，以上种种，均可引发本病。

颞颌关节紊乱症，病变早期，多累及颞颌关节关节囊、韧带及关节肌肉；后期，可累及颞颌关节软骨盘及关节软骨面。临床上，可作如下分型：

劳损型：颞颌关节周围肌肉、韧带痉挛或粘连。

松弛型：颞颌关节关节囊及韧带松弛，关节失稳。

关节退变型：颞颌关节软骨盘退变，关节运动不协调。严重者可出现关节软骨面退变。

二、临床表现

颞颌关节弹响、疼痛、开口运动异常是主要临床表现。各型临床表现如下：

（一）劳损型

反复发作的颞颌关节疼痛。咀嚼或作关节的前伸、侧方运动时可诱发或加重疼痛，受凉时也可使疼痛加重。髁状突或关节结节、关节凹附近可查及压痛；关节附近肌肉可查得肥厚、板结或索状筋结等改变。

（二）松弛型

颞颌关节疼痛较轻微，多呈酸痛，常有关节弹响，并易累及双侧关节。开口度过大和易发生颞颌关节半脱位是松弛型的特点。张口时下颌骨歪向健侧；闭口时，牙缝不能对齐。

（三）关节退变型

颞颌关节疼痛较重，关节弹响较明显。可有咀嚼受限，不能咬硬物。开口运动受限，严重者仅能容纳一指。颞下颌关节造影，可见关节盘不能正常滑动。

X线摄片检查，观察关节间隙、骨质以排除骨性病变。关节 MRI 可直接观察关节盘位置、囊内粘连等。肌骨超声可动态观察关节功能。

三、治疗

（一）推拿手法

颞颌关节属联合运动关节。一侧发生病变，必然影响对侧。因此，推拿治疗时，应双侧同时进行，以患侧为重点。

1. 基本手法

（1）颈部

①搽颈侧：搽患侧颈部侧方 3～4 分钟。有行气活血、增强咬肌筋脉濡养的作用。

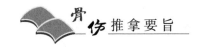

②揉颈侧：以食中环指末节指腹着力，沿患侧颈部手三阳经循行部位，由上至下作揉法 2～3 分钟。有调和气血、增强咬肌濡养的作用。

③拿翳风：以拇中指拿双侧翳风穴 1 分钟，有行气止痛作用。

（2）面部

①揉颞部：以大鱼际揉患者双侧颞部约 2 分钟。有调和气血、濡养咬肌的作用。

②揉下关：以双手大鱼际揉患者双侧下关穴约 2 分钟。增强关节组织濡养。

③揉颊车至大迎：以双手大鱼际揉双侧颊车，并沿下颌支外侧移至大迎穴，约 2 分钟。增强咬肌濡养。

④点穴：双手叠指，点患者双侧上关、下关、颊车、颧髎、迎香穴，拿患侧合谷穴。

2. 各型颞颌关节紊乱症手法加减

（1）劳损型：以舒筋解挛、消散筋结为治则。

①理筋：以拇指指腹或叠指沿压痛部位作理筋。

②分筋：以叠指在肥厚、板结或筋结处作分筋，有消散筋结作用。

（2）松弛型：以濡养筋脉、强筋健骨为治则。

①掌揉患侧：以大鱼际置患侧下颌支，掌心置下关穴，食中环指置颞部作揉法 2～3 分钟。有濡养咬肌、濡养关节的作用。

②点穴：面部，以拇中指指端着力，点上关、下关，颧髎、下关，下关、颊车等组穴位。背部，叠指点脾俞、胃俞、肝俞、肾俞、命门穴。

（3）关节退变型：以濡养筋骨、滑利关节为治则。

①掌揉患侧：同"松弛型"。

②指揉骨缝：以食中环指指端着力，沿关节凹及关节结节部位作揉法，有濡养、滑利关节的作用。

（二）功能锻炼

通过翼外肌训练法、开口训练矫正咬合姿势。

第三节　颈部扭挫伤

颈部是脊柱中活动范围最大的部位，因而颈椎和颈部软组织损伤的机会较多。颈部的急性软组织损伤，由直接暴力引起的，称为颈部挫伤；由颈部过度旋转扭曲造成的，称为颈部扭伤。"落枕"（又名"失枕"）也属于颈部扭伤的范畴。

一、病因病理

颈部软组织损伤，常因外界暴力的突然打击，或颈部过度扭曲所引起。长时间姿势不正或感受风寒湿邪，也为引起颈部软组织损伤的常见原因。如睡眠时姿势不正确，或受凉所致的"落枕"。组织水肿、出血和肌痉挛，是颈部急性软组织损伤的主要病理变化。上述损伤反复发作，引起组织粘连，则可形成颈部陈伤。

祖国医学认为，前为颈，后为项，任脉行于前，督脉行于后，手、足三阳经并行两侧。从部位上看，颈部筋伤，多发生在项部及其两侧，为诸阳经所辖。损伤之初，虽仅为伤处的气滞血瘀，但多易波及诸阳经，而致气血失调，经脉不和。扭伤之时，颈部过度扭曲旋转，常易导致筋位改变，并发生轻重不等的气滞血瘀。从病因来看，除损伤以外，还有"诸痉项强，皆属于湿"之说。风寒湿邪内侵，留滞经络，痹阻不通，也可出现颈部损伤的症状。所以，颈部诸阳经经脉不和（或为血瘀，或为邪痹），筋失其位，是颈部新伤的病理机转。若新伤迁延不愈，或反复发作，颈部经脉瘀阻形成，筋性失柔则为陈伤产生的病理机转。

二、临床表现

多骤然发病，轻者仅出现疼痛，无明显肿胀，活动受限；重者除疼痛外，还可出现局部肿胀，活动受限，甚至颈部呈僵直状或向一侧偏。其中单纯损伤者，疼痛比较局限，兼有风寒湿邪者，疼痛范围较广，如失枕。失枕多发于睡眠后，活动时疼痛加重，甚至颈项强直不能转动。

急性损伤，局部可见肿胀瘀血，损伤部位压痛明显。失枕的压痛多发生在胸锁乳突肌、斜方肌、肩胛提肌等处。在受累的肌组织处，可以摸到痉挛硬结性的肌腹，该处是压痛的集中点。由于肌肉痉挛的关系，患者头部偏向痉挛侧，下颏转向痉挛的对侧。令患者行耸肩活动，往往增加患处疼痛，致使患者不敢耸肩。慢性劳损，则局部不肿，痛无定处，范围广泛。颈部活动虽有一定障碍，但远不如急性损伤障碍严重，是其特点。局部虽也可触到痉挛的肿块，但病程长、常反复发作的特点可以与急性损伤区别。

三、诊断

本病患者颈部有明显的扭伤、挫伤史。本病多由睡眠姿势不良或感受风寒所致，根据症状、体征及X线检查可做出明确诊断。

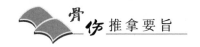

四、治疗

颈部损伤有多种，应根据不同的损伤性质，选用不同的方法进行治疗。颈部挫伤，以外敷内服药物和制动为主。颈部扭伤，静力性的损伤和慢性损伤，则以手法按摩为主，佐以外敷内服药物进行治疗。

（一）推拿手法

颈部扭伤，推拿治疗的原则为舒筋解挛，整复筋位。

1. 擦颈

患者取坐位，先于患侧肩颈部施擦法5分钟，使肌肉放松，气血通畅。手法自痛点开始，逐步转向颈部和背部。施擦法的同时，另一手尚可扶患者额部，使颈项作前屈、后伸、左右旋转等活动，以配合治疗（图2-2-1）。

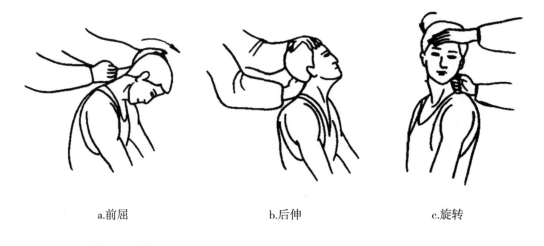

a.前屈   b.后伸   c.旋转

图2-2-1 擦颈

2. 理颈

自枕骨开始，由上向下施以理筋手法，使颈部的筋顺正归位。一般先从颈部正中开始，逐渐转向侧方。在颈部正中和棘突旁施理筋手法时，虎口向上，拇指指腹着力，另四指置颈部外侧。于颈部外侧施理筋手法时，手的位置仍不变，以四指指腹着力（图2-2-2）。

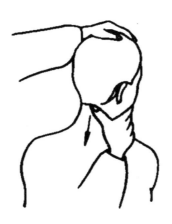

图 2-2-2　理颈

3. 分颈

食中环指分筋时，以食中环指或拇指指腹着力，于胸锁乳突肌、斜方肌、肩胛提肌等痛点处，施以分筋。施术时，另一手可扶额部，使颈项作前屈、后伸活动。拇指分筋时，贴于体表的掌心和其余四指须带劲，方能使拇指的力量更加深透柔和，避免浮而不实（图 2-2-3）。

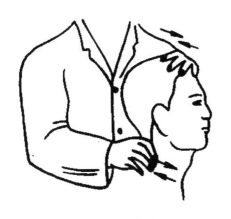
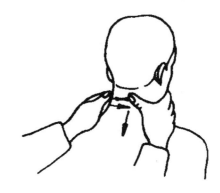

　　a.食中环指分筋　　　　　　　　　　　　　b.拇指分筋

图 2-2-3　分颈

4. 拿颈

先以拇指、食指相对用力揉拿风池、完骨穴（另一手扶额部固定）。再从枕骨处开始，从上向下，拿捏颈部两侧的软组织，反复数遍后，再拿捏两侧肩井穴十余次。最后，可按揉风府、大椎、风门等穴，以疏风散表（图 2-2-4）。

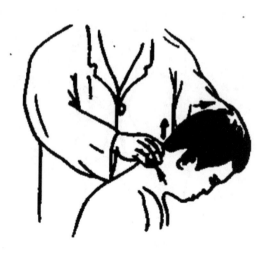

图 2-2-4　拿颈

5. 端颈

术者站于患者身侧，一手托住患者下颌，另一手扶住头顶。患者头微屈，术者双手似搓球的动作，将患者头部向左、右作来回缓慢的转动，最后一次加大旋转度，成功时往往可听到响声。手法操作时应轻柔，切忌用暴力。初用此手法时，术者上臂宜略贴胸壁，以免转动幅度过大造成损伤（图 2-2-5）。

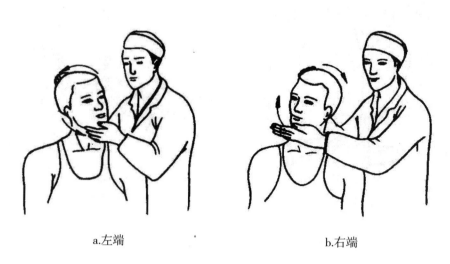

a.左端　　　　　　　　　　　　　b.右端

图 2-2-5　端颈

6. 扳颈

术者采用扳颈手法使患者被动活动颈部。将颈尽量前屈、后伸、左右侧弯，分别运动至最大限度时，再稍用力压之，以不引起剧烈疼痛为度（图 2-2-6）。

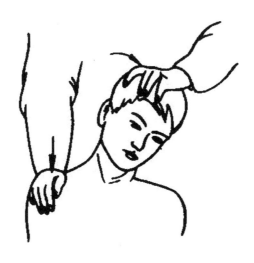

图 2-2-6 扳颈

（二）内治方药

1. 颈部挫伤，选用蠲痹汤加减（黄芪 20 g、当归 5 g、羌活 10 g、防风 10 g、姜黄 10 g、白芍 10 g、甘草 5 g）。

2. 颈部扭伤，选用羌活胜湿汤加减（羌活 10 g、独活 10 g、藁本 10 g、蔓荆子 20 g、防风 10 g、甘草 5 g、川芎 10 g）。疼痛在项韧带部加细辛 3 g；疼痛在颈侧者加柴胡 20 g、木香 10 g；疼痛在肩胛内上角者加威灵仙 20 g、姜黄 10 g。

（三）功能锻炼

1. 旋肩舒颈：双手置两侧肩部，掌心向下，两臂先由后向前旋转 20 ～ 30 次，再由前向后旋转 20 ～ 30 次。

2. 头手相抗：双手交叉紧贴颈后，用力顶头颈，头颈向后用力，互相抵抗 5 次。

3. 仰头望掌：双手上举过头，手指交叉，掌心向上。将头仰起看向手背。保持 5 秒。

第四节　颈部肌筋膜炎

颈部肌筋膜炎又称后颈部肌筋膜综合征，或颈肌凝结症，是颈部筋伤中较常见的一种病症，临床表现与落枕相似。该病是因感受寒邪或颈部疲劳导致后颈部肌肉痉挛，而以颈部疼痛、活动受限为主症的一种筋伤疾患。

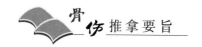

一、病因病理

颈部受凉，或感受风寒外邪，寒邪留滞颈部筋脉而致病。寒邪主收引、主拘急。受寒筋肉组织出现拘急痉挛，轻则引起气滞疼痛，重则引起筋位失和，导致颈部活动受限。颈部长时间固定于单一姿势，如伏案书写、操作电脑，易引起颈部肌肉疲劳。疲劳肌肉多有气血循行不畅，可引起络脉受阻，筋脉失和，而诱发肌肉痉挛。本病属筋性、筋位异常，而筋的结构多无改变。颈$_{1\sim2}$横突旁是肌肉痉挛的好发部位。

二、临床表现

1. 有颈部受凉史，或风寒感冒史。由感冒引起者，多在感冒后 4～5 天出现颈痛，感冒症状可不明显。

2. 颈痛位于枕颈部，固定不移。疼痛可为酸痛、胀痛、钝痛，或阵发性刺痛。长时间不活动颈部，疼痛可加重，活动后可逐渐减轻。但过度活动或颈部疲劳又可使症状加重，疼痛可牵涉一侧肩背部或头部。

3. 枕颈部哑门、天柱穴一带可查及肌肉板结或压痛。

4. 颈部活动不灵活，可有伸屈、旋转活动受限。

三、治疗

（一）推拿手法

治疗原则：行气散寒，舒筋解痉。

1. 搽颈

（1）搽颈棘突：以掌指关节着力，沿棘突顶点或间隙作搽法，另一手拇指按压百会穴。治疗 1～2 分钟，有温运督阳的作用。

（2）搽枕颈部：掌指关节着力，吸定天柱穴作搽法 2 分钟，有活血舒筋作用。

2. 拿颈棘突

以拇指与食中环指末节指腹着力，沿颈棘突两侧由上至下作拿法。重点在天柱穴处治疗，该处有斜方肌起始部和头半棘肌，治疗 2 分钟，有行气止痛、舒筋解痉的作用。

3. 理颈

（1）理天柱至大杼：以拇指指腹着力，由天柱穴理至大杼穴，重复治疗 6～8 遍，有舒筋解痉的作用。

（2）理风池至肩井：以食中环指末节指腹着力，由风池理至肩井止，重复 4～6

遍，有舒筋活络的作用。

4. 分颈

以双手拇指指腹着力，沿枕颈部，由风府分筋至完骨穴，再移向下方，由天柱分筋至天容穴。分筋2分钟，有舒筋解挛的作用。

5. 点穴

以拇指指端着力，依次点完骨、风池、肩井、天柱、大杼、曲垣、后溪穴。

6. 拿颈

以中等力度的手法拿颈侧及肩井作为结束治疗的手法。

（二）功能锻炼

站立位，挺胸收腹，双手微握拳，曲肘抬肩，做扩胸运动，动作缓慢有力，以有适度疲劳感为宜。

第五节　前斜角肌综合征

前斜角肌综合征是由于前斜角肌痉挛或粘连并对臂丛、锁骨下动静脉形成压迫而产生的血管、神经受压综合征。

前斜角肌起自颈$_{3\sim6}$横突的前结节，止于第1肋骨内缘的斜角肌结节。中斜角肌也止于第1肋骨的上面，并与前斜角构成个一个三角形间隙。锁骨下动静脉、臂丛神经由此间隙通过。如斜角肌痉挛或瘢痕变性，均可刺激血管、神经而诱发本病。

一、病因病理

因职业、工种原因，颈部长期处于单一姿势，引起斜角肌过度疲劳，部分肌纤维发生断裂，随即自身修复。长此以往，则肌肉产生粘连变性，肥厚强直，逐步对血管、神经形成压迫。颈部外伤、颈椎退行性变、颈椎骨质病变，亦可诱发前斜角肌痉挛或肥厚变性，引起本病。

二、临床表现

患者多为中年人，女性较多，好发于右侧。颈痛并伴患侧上肢放射痛是主症。疼痛多为钝痛，可随颈部位置改变而变化。深吸气，外展、上举患肢可加重疼痛。患侧上肢可出现麻木、刺痛感。触诊可见患侧前斜角肌紧张，用力按压可引起患侧上肢放射痛。Adson、艾伦试验阳性。

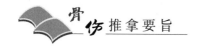

三、鉴别诊断

与颈椎病鉴别：颈椎病的颈痛、上肢痛在颈部位置改变时多不加重，而用力咳嗽时可加剧，可供鉴别。

X线平片可排除颈肋、颈$_7$横突过长。

四、治疗

以舒筋解挛、消散筋结为治疗原则。前斜角肌综合征中，血管、神经受压为继发性改变，原发改变为前斜角肌痉挛或肥厚变性。所以，推拿治疗以消除肌肉痉挛、变性，恢复肌肉正常为目的。因肌肉属粘连变性，治疗时不可急于求成，应以轻柔和缓的手法温养筋脉，促进肌肉康复。力度过重、刺激过强的手法，不宜使用。

（一）㨰法

1. 㨰斜角肌：以掌指关节着力，吸定前中斜角肌下部作㨰法，力度中等。治疗3～4分钟，有活血养筋作用。

2. 㨰中府：以掌指关节着力，在患侧中府穴处作㨰法，约2分钟。有行气通经作用，适用于患肢疼痛、麻木的治疗。

（二）揉斜角肌

以食中环指末节指腹着力，沿前斜角肌走向，由上至下作揉法。力度中等。治疗2～3分钟，有和血养筋作用。

（三）理斜角肌

以食中环指末节指腹着力，沿斜角肌表面，由上至下作理筋，速度徐缓。理筋4～6遍，有舒筋解挛作用。

（四）分斜角肌

以食中环指末节指腹着力，于锁骨上窝前中斜角肌止点处作分筋，并配合镇定。分筋1～2分钟，有行气止痛、消散筋结的作用。

（五）点穴

以叠指依次点按患侧天宗、肩贞、小海、阳谷、后溪、天鼎、缺盆、曲池、合谷等穴。

第六节 颈椎病

颈椎病又称颈肩综合征，是颈椎及其邻近的软组织，因劳损或退行性变而导致颈神经根、颈脊髓、椎动脉、颈交感神经受到压迫或刺激所产生的各种症状。本病多见于 40 岁以上的成年人。一般多采用非手术疗法治疗。

一、病因病理

颈部周围软组织劳损和颈椎间盘退行性变是颈椎病的主要病因。由于职业、工作的关系，长期埋头工作如缝纫、绘图、缮写等，容易引起颈部肌肉劳损。失枕治疗不彻底，经常反复发作，也会导致颈部肌肉劳损。这些都是诱发颈椎病的常见原因。

随着年龄的增长，至成年后，颈椎间盘发生髓核脱水、弹性降低、纤维环破裂等一系列退行性变，这是产生颈椎病的内因。由于颈部活动范围大，特别是第 5～7 颈椎活动范围最大，故颈$_{5\sim6}$和颈$_{6\sim7}$的椎间盘易于损伤，产生退行性变。

颈椎两侧肌肉对称分布，维持颈椎力学平衡。颈部肌肉劳损，颈椎力学平衡失常。椎间盘位于相邻的椎体间，有增强颈椎稳定性的作用。颈椎间盘退行性变，导致颈脊柱失稳，也可引起颈椎力学平衡失常。二者相互影响，形成恶性循环，可诱发一系列的病理改变。如椎间盘突出、椎间隙变窄、椎体滑脱、黄韧带肥厚、椎体和小关节骨赘形成、颈椎变直、椎管狭窄等。这些病理改变挤压、刺激、牵拉颈神经根、颈脊髓、颈交感神经、椎动脉，便导致一系列的临床症状。如既可因突出物引起静脉回流障碍，产生充血，使脊髓供血不足、慢性缺氧，致脊髓功能发生障碍；也可因袖套状脊膜鞘受突出物压迫或发生炎性肿胀、肥厚，甚至纤维化改变使容积减小，挤压神经根产生神经根症状；还可因钩椎关节骨质增生，压迫椎动脉并刺激交感神经而出现椎动脉缺血和交感神经刺激症状。这些症状可以混合出现，也可单独发生。

清代张隐庵说："手太阳起小指少泽穴。受手少阴心经之交也。由是循外侧之前谷、后溪。上腕出踝中，历腕骨、阳谷、养老穴。直上循骨下廉支正。出肘内侧两筋之间。历小海穴。上循臑外廉。行手阳明、少阳之外。上肩循肩贞、臑俞、天宗、秉风、曲垣、肩外俞、肩中俞诸穴。乃上会大椎。左右相交于两肩之上……"颈椎病虽临床表现各有不同，但主要症状为颈项、肩臂痛，此乃太阳经病的特征。祖国医学认为"暴病属实，久病属虚"。此病起病缓慢而病程长是为虚。症状以疼痛、麻木为主，麻木系气血虚弱，不足以濡养筋脉所致。筋脉长期失养，虚邪易入。若太阳经或为瘀血或为外邪入侵，留滞经络，痹阻不通，不通则痛。故颈椎病乃气血虚和太阳经经脉瘀滞所引起。

二、临床表现

患者多有颈部静力性损伤病史，反复发作的颈部酸痛不适或疲劳感，或频繁发作的"落枕"。颈肩背臂痛、患侧上肢痛、手指麻木、头晕、头痛、颈响声是颈椎病的主要临床表现。按病变累及组织的不同颈椎病可分为颈型、神经根型、椎动脉型、交感神经型、脊髓型等五型。

（一）颈型

颈椎病初期，尚未形成压迫或刺激颈神经根、椎动脉、颈交感神经、颈脊髓时，病变以颈部肌肉、韧带的慢性劳损为主，多累及斜角肌、斜方肌、肩胛提肌。临床表现同颈部劳损。颈部反复发作的疼痛是主症。疼痛多见于清晨起床时，可持续酸痛或刺痛，并伴有颈部僵硬感。疼痛范围较广，可累及肩、背部。疼痛迁延难愈，时轻时重。劳累后加重，休息后减轻，遇寒受凉可急性发作。颈部触诊：斜角肌、斜方肌、肩胛提肌、枕颈部可查得压痛或筋结、筋块。病程长者转动颈部可出现颈响声。X线片显示：颈椎生理弧弓轻度变直或改变不明显。

（二）神经根型

在五型中最多见，多发生于30岁以上人群，可有头痛，主要为颈、肩痛并沿颈神经根放射。重者为阵发性剧痛，影响工作及睡眠。颈部后仰、咳嗽等引起腹压增高时，疼痛可加重。部分患者可有头晕、耳鸣、耳痛；也可有针刺、电击样的疼痛向臂和手放射，以及手握力减退，手细小动作不灵。症状可反复发作。检查发现颈部活动受限，在下段颈棘突部，患侧肩胛骨内上角处，以及胸大肌区有压痛。如检查者一手扶患者患侧头部，另一手握患侧手腕，使之外展90°时，两手作相反方向的牵拉，出现放射性痛或麻木感，为臂丛神经牵拉试验阳性。患者取坐位，颈后仰并偏向患侧，检查者一手抬起其下颌，另一手将其头部下压，出现颈痛或放射痛为颈挤压试验阳性。若颈$_6$神经根受刺激，患侧拇、食指感觉减退。颈$_7$神经根受刺激则出现食、中指感觉减退。高位神经根受刺激，可引起同侧前斜角肌痉挛，压迫臂丛内侧束，出现尺神经区的症状。颈$_6$神经根受压时，肱二头肌腱反射消失或减退。颈$_7$神经根受压时，肱三头肌腱反射发生改变。其他颈神经根受压时，上述两肌腱反射无改变。病变支配区的肌肉可出现肌力减弱，或肌肉萎缩。

（三）椎动脉型

第 4～6 颈椎的钩椎关节发生骨赘或脱位时，压迫椎动脉或刺激椎动脉周围的交感神经丛，使椎动脉痉挛，管腔变窄，造成椎 - 基底动脉供血不足，出现眩晕或头痛，或视觉障碍。头痛呈阵发性跳痛或灼痛，多位于一侧颈枕部或枕顶部，发作时，可向前额或眼眶部放散。头痛剧烈时可出现恶心、呕吐、出汗及心慌、气短、血压改变等现象。

除头痛以外，眩晕也是本型的常见症状。眩晕多因变换体位、头部过度旋转时诱发或加剧，其性质为旋转性，患者有"天旋地转"的感觉。持续时间可长可短，长者数日，短者仅数秒钟。发作期间可伴耳鸣或听力减弱。部分患者因颈部过度后伸及旋转，可发生一过性晕厥，或"猝倒"，都能迅速恢复。

患者还可出现视野缺失、闪光、暗点及复视、幻视等视觉障碍现象。

颈部检查：乳突及下方的椎动脉点可有压痛，胸锁乳突肌后缘有压痛或异常感。枕颈部可触及筋结、筋块。

X 线片可见钩椎关节或上关节突骨赘。CT 检查亦能帮助确定诊断。

（四）交感神经型

颈椎旁的交感神经受刺激，可出现神经纤维分布区的种种症状。患者可有：头痛、头晕、平衡失调；视物不清；耳鸣、耳聋；心律不齐、心前区痛；恶心、呕吐；患侧上肢体表皮温降低、发绀、汗腺分泌异常等。临床检查可在患侧颈肩部发现压痛、筋结、筋块等阳性体征。

X 线或 CT 检查有助于诊断。

（五）脊髓型

脊髓型发病率低。颈椎椎体后缘骨赘，黄韧带、后纵韧带肥厚，均可对脊髓形成机械压迫。脊髓供血不良，亦可间接影响脊髓功能。步态不稳，易跌跤；双下肢麻木、冷痛、乏力是主要临床表现。上述表现，初期多在劳累后出现，休息后可缓解，随病情加重可转为持续性，严重者可见二便功能紊乱。

中医认为颈椎病主要病机是络脉瘀滞，风寒湿邪入侵，痹阻手太阳经脉，经脉不通，或气血不足，筋脉失养；肾虚精亏，髓不养骨。据此分型如下：

痹阻型：颈、肩、背疼痛走窜，肢体酸胀重着，遇寒则增，得温则减，疼痛发作与气候变化有关，或因居处潮湿，或冷水浴后发病。

气血不足型：多为年老久病，或素体衰弱，常见颈痛缠绵并伴头晕、目眩、心悸、怔忡、手足麻木、脉沉迟缓。

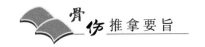

瘀阻型：颈部及患侧上肢针刺样、烧灼样疼痛，痛处固定不移，日轻夜重，并常伴头部搏动性疼痛。

肾精亏损型：颈酸软并伴耳鸣、耳聋、视物不清、不能久坐久站、步态不稳、肌肉萎软。

三、治疗

（一）推拿手法

颈椎病的治疗，一般多采用非手术疗法。推拿是首选的治疗方法。推拿不仅能缓解症状，还能消除颈部软组织的粘连变性，恢复颈脊柱的力学平衡，有治本的作用。推拿对各型颈椎病均有效，对颈型、神经根型、椎动脉型、交感神经型效果尤其好。推拿能消除颈部肌肉韧带的粘连、肥厚；能矫正生理弧弓变直，恢复正常的生理弧度；能矫正椎体的滑脱；能控制骨赘的发展，防止其加重。但须坚持治疗，一般需40～60次，方能达到治愈的效果。

温养筋脉，调和气血是颈椎病的治疗原则。温养筋脉，能使颈部劳损组织逐步康复，恢复颈脊柱力学平衡，是基本的治法，适用于各型颈椎病。调和气血，是针对各型颈椎病的病理特点，选择相应的手法，以缓解或消除临床症状。颈椎病治疗中，力度过重的手法和摇扳关节的手法应限制使用，因弊多而利少。

1. 基本手法

1）擦颈

（1）擦颈棘突：以第5掌指关节着力，从颈$_2$棘突开始，由上至下擦至颈$_7$棘突止，手法力度柔和。治疗1～3分钟，有散寒通络、温养项韧带的作用。

（2）擦颈棘突旁：以掌指关节着力，沿颈棘突旁由上至下作擦法。反复进行3～5遍后，吸定天柱穴部治疗1～3分钟，有散寒止痛的作用，用于枕颈部疼痛的治疗。

（3）擦颈侧：以掌指关节着力，沿胸锁乳突肌、斜角肌走向由上至下作擦法，力度中等。吸定治疗部位，避免手法跳动。治疗2～3分钟，有活血养筋的作用，用于斜角肌、胸锁乳突肌肥厚变性的治疗。

（4）擦颈根：术者双手分别置于患者双肩井穴处，以小鱼际或掌指关节着力，沿斜方肌、冈上肌作擦法，力度轻重交替。治疗2～3分钟，有活血养筋的作用，能缓解斜方肌的粘连。

2）揉颈

（1）揉颈棘突：以食中环指指腹着力，自颈$_2$棘突开始，沿棘突及棘突间隙揉至大椎穴止。手法力度深透，反复治疗3～4遍，有松解项韧带粘连的作用。

（2）揉颈侧：双手分别置于患者颈部两侧，以食中环指指腹着力，沿斜角肌、胸锁乳突肌向下揉至颈根止。手法力度深透，反复操作4～6遍，有调和气血，温养筋脉的作用。用于肌肉粘连、颈性眩晕、颈性耳鸣的治疗。

（3）揉颈根：双手分别置于患者双肩井穴处，以食中环指末节指腹或小鱼际掌根着力，作顺时针方向的揉法。持续治疗2～3分钟，有和血养筋的作用、用于斜方肌、肩胛提肌粘连，上背痛、枕颈痛的治疗。

3）拿颈

（1）拿颈棘突：以拇指与食中环指分别置于患者颈棘突两侧，由上至下作拿法，反复操作3～4遍，有行气活血、散寒止痛作用。用于颈性头痛，交感神经型颈椎病恶心、呕吐的治疗。

（2）拿颈侧：拇指与其余四指分别置于患颈两侧，以各指指腹着力，由上至下作拿法。反复操作3～4遍，有振奋阳气、散寒止痛的作用。用于颈性头痛、神经根型颈椎病的治疗。治疗颈性眩晕时应慎用，尤其是上颈段拿法，过重时易引起不良反应。

（3）拿肩井：交替拿双侧肩井1～2分钟，有舒筋活血作用，常作为颈椎病治疗结束的手法。

2.各型颈椎病手法加减

在基本手法的基础上，各型颈椎病手法加减如下。

1）颈型

（1）理项韧带：以食中环指末节指腹着力，深压项韧带，由上向下滑动理筋。反复操作3～4遍，用于项韧带劳损的治疗。

（2）理颈肌：双手分别置于患者颈部两侧，以食中环指指腹着力，深压颈部侧方肌肉，由上向下滑动理筋。反复操作2～3分钟，用于胸锁乳突肌、斜角肌痉挛或粘连的治疗。

（3）分筋：于颈部痛点或筋结、筋块处作分筋，并配合镇定。以食中环指末节指腹着力分项韧带，分颈侧；以拇指末节指腹着力分风府至完骨，用于颈性头痛及枕颈部疼痛的治疗。以拇指末节指腹着力分颈根部斜方肌、肩胛提肌，用于该部位肌肉劳损的治疗。

（4）点穴：依次点风池、肩井、曲池、合谷、后溪穴。

2）神经根型

（1）搽中府、天宗穴：双手分别置于患侧中府、天宗穴处，以掌指关节着力，同时作搽法。治疗2～3分钟，有活血通经作用，用于手麻的治疗。

（2）弹腋窝神经血管束：拇指置患侧腋前，食中环指置腋窝，以末节指腹着力，提弹或弹拨腋窝内的神经血管束，成功时患手有麻电感。提弹3～4次，有行气通经作用，用于神经根型颈椎病的治疗，有较好的消除手麻症状的作用。

（3）点穴：依次点按天鼎、扶突、缺盆、肩贞、曲池、小海、阳溪、阳谷、后溪穴。

3）椎动脉型

椎动脉型颈椎病可分为颈性眩晕和颈性偏头痛两类，其手法如下。

（1）颈性眩晕：以眩晕为主症的椎动脉型颈椎病。

①推颈：以拇指指腹着力，推风府至大椎，双手拇指交替进行，推1～2分钟；推风池至肩井，双手拇指同时进行，推1～2分钟。双手食中环指指腹着力，由上向下推两侧桥弓穴，推1～2分钟，有疏风散邪、降逆止眩的作用。

②推额：双手拇指桡侧缘指腹着力，分推眉弓，分推额部。各推1分钟，有明目止眩的作用。

③揉颞：以双手大鱼际着力，依次揉双侧太阳、率谷穴。各揉1分钟，并配合镇定。有醒脑除眩的作用。

④理颈：以双手食中环指指腹着力，保持深度按压力，自颈部两侧向下，经肩井、巨骨、肩髃、臂臑理至手五里止。反复理3～5遍，有舒筋活络、降逆止眩的作用。

⑤叩头：双手合十，轻叩头部。依次叩患侧颞部至枕颈部、健侧颞部至枕颈部、顶部至枕颈部。各部位叩2～3遍，有活络止眩的作用。

（2）颈性偏头痛：以头痛为主症的椎动脉型颈椎病。

①擦颈$_{5～6}$棘突旁：以掌指关节着力，擦患侧颈$_{5～6}$棘突旁，力度深透柔和。治疗2分钟，有活血通络、缓解椎动脉痉挛的作用，用于颈性头痛的治疗。

②分筋：以双手拇指桡侧缘着力，分风府至完骨，行3～4遍。以双手拇指末节指腹着力，分乳突部痛点或筋结1分钟。以食中环指末节指腹着力，分患侧颞部痛点或筋结1分钟。有消散筋结、通络止痛的作用。

③拿法：拿攒竹、鱼腰、太阳各半分钟，有行气通络、散寒止痛作用，用于颈性头痛因感受外邪而诱发或加重者。拿五经，用于颈性头痛伴沉重感者。拿枕颈部1～2分钟，拿风池3～4遍，用于枕部头痛者。

④叩头：双手各指微屈，以指端着力，由前向后，叩击头皮，有活络止痛作用。

4）交感神经型

消除颈肩部软组织痉挛或粘连，避免交感神经受刺激，是治疗的重点，并配合调节气血的手法，可消除因神经机能失调而产生的种种症状。

（1）擦中府、天髎：双手分别置于患侧中府、天髎穴，以掌指关节着力，作擦法2～3分钟，有舒筋活络、调和气血的作用。

（2）揉颈$_{4～6}$棘突旁：双手食中环指末节指腹着力，揉颈$_{4～6}$棘突旁2分钟，有温养筋脉、调和气血的作用，用于交感神经型颈椎病耳鸣、耳聋的治疗。

（3）分筋：在颈肩部压痛或筋结处分筋1分钟，有消散筋结、行气止痛的作用。

（4）头晕、头痛、平衡失调、视物模糊：参考椎动脉型颈椎病的治疗。

（5）耳鸣、耳聋：增加揉上、下关，听宫、听会，耳门，拿翳风穴。

（6）恶心、呕吐：增加推风府至大椎，分推鱼腰，拿内、外关，拿合谷。

（7）心悸、心前区痛：增加揉心俞、膈俞，揉内关、神门、通里。

5）脊髓型

推拿对黄韧带肥厚、中央型椎间盘突出、脊髓供血不足等引起的脊髓型颈椎病治疗效果较好。温养筋脉、补督脉、补益肝肾是手法治疗的重点。手法力度柔和深透，切忌生硬粗暴。

（1）擦颈、揉颈：各延长治疗时间3分钟，以增强温养筋脉的作用，改善脊髓血供。

（2）擦督脉：患者俯卧。术者双手分别置于患者胸、腰椎部，沿督脉走行作擦法1～2分钟。有温养督脉的作用，用于双下肢乏力、步态不稳的治疗。

（3）擦肾俞：双手掌指关节着力，擦双肾俞穴1～2分钟。有温补肾阳的作用，用于下肢乏力的治疗。

（4）擦八髎、委中：双手分别置于患侧八髎、委中穴处作擦法，并逐渐移至承扶、承山穴，治疗2～3分钟，有行气活血、强筋健骨的作用，用于下肢乏力。

（5）搓腰骶：双手掌心着力，分别置于命门、八髎穴处作搓法，至出现明显温热感后，再持续治疗1分钟，有温补肾阳的作用。

（6）拿承扶至昆仑：双手自患肢承扶穴起，沿膀胱经走行，拿至昆仑穴止，重复3～4遍，有活络养筋的作用。

（二）内治方药

辨证采用祛风除湿、活血化瘀、舒筋止痛等法。

1.痹阻型：以肩颈、上肢的疼痛、麻木为主。治宜温经活血，用桂枝加葛根汤或蠲痹汤加减。

2.气血不足型：以发作性眩晕、头痛或猝倒为主。若属中气虚损者，治宜补中益气，用补中益气汤加减。

3.瘀阻型：痰瘀互结者，治宜祛湿化痰、散瘀通络，用温胆汤合桃红四物汤加减。

4.肾精亏损型：肝肾不足，治宜补益肝肾，酌情选用六味地黄丸或金匮肾气丸。

（三）功能锻炼

慢性期以动为主，特别是长期伏案工作者应注意工作间休息，做颈项活动锻炼，

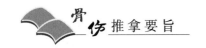

如前屈、后伸、左右旋转及左右侧屈等。还可以练体操、太极拳、健美操等。

此外，还可进行：

1. 肩部锻炼：进行双侧肩关节内收内旋和外展外旋动作锻炼。先低头含胸，两臂在胸前交叉，尽量伸向对侧；逐渐挺胸，两臂尽量外展外旋，头部轻度后仰，肘关节弯曲或伸直。

2. 项臂争力：两手交叉，屈肘上举，用手掌抱颈项部，用力向前，同时头颈部尽量用力向后伸，使两力相对抗，随着一呼一吸有节奏地进行锻炼。

3. 拔项法：头顶向上伸展，下颌微收，双肩下沉，颈部后方肌肉收缩用力，坚持6秒钟，然后放松。

4. 提托头颈：患者站立，头微微后仰，双手交叉托于耳后下方向上提托头颈。

第七节　肌性斜颈

肌性斜颈是一侧胸锁乳突肌挛缩引起的头偏向患侧，下颌歪向健侧的斜颈畸形，是新生儿的一种先天畸形。

一、病因病理

（一）产伤

分娩时一侧胸锁乳突肌因损伤而出血，血肿机化，胸锁乳突肌挛缩而成斜颈。

（二）胎位不正

胎儿在子宫内因胎位不正，造成患侧胸锁乳突肌血供不良，肌肉因缺血、变性而形成挛缩，引起斜颈。

二、临床表现

早期仅为头部向患侧倾斜，下颌歪向健侧的畸形，患侧胸锁乳突肌较对侧紧张，可扪及块状肿物或条索状挛缩，压痛不明显。如未及时治疗，会影响颜面部的发育，使面部不对称，患侧面小，五官倾斜；若长期未治，可继发双肩胛不等高，颈椎或胸椎侧弯等畸形。

彩超提示患侧胸锁乳突肌增粗、增厚，或可见肌性肿块，肌纹理增粗、紊乱，回声增高或降低。

根据斜颈发生于新生儿及胸锁乳突肌肿块，不难与其他类型的斜颈相鉴别。

三、治疗

小儿肌性斜颈治疗越早，效果越好。如超过 1 岁，推拿治疗价值已经不大，可考虑手术治疗。本病疗程较长，约需治疗半年以上。为使患儿能坚持治疗，医生可教会患儿家长让其在家中给患儿治疗，并定期到医院复查和接受推拿手法指导。和血养筋为本病治疗原则。

1. 揉法

以食中指或中指末节指腹，沿患侧胸锁乳突肌肿块处作揉法，力度柔和，治疗 3 ～ 5 分钟。有和血养筋、消散筋结的作用。

2. 分筋

以拇指或中指末节指腹着力，沿胸锁乳突肌肿块作左右或由近至远的分筋，力度柔和，治疗约 1 分钟。有消散筋结的作用。

3. 弹筋

轻手法弹患侧胸锁乳突肌 3 ～ 4 遍。弹筋时，尽量将胸锁乳突肌提起、牵拉，然后轻轻捻揉并自指间弹出。有松解粘连、消散筋结的作用。

四、家庭护理

（一）拉伸患侧胸锁乳突肌

家长应注意保持患儿颈部姿势正确，防止病情加重。并经常使患儿头部倾向健侧，面部转向患侧，以牵拉、伸展胸锁乳突肌。

（二）姿势治疗

喂奶、睡眠时将患儿头颈部固定于正常姿势的位置，以逐步矫正畸形。

第八节　肋骨-锁骨综合征

肋骨 – 锁骨综合征是肋锁间隙变窄，并刺激臂丛神经、锁骨下动脉所引起的综合征。

一、病因病理

锁骨骨折或第一肋骨骨折畸形愈合，软组织挫伤后的纤维化样改变和瘢痕挛缩，

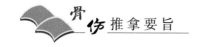

均可使肋锁间隙变窄，挤压臂丛神经下干和锁骨下动脉。第一肋骨畸形，或颈胸段脊柱侧弯，亦可使肋锁间隙变窄而诱发本病。

二、临床表现

患侧颈肩臂痛及向手部放射的疼痛、麻木、沉重感是主症。疲劳或受凉可使症状加重。严重者可出现手部肌肉萎缩及握力减弱。患肢易疲劳、发凉，手上举时苍白，桡动脉搏动减弱见于锁骨下动脉受压时。检查可见患侧肋锁间隙变窄，按压锁骨上窝可诱发或加重症状，前臂及手的尺侧感觉减退。

血管受压有明显的颈肋、锁骨上区血管杂音；多普勒检查及血管造影等辅助检查可帮助确立诊断。神经受卡压时症状激发试验是最主要的早期诊断方法。包括 Adson 试验、Wright 试验、Roos 试验、锁骨上压迫试验、肋锁挤压试验等。单一种试验均存在着假阳性和假阴性，联合两种试验可明显降低假阳性率。X 线平片，显示患侧胸廓出口狭窄。特殊检查阳性体位的肌电图和体感诱发电位检查也有助于诊断。

三、治疗

（一）推拿手法

推拿治疗虽不能消除骨骼畸形造成的肋锁间隙狭窄，但能松解颈部软组织粘连，恢复颈脊柱力学平衡，减轻血管、神经的刺激，改善症状，仍属一种有效的治疗方法。以舒筋解挛、缓解粘连为治疗原则。

1. 㨰颈

（1）㨰颈侧：以掌指关节着力，沿患侧斜角肌部位作㨰法，治疗 2～3 分钟，有舒筋解挛，缓解斜角肌对血管、神经刺激的作用。

（2）㨰颈根：以掌指关节着力，沿患肩斜方肌部位作㨰法，治疗 2～3 分钟，有缓解斜角肌痉挛，消除该肌对锁骨的牵拉的作用。

2. 揉颈

（1）揉颈侧：以食中环指末节指腹着力，沿胸锁乳突肌、斜角肌下段作揉法，治疗 2～3 分钟，有温养筋脉、调和气血的作用，用于患手疼痛、麻木的治疗

（2）揉锁骨上、下窝：以叠指分别揉患侧锁骨上、下窝各 1 分钟，有调和气血、疏通经络的作用，用于患肢肿胀、发凉的治疗。

3. 分筋

以叠指沿患侧锁骨上、下窝作分筋 2 分钟，有活血通经、消散筋结的作用，用于颈痛、手麻的治疗。

4. 点穴

依次点按患侧扶突、天鼎、缺盆、气户、曲池、小海、阳溪、阳谷穴，有疏通经络、行气止痛的作用。

5. 拿法

（1）拿腋筋：拿患侧腋前、后筋各 1 分钟，有活血舒筋、宣痹止痛的作用。

（2）拿大、小肠经：自患侧肩部由近向远沿大、小肠经作拿法，治疗 2 ～ 3 遍。有舒筋活络的作用，可作为结束治疗的手法。

（二）其他治疗

可配合活血散外敷、针灸等治疗。若非手术治疗无效，表现出肌力减弱尤其是肌肉萎缩等神经受卡压症状，可采用手术治疗，手术方法根据需要可为颈肋切除、第一肋骨切除等。

第九节　颈肋综合征

颈肋综合征是先天性发育畸形，好发于第 7 颈椎。颈肋综合征是畸形的颈肋刺激臂丛神经或锁骨下动脉所产生的以颈肩痛、患侧上肢放射痛、手部发凉和桡动脉搏动减弱为主症的临床综合征。仅 10% 左右颈肋综合征患者出现上述症状。

一、病因病理

畸形的颈肋以软骨或纤维束与第一肋骨相连，对斜角肌下段及邻近的臂丛神经、锁骨下动脉形成压迫或刺激而诱发本病。

臂丛神经和锁骨下动脉由前、中斜角肌间隙与第一肋骨上面所构成的三角区内穿出。由于颈肋和其相连的纤维带等异常结构，使上述三角区间隙狭窄，导致臂丛神经和锁骨下动脉受压，出现该侧尺神经和正中神经受损伤，大、小鱼际肌萎缩，感觉障碍和桡动脉搏动减弱或消失。由于颈肌的长短、走向和其相连的纤维带的存在与否的不同，导致了不同程度的臂丛神经和锁骨下动脉压迫，进而产生不同的神经和血管方面的综合征。

二、临床表现

本病好发于中年，女性多见。疲劳和外伤是发病的诱因。颈肩痛是主症，疼痛在患手提重物时重。疼痛可放射至前臂及第 4、5 手指，并可出现麻木感。

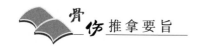

血管受累时，患手可出现肿胀、发凉、肤色苍白，严重时可发生手指末端坏疽。

Adson 试验多为阳性。检查可见患者头部向患侧倾斜，患侧锁骨上窝部丰满，按压可出现压痛及放射痛，局部可扪及硬性肿物。向下牵拉患肢可使疼痛加重，抬起患肢则疼痛减轻或消失。严重者可出现手部骨间肌萎缩。

X 线平片，可显示颈肋的长短、形状及与第一肋骨的关系，如系纤维束，则平片上不显影。必要时，可行锁骨下动脉造影，以明确受压部位及程度。肌骨超声，因无创、简便和高分辨率往往为其首选影像学检查，可清晰显示颈肋特征性表现，并可评价其与周边组织包括臂丛神经与锁骨下动静脉的关系，判断有无压迫，是否造成颈肋综合征，有助于颈肋综合征早期诊断和正确处理。肌电图可检查肌肉在静止和收缩时的生物电变化，有助于确定病变是在周围神经还是在肌肉本身。

三、治疗

有颈肋畸形但临床上无症状者，无需特殊处理。症状较轻者，以保守治疗为主，注意改善姿势，尽量减少上肢过度外展的动作，避免提重物，加强肩部的肌力锻炼，并辅以理疗、止痛剂等，对大部分患者有效。

（一）推拿手法

推拿治疗的原则是舒筋解挛、疏通经络。对纤维束所形成的压迫，手法效果尤其好。

1. 㨰颈

（1）㨰颈侧：以掌指关节着力，在患侧斜角肌下部作㨰法，治疗 2～3 分钟，有舒筋解挛，缓解血管、神经受压的作用。

（2）㨰中府、肩中俞：双手分别在患侧中府、肩中俞处作㨰法，治疗 2～3 分钟，有行气活血、疏通经络、缓解疼痛、减轻手麻的作用。

2. 揉颈

揉颈侧，揉锁骨上、下窝，同"肋骨－锁骨综合征"。

3. 分筋

以叠指在患侧锁骨上窝部痛点或肥厚处作分筋 1～2 分钟，有疏通经络、消散筋结的作用。

4. 弹筋

提弹或弹拨患侧腋窝的血管神经束 3～4 次，有疏通经络，缓解患侧上肢疼痛、麻木的作用。

5. 点穴

依次点按患侧天鼎、缺盆、中府、小海、腕骨、后溪穴，有疏通经络、行气止痛的作用。用于患肢疼痛、麻木的治疗。

6. 拿法

（1）拿中府：拿患侧中府穴 1～2 分钟，有活血通络作用。用于患手肿胀、发冷、皮色苍白的治疗。

（2）拿大肠、小肠经：同"肋骨 – 锁骨综合征"。

（二）手术治疗

症状持续、严重，影响工作而非手术治疗无效者，多需手术治疗，切除颈肋或过长横突，并应切除纤维束带和颈肋的骨膜。前斜角肌明显肥厚或挛缩时，则将其切断。手术时注意避免损伤锁骨下动静脉及臂丛神经。

（薛亮）

第三章

肩部筋伤

肩关节是人体活动度最大的关节，它可以在多个轴位上运动，如在前后轴上作内收、外展运动，在左右轴位上作前屈、后伸及上举运动；在纵轴上作上臂的内旋或外旋的运动；还可以作各个方向的旋转运动。肩关节运动的灵活性与解剖特点有关。构成肩关节的关节盂小而浅，肱骨头大而圆，关节囊松弛，周围有肩部运动的肌肉附着，以维持其运动的灵活性和关节的相对稳定性。正因为肩关节的这些特点，在劳动和运动中，除容易造成关节脱位外，也易因运动幅度过大而致关节扭伤，肌腱、韧带损伤。又因肩关节周围软组织在损伤以后，一般很难得到一段时间认真地休息，加之肌腱等组织本身血液供应差，所以，随着年龄的增长，便可出现关节的退行性改变。在这样的基础上，再受到风、寒、湿邪的侵袭，便可发生肩部损伤和疾病的各种症候。"手太阳小肠经上肩髃、绕肩解""足太阳膀胱经循肩膊、夹脊背"。肩部筋伤的发生，病情的变化，以及治疗的调整，均与手、足太阳经关系密切。

第一节　肱二头肌长头腱滑脱

肱二头肌长头腱起自肩胛骨的盂上结节，走行于肩前侧的大、小结节间沟，其浅面有肩横韧带与结节间沟形成骨纤维管，并限制长头腱滑离结节间沟。结节间沟变浅，或肩横韧带损伤，均易形成肱二头肌长头腱滑脱。

一、病因病理

肱骨外科颈骨折整复不良，错位愈合，可引起结节间沟失去平整或变浅；小结节因先天发育不良，可导致结节间沟内侧壁浅平、肱二头肌长头腱松弛、撕裂的肩横韧带未能修复等，均可引起肱二头肌长头腱经常滑脱，称习惯性滑脱，多在患肩过外展外旋位发生。

外伤性滑脱多因肩横韧带撕裂而引起，常并发于肩关节脱位或肱骨近端骨折时。

肱二头肌长头腱滑脱时，肌腱滑向内侧。

二、临床表现

外伤性滑脱：患肩有急性外伤史，肩前部疼痛、肿胀，肩关节不能活动，患上臂呈内旋位。检查患肩，局部明显压痛，被动外展外旋时可闻及摩擦音或触及弹响感。疑有骨折时，可拍 X 线平片明确诊断。

习惯性滑脱：有急性滑脱史及反复发作史。肩前部疼痛，肩关节不能活动，局部可查得压痛。

三、治疗

急性外伤性滑脱，应采取手法复位，并配合外固定，限制患肩外展外旋活动。

习惯性滑脱，手法整复后，可不用外固定，但近期内应限制患肩外展外旋活动。滑脱整复手法如下。

1. 松弛肩部肌肉手法

（1）擦肩前、肩后：患者取坐位，术者站在患肩后，双手分别置于患肩肱二头肌长头腱及臑俞穴处，作擦法 2～3 分钟，有活血养筋、松弛肌肉的作用。

（2）擦三角肌：沿三角肌前缘及臂臑穴处作擦法 2～3 分钟，有活血养筋、松弛肌肉的作用。

（3）揉法：双手分别置于长头腱鞘及肩贞穴处，以食中环指末节指腹着力，作顺、反时针方向的揉法各 1 分钟，有和血养筋、松弛肌肉的作用。

（4）拿肩峰：一手拇食指分别置于肩峰的前后方作拿法约 1 分钟，并配合镇定，有行气止痛的作用。

（5）拿三角肌：双手分别置于冈上肌部及三角肌部，双手同时作拿法 2～3 分钟，有舒筋活络、松弛肌肉的作用。

（6）搓肩：双手分别置于患肩前后方，以掌心着力，作轻柔和缓的搓法 1～2 分钟，至有明显的温热感，有温养筋脉、松弛肌肉的作用。

2. 牵引：术者一手固定患肩，另一手握患肘向下牵引。

3. 内旋：握患肘之手内旋患上臂，促使小结节滑向肱二头肌长头腱，以利复位。

4. 推挤：固定肩部的手推挤向内侧滑脱的长头腱向外，以配合内旋手法促进滑脱整复，成功时可触及滑动感。

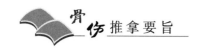

习惯性滑脱应加强患侧肱二头肌肌力的功能锻炼，消除长头腱的松弛，有预防滑脱的作用。

第二节　肱二头肌长头腱腱鞘炎

肱二头肌腱长头腱腱鞘炎是劳损或慢性损伤所致的损伤性炎症，是以肩前侧痛和肩后伸受限为主症的筋伤疾患，好发于中年人。

一、病因病理

肱二头肌腱长头腱腱鞘走行于大、小结节间沟中。中年患者，肌腱、韧带逐渐产生退行性改变，弹性减弱，肌腱及腱鞘的磨损增加，如结节间沟骨质增生，沟底失去光滑平整，更易形成慢性损伤。因该处血供差，自身修复能力弱，如睡卧露肩，肩部经常受凉；或遭受外伤，迁延失治，可加重损伤，使肌腱及腱鞘水肿、肥厚、纤维变性，甚至肌腱与腱鞘形成粘连。

二、临床表现

该病起病缓慢。初期仅为肩部酸困，劳累后加重，休息后减轻。日久则可出现肩前部疼痛，肩部活动受限。疼痛可向肘部放射，并因肩上举或后伸而加重。检查可在结节间沟处查得明显压痛，或条索状筋结。肩部抗阻力上举、外展、后伸均可引起疼痛。肱二头肌长头腱紧张试验阳性。

三、治疗

该病以温养筋脉、消散筋结为治疗原则。

（一）揉法

1. 揉肩前、肩后：双手分别置于患肩肱二头肌长头腱及臑俞穴处，作揉法 2～3 分钟，有活血养筋的作用。

2. 揉三角肌：沿三角肌前缘及臂臑穴处作揉法 2～3 分钟，有活血养筋的作用。

3. 揉肱二头肌：沿肱二头肌近段及天府、侠白穴处作揉法 2 分钟，有行气止痛的作用。

（二）揉法

双手分别置于长头腱腱鞘及肩贞穴处，以食中环指末节指腹着力，作顺、反时针方向的揉法各 1 分钟，有和血养筋、行气止痛的作用。

（三）分筋

以食中环指指端着力，在长头腱处作由近向远，或由中心向两侧的分筋。有消散筋结、松解粘连的作用。

（四）摇肩

作顺或反时针方向的摇肩活动，并配合前屈、外展、后伸扳肩。有松解粘连、滑利关节的作用。

（五）搓肩

双掌心分别置于长头腱及臑俞穴处作搓法 2 分钟，有温养筋脉、散寒止痛的作用。多用于治疗结束时。

第三节 肱二头肌短头腱损伤

该病好发于儿童。因牵拉患肩而引起，故又称牵拉肩。肱二头肌短头腱起自喙突，向外下移入肌腹。因肌腱较短，强烈牵拉可引起腱起点处的纤维部分断裂而出现临床症状。本症属急性筋伤，可伴有"筋出槽"。

一、病因病理

肩部在外展、外旋及上举位遭受牵拉暴力，如牵小孩登楼梯时用力过猛，可引起肱二头肌短头腱在附着点处的损伤；挥拍扣羽毛球或网球时，如用力不协调，也可造成短头腱起点处的损伤。轻则引起肌腱痉挛，重则出现腱纤维断裂，但均可引起筋位改变。

二、临床表现

有肩部急性外伤史。牵拉肩患儿患肢拒绝活动，不愿用患肢取物，怕人触摸患肢，肩部外形正常，喙突处可查及压痛。成年人主要表现为肩痛及功能障碍，被动外

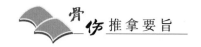

展、上举可诱发或加重疼痛。

三、治疗

该病以整复筋位、行气止痛为治则。

（一）整复筋位

用于小儿牵拉肩。患儿取坐位。医者一手握患肘，并使患肩外展、后伸。另一手拇指置喙突处，向外下方分筋。握肘之手可配合旋肩活动，以促进筋位整复。

（二）行气止痛

用于成人或小儿牵拉肩筋位整复后。

1. 揉喙突、秉风：双手食中环指分别置于患侧喙突、秉风穴处，作顺、反时针方向的揉法各1分钟，有和血止痛的作用。

2. 点穴：依次点按缺盆、气户、中府、尺泽、合谷穴，有行气止痛的作用。

（三）固定

急性期可限制患肩活动或用三角巾悬吊3～5天。

第四节　肩峰下滑囊炎

肩峰下滑囊与三角肌下囊、喙肱肌囊相通，位于三角肌深面，大结节及袖状肌腱止点的浅面，有分隔肩峰、三角肌、喙肩韧带，减轻其相互摩擦的作用。

一、病因病理

肩峰下滑囊炎不是孤立的疾病，多继发于冈上肌疾病。冈上肌腱有损伤时，肩峰下滑囊底部可受波及，产生痉挛，增加滑囊与肩峰、肱骨大结节之间的摩擦，导致滑囊组织发生肿胀、渗出等改变，久则形成滑囊肥厚、粘连。

二、临床表现

临床症状为肩部外侧面疼痛，肩峰下压痛最明显，三角肌上端亦有压痛。上肢外展及内收时肩部均发生疼痛，尤其在外展外旋上举位时疼痛更明显。肩峰下滑囊急性发炎时，在三角肌前缘常可查得膨胀突出的滑囊。肩关节活动早期轻微受限，但可逐步加重，甚而消失。肌萎缩在冈上肌、冈下肌处先发生，三角肌萎缩发生较晚。X线检查，在肱骨大结节外侧软组织内可出现钙质沉着现象。

三、治疗

该病以温养筋脉、消散筋结为治疗原则。

（一）㨰肩

1. 㨰大结节、曲垣：双手分别置于患侧大结节、曲垣穴处，以第5掌指关节着力，作㨰法2～3分钟，有活血养筋作用。

2. 㨰三角肌：医者一手托患肘，使患肩外展，另一手沿三角肌前缘、肩峰部作㨰法，有活血通络的作用。

（二）揉肩

1. 指揉肩峰：以食中环指末节指腹着力，在肩峰下滑囊处作揉法1～2分钟，有濡养筋脉的作用，可促进滑囊炎症的消散。

2. 掌揉肩峰：以掌心着力，置于患侧肩峰，作顺、反时针方向的揉法各1分钟。有调和气血、濡养筋脉的作用。

（三）拿肩

1. 拿肩峰：一手拇食指分别置于肩峰的前后方作拿法约1分钟，并配合镇定，有行气止痛的作用，可促进粘连缓解。

2. 拿三角肌：双手分别置于冈上肌部及三角肌部，双手同时作拿法2～3分钟，有舒筋活络的作用。

（四）搓肩

双手分别置于患肩前后方，以掌心着力，作轻柔和缓的搓法1～2分钟，至有明显的温热感，有温养筋脉、散寒止痛、促进滑囊炎症消退的作用。

第五节　冈上肌肌腱炎

冈上肌起于肩胛骨的冈上窝，肌腱止于肱骨大结节。冈上肌肌腱走行于肩关节囊

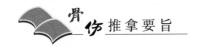

的浅面、喙肩韧带及肩峰下滑囊的深面，容易遭受磨损而形成慢性劳损。

一、病因病理

冈上肌、冈下肌、小圆肌和肩胛下肌系肩部旋转肌群。各肌起于肩胛骨不同部位，但最终形成一马蹄形肌腱袖，附着于肱骨头的解剖颈，故常称为肩关节的袖状肌群。其作用不但使肩关节外展，而且有稳定肩关节的作用。在袖状肌群中，冈上肌是主要肌肉，肌腱需要穿过肩峰与肱骨头之间，容易遭受磨损，使肌腱发生退行性变，形成损伤性肌腱炎。肌腱有部分破裂者，往往伴有钙盐沉着，形成钙化性肌腱炎。退行性变的肌腱，亦可因外伤发生冈上肌肌腱断裂，可为不全或完全的断裂。

二、临床表现

多见于中年人。起病缓慢。初期仅为肩部酸困，后逐渐出现肩部疼痛，而且在活动肩关节时疼痛更甚。有的疼痛在肩部受凉或受寒湿后骤然发生，也有在慢性肩痛中疼痛突然加重者。疼痛剧烈时，影响睡眠和日常生活活动。疼痛多位于肩外侧，并可向三角肌止点处放射。肩关节活动时，疼痛出现在外展 60°～120° 时，离开这一范围，疼痛即消失。压痛多位于冈上肌止点处。有肌腱破裂者，腱袖裂口经过肩峰下时，可发出弹响音，有的可以摸到破裂的裂隙，有时还可发生肩峰下滑囊积液。X 线摄片，腱袖部分有钙盐沉着者，为钙化性肌腱炎。

三、治疗

该病以温养筋脉，松解粘连为治则。

（一）揉肩

1.揉大杼、巨骨：双手分别置于患侧大杼、巨骨穴处，以掌指关节着力，吸定治疗部位，作揉法 2～3 分钟。有行气止痛、活血养筋的作用。

2.揉天髎、中府：双手第 5 掌指关节分别吸定天髎、中府穴，作揉法 2～3 分钟，有增强冈上肌血供、促进炎症消退的作用。

（二）揉肩

1.揉大结节，冈上、下窝：双手以食中环指末节指腹着力。一手揉大结节，另一手依次揉冈上、下窝。揉 2 分钟，有濡养冈上、下肌，促进肌腱粘连松解的作用。

2.揉大结节、肩髎：双手呈叠指状，分别置于大结节、肩髎穴处，作顺时针方向的揉法 2 分钟，有调和气血、濡养筋脉的作用。

（三）分筋

以拇指末节指腹着力，沿患侧肩峰下滑囊处作分筋 1 分钟，有消散冈上肌肌腱粘连的作用。

（四）搓肩

同"肩峰下滑囊炎"。

第六节　肩胛肋骨综合征

肩胛肋骨综合征，是以肩胛骨内上角与内侧缘疼痛、重困、发紧为主症的慢性筋伤疾患。以 30～40 岁的女性多见。

一、病因病理

因职业工种的原因，附着于肩胛骨内上角的肩胛提肌，大、小菱形肌长期处于疲劳状态，逐渐发生肌纤维的变性和粘连，从而引起本病。另外，胸廓变形、长期从事运动肩胛骨的工种也是形成本病的原因之一。

二、临床表现

初期多为肩胛骨内上角处酸困，疲劳后加重，休息后减轻。受凉后可加重，得温暖则减轻。如此反复发作，可持续数年。肩部疼痛逐渐加重，不易自行缓解，且可牵涉至颈项部、前胸部、肩峰及上肢内侧。检查时可在肩胛骨内上角、内侧缘中点查得压痛或筋结，是诊断的重要依据。

三、治疗

该病以分筋散结、松解粘连为治疗原则。

（一）揉肩胛

1. 揉胛角：以掌指关节着力，沿患侧肩胛骨内上角作揉法 2～3 分钟，有舒筋活络、活血养筋的作用。

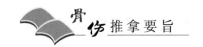

2.擦肺俞、中府：双手分别置于患侧肺俞、中府穴作擦法2～3分钟，有宽胸理气、温运胸阳的作用，用于肩痛彻胸的治疗。

（二）揉肩胛

1.揉胛角：术者站于患侧，以食中环指末节指腹着力，揉肩胛骨内上角2～3分钟，有缓解斜方肌、菱形肌粘连的作用。

2.揉胛缝：术者站于患侧，以食中环指指端着力，沿肩胛缝由上至下作揉法2～3分钟。并嘱患肩内收，以利暴露肩胛胸壁关节。此手法有松解肩胛骨内侧缘粘连的作用。

（三）分筋

以拇指或食中环指末节指腹着力，沿肩胛骨内上角或内侧缘的筋结作分筋1分钟，有消散筋结的作用。

（四）点穴

依次点按大杼、风门、肺俞、督俞、肩中俞、肩外俞、天宗、肩贞、中府、曲池、内关、合谷穴，有疏通经络、行气止痛的作用。

（五）拿肩井

双手拿两侧肩井穴部1分钟，结束治疗。

第七节　肩关节周围炎

肩关节周围炎是泛指肩关节周围的筋膜、肌肉、肌腱、韧带、滑囊、关节囊等软组织的慢性无菌性炎症。本病好发于50岁左右的中年人，故又称"五十肩"。后期容易出现肩关节僵硬，活动受限，又称"冻结肩""肩凝症"。肩痛是本病急性期的主症，关节僵硬是慢性期的主症。病程自限，有自然愈合的趋向，是本病的特点之一。

一、病因病理

肩关节周围炎好发于50岁左右的中年人，其发病与关节周围的肌腱、韧带等组织退行性变密切相关。关节周围组织因肩部过度活动所产生的劳损也是发病的主要原因。如肱二头肌长头腱在结节间沟的磨损，冈上肌肌腱与肩峰的磨损。初期虽为局部的损伤性炎症，如得不到及时治疗，迁延日久，必将引起邻近组织的粘连。亦可因风寒湿邪的侵袭，留滞筋脉，阻塞经络，使病变部位组织的痉挛和粘连加重。还可因疼痛而致患肩拒绝活动，使粘连进一步发展。以上种种，终将引起关节周围软组织的广泛粘连，导致关节僵硬。粘连好发于肱二头肌长头腱鞘、肩峰下滑囊、喙肱韧带、关节囊、冈上肌肌腱等部位。

祖国医学认为"手太阳小肠经上肩髃、绕肩解""足太阳膀胱经循肩膊、夹脊背"。此二经的经气是相关的，若年老体虚，气血不足，筋失濡养，或因汗出当风，睡卧露肩，感受风寒湿邪，以及肩部外伤，均可使经气闭阻，出现疼痛和功能异常，此为早期病变。经气长期闭阻，累及肩部所辖之筋，呈筋强、筋结、筋痿，则肩部功能严重丧失，此为后期病变。

二、临床表现

该病发病年龄在 50 岁左右，女性多于男性。起病缓慢，病程长是其特点。疼痛是早期的主症，关节僵硬是后期的主症。疼痛可为钝痛、刺痛、刀割样痛。痛处固定不移，遇寒受凉或夜间可加重，甚至痛醒。活动后疼痛剧烈，因而行路小心谨慎，怕触碰患肢。严重者，不敢翻身，患肢不能抬举，不能摸背，患手不能放入裤袋内。穿衣、梳头等活动都困难。肩关节肱二头肌间沟处、肩峰下、喙突下、肩后小圆肌等处有明显的压痛点。病久者，可发生肩关节周围肌肉萎缩，肱二头肌长头和喙肱肌硬韧呈束条状，肩部内旋外旋时疼痛剧烈。肩关节周围广泛粘连，功能严重障碍，是病变后期的特点。

肩关节周围炎可分为疼痛期、粘连期两期。

（一）疼痛期

疼痛期为肩关节周围炎初起至出现关节粘连的阶段。此期临床表现以肩痛为主，肩部活动受限轻微，如及时治疗，可避免关节粘连。此期历时约 6 个月。其中，1～2个月肩痛轻微，多能忍受，3～6 个月肩痛加剧，终日作痛，夜不能寐。

（二）粘连期

肩关节周围炎病程超过 6 个月，即进入粘连期。肩痛逐渐减轻，关节僵硬日渐加重。最终，疼痛可完全消失，仅遗留关节僵硬。

诊断时，应注意与颈型、神经根型颈椎病相鉴别。

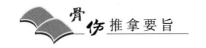

三、治疗

该病疼痛期以温养筋脉、行气止痛为治则，粘连期以舒筋活络、滑利关节为治则。

（一）推拿手法

1. 基本手法

（1）擦肩

①擦中府、秉风：双手以掌指关节着力，分别置患侧中府、秉风穴作擦法2～3分钟，有行气止痛作用。可用于肩关节周围炎的各期。

②擦风门、膈俞：双手以掌指关节着力，分别在患侧风门、膈俞穴处作擦法2～3分钟，有行气止痛作用，用于疼痛期的治疗。

③擦三角肌：术者一手托患肘，使患肩外展，另一手沿三角肌前后缘及止点处作擦法2～3分钟，有舒筋活络作用，用于肩关节周围炎各期。

（2）揉肩

①揉中府、天宗：以食中环指末节指腹着力，双手分别揉患侧中府、天宗穴1～2分钟，有行气止痛作用，用于肩关节周围炎各期。

②揉肩井、臂臑：以食中环指末节指腹着力，双手分别揉患侧肩井、臂臑穴1～2分钟，有活血通经作用，用于疼痛期。

（3）拿肩

①拿肩缝：双手分别置于患侧肩关节缝、肩井穴处作拿法1～2分钟，有舒筋活络、松解粘连的作用，用于粘连期。

②拿三角肌：沿患侧三角肌作拿法1～2分钟，有活血通络的作用，用于肩关节周围炎各期。

③拿小肠经、心经：一手拿住患侧合谷穴，另一手沿小肠经、心经走行，由腋部拿至腕部止，重复3～4遍，有活络止痛作用，用于肩关节周围炎伴患侧上肢痛的治疗。

（4）分筋：沿痛点或筋结处作分筋。如分肱二头肌长头腱，肩峰下滑囊，喙肱韧带，肩关节缝，冈上、下肌，三角肌止点等。有消散筋结、松解粘连的作用，用于各期。

（5）点穴：依次点按天鼎、缺盆、曲池、合谷、肩中俞、秉风、天宗、腕骨、后溪穴，有行气止痛作用，用于各期治疗。

（6）摇肩：摇肩时，患者取坐位，术者站于患者身后，一手扶住患侧肩关节，另一手握持患侧肘部，以肩关节为轴心，分别做向前、向后的回环旋转运动。如肩关节粘连厉害，关节功能障碍严重，则扶持肩部的手必须将肩胛骨按压固定，方能避免肩胛胸壁关节随之活动而影响治疗（图 2-3-1）。

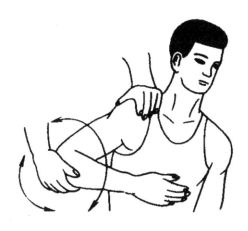

图 2-3-1　摇肩

运摇关节类手法，作用多较强烈。施术过程中，患处可出现剧烈疼痛，宜先告诉患者，以便配合。术者亦应注意掌握手法力量和幅度，以达到既要松解粘连，又不增加患者痛苦的目的。

（7）扳肩

①举臂通天法：在旋肩停止时，握肘的手用力将患肩拔伸上举，另一手则紧按肩部，双手呈相反方向用力。此手法能剥离肩部后下方的粘连（图 2-3-2）。

②外展摸头法：在旋肩间歇时，扶持肩部的手紧按肩部，持肘部（肘呈屈曲位）的手用力向上将患肩外展扳起，使手摸头顶或对侧耳部。此手法能松解肩后部和下部的粘连（图 2-3-3）。

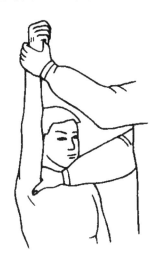

图 2-3-2　举臂通天法

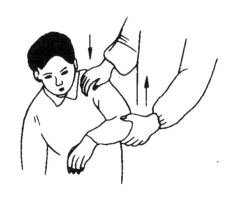

图 2-3-3　外展摸头法

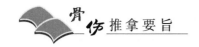

③内收摸肩法：术者改站患者前侧，先将扶肩的手移至健侧肩部，然后将患侧肘部由胸前向健肩推送，使患肩内收达到最大限度时，嘱其患侧的手紧扶健肩，停留片刻，以增强疗效。此手法能剥离肩后、外部的粘连（图2-3-4）。

④后伸摸背法：术者一手扶健肩，另一手将患肘（肘屈曲）绕至背后，再两手同时用力，将患肘向健肩推送，至患者不能忍受时，稳定片刻即可。此手法能松解肩前部的粘连（图2-3-5）。

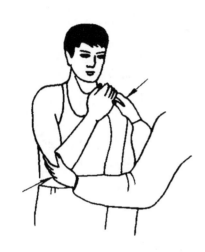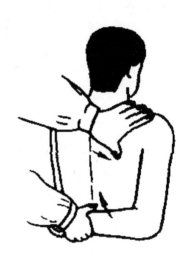

图2-3-4　内收摸肩法　　　　　　　　　图2-3-5　后伸摸背法

（8）搓抖患肩：手法结束前，先拿捏两侧肩井穴数次，再两手相对用力搓揉患肩，从上到下至前臂。反复数遍后，最后抖动患肩结束治疗（图2-3-6）。

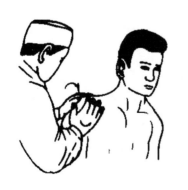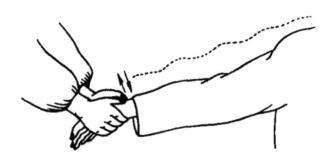

a.搓肩　　　　　　　　　　　　　　　　b.抖肩

图2-3-6　搓抖患肩

2.各期肩关节周围炎手法加减

（1）疼痛期：以擦肩、揉肩、拿肩、分筋、点穴为重点，适当配合摇肩手法，必要时方用扳肩手法。

（2）粘连期：以摇肩、扳肩手法为重点。擦肩、揉肩、拿肩、分筋、点穴为准备手法。准备手法充分，摇、扳关节手法效果才会满意。

（二）内热针治疗

1.适应证

适用于肩关节周围炎疼痛期、粘连期的患者。

2.确定进针点

选择患肩部冈下窝的冈下肌、大圆肌、小圆肌及冈上窝、肱二头肌长头腱、肱二头肌短头腱、喙突、大小结节、结节间沟、四边孔、三角肌等区域的痛点，用定位笔作标记。

3.操作方法

（1）体位：根据治疗部位的不同，患者取俯卧位或侧卧位。

（2）麻醉：常规消毒皮肤，严格执行无菌操作，并在每个标记点用0.5%利多卡因皮内注射作皮丘麻醉。对疼痛敏感的患者可进一步用0.5%利多卡因行深部麻醉，以减轻进针与治疗时患者的痛苦。

（3）进针：将内热针对准深层病变方向行垂直或斜刺进针，针距为1～2 cm，直达肌膜附着的骨面，引出强烈针感为止。

（4）加热：在每一根针的末端套上内热针治疗仪电极套管，温度设定在38～42℃，时间为20分钟。

（5）治疗毕起针，若有出血点注意按压止血，逐一起针后，在每一针眼处用碘伏再次消毒，用无菌敷料贴盖。

4.疗程

每周治疗1次，2次为1个疗程。

（三）功能锻炼

坚持经常、持久的主动功能锻炼，是治疗本病的重要措施之一。但不应操之过急，宜循序渐进，逐步加大锻炼的范围和力量，以锻炼时不引起剧烈疼痛为度。常用的锻炼方法有蝎子爬墙、手拉滑轮、内收抱肩、体后拉手等（图2-3-7）。

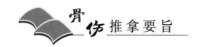
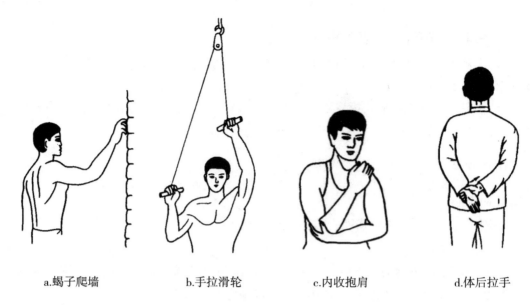

a.蝎子爬墙　　　　b.手拉滑轮　　　　c.内收抱肩　　　　d.体后拉手

图 2-3-7　肩部功能锻炼

（王超）

第四章

肘部筋伤

第一节　肱骨外上髁炎

一、病因病理

肱骨外上髁是前臂伸总腱附着部位。桡侧腕长伸肌和桡侧腕短伸肌位于伸肌群深层，其功用是使腕背伸和桡偏。该病发生，无明显外伤史，有经常长时间使用腕力操作的疲劳史，偶可发生于急性扭伤之后。因此，该病多见于木工、钳工、水电工、炊事人员和网球运动员，因而又有网球肘之称。

劳损引起伸肌群肱骨外上髁附着部的牵拉、撕裂伤，多为部分伸肌纤维的撕伤使其局部发生出血、水肿等损伤性炎症反应，进而在损伤肌腱附近发生粘连，以致纤维变性。祖国医学认为，该病系损伤后血瘀气滞，络脉痹阻，或陈伤祛瘀不净，经络不通所致。

二、临床表现

本病起病缓慢，多有经常使用肘部和腕部力量从事操作的劳损史。起病后，肱骨外上髁、肱桡关节附近疼痛，局部很少有肿胀。疼痛在腕关节背伸、提拉等动作时更明显，并可沿伸腕肌向下放射，劳累后疼痛加重。在前臂旋转活动时，如绞毛巾、上提端物等，疼痛便加重。严重者，握物无力，握持的东西可落地。检查时，在肱骨外上髁和桡骨头附近可找到明确的压痛点，为其特点。前臂伸肌紧张试验和腕伸肌紧张试验阳性。

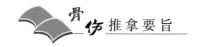

三、治疗

肱骨外上髁炎，呈急性发作表现，疼痛厉害，并伴肘关节活动障碍时，可用1%利多卡因5 mL，加复方倍他米松注射液1 mL，在痛点封闭。在患肘肱骨外上髁的最痛点进针，刺到肱骨外上髁可后退针头，有典型的胀痛感后推药。另外，也可用活血消肿、止痛通络的中药外敷。

非发作期的治疗，以手法治疗为主。推拿手法如下。

以右侧为例，患者取坐位，屈肘，术者站于患者患侧。先在局部施以分筋、理筋手法，然后术者用右手虎口握患腕背，左手托肘，左手拇指置右肱骨外上髁处，右手牵拉前臂并使其旋后、伸肘。与此同时，左手拇指在肱骨外上髁处，由外向内推扳附着的肌腱，并沿桡侧伸腕肌施用拨法，反复4～5遍后，运摇肘关节数分钟术毕。

第二节　肱骨内上髁炎

肱骨内上髁炎又称高尔夫球肘，为积累性暴力所引起的肱骨内上髁处前臂屈肌总腱的粘连、变性，属于慢性筋伤，发病率低于肱骨外上髁炎。

一、病因病理

肱骨内上髁是前臂屈肌总腱附着部。长期从事前臂旋前、屈腕活动的工种，可反复牵拉屈肌总腱附着部，使局部产生纤维断裂、出血，日久则粘连、肥厚，诱发本病。

二、临床表现

肱骨内上髁处疼痛，并可向前臂掌侧放散。用力屈伸腕关节，可诱发或加重疼痛。检查可见肱骨内上髁处压痛，前臂抗阻力旋前试验阳性。

三、治疗

该病以濡养筋脉、松解粘连为治疗原则。

（一）揉肘

沿肱二头肌中下段掌、尺侧作揉法2～3分钟，有活血养筋、促进粘连松解的作用。

（二）揉肘

以食中环指末节指腹着力，沿肘关节的掌侧、尺侧各揉 1～2 分钟，有和血养筋、缓解疼痛的作用。

（三）拿肘

先由患侧上臂中段向下拿至腕部，掌背侧、尺桡侧各拿 3 遍，再拿肘部肱骨内、外上髁 1～2 分钟，有松解粘连、行气止痛的作用。

（四）分筋

以拇指末节指腹着力，于肱骨内上髁部由近至远分筋，治疗 1～2 分钟，有松解粘连、缓解疼痛的作用。

（五）点穴

依次点按极泉、青灵、少海、阳溪穴。有行气止痛的作用。

肱骨外上髁炎亦可参照本法治疗。

第三节　旋前圆肌综合征

旋前圆肌综合征是旋前圆肌慢性劳损后刺激正中神经所出现的临床综合征。旋前圆肌起点有两处：一为肱骨内上髁，称肱头；另一为尺骨冠突，称尺头。正中神经行于肱尺二头之间，易受挛缩、肥厚的旋前圆肌刺激而诱发本病。该病发病率低于肱骨外上髁炎。

一、病因病理

肘部反复屈伸及前臂经常旋转的操作，易造成前臂屈肌及旋前圆肌的慢性损伤。屈肌损伤，可造成筋膜腔内压力增高，刺激正中神经而诱发本病。旋前圆肌粘连变性，亦会刺激或压迫正中神经而导致临床症状。

二、临床表现

缓慢发病。初起为前臂疲劳酸困感。日久则出现疼痛，以夜间尤甚，并可向正中神经分布区放散，该区亦可出现感觉障碍。检查可见肱二头肌腱膜压迫正中神经时，

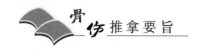

前臂旋后或抗阻力屈肘，可引起前臂近端疼痛加重；旋前圆肌压迫正中神经时，前臂旋前或抗阻力屈腕，可使前臂近端疼痛加重。

三、治疗

该病以和血养筋、疏通经络为治疗原则。

（一）擦中府、臂臑

双手以掌指关节着力，分别在患侧中府、臂臑穴处作擦法2～3分钟，有行气活血的作用，用于前臂疼痛、感觉障碍的治疗。

（二）揉旋前圆肌

以食中环指末节指腹着力，由肘窝揉至前臂中、下段，反复3～5遍后，再由肱骨内上髁向下，沿旋前圆肌走行作揉法3～5遍，有和血养筋、促进粘连缓解的作用。

（三）分旋前圆肌

以拇指指腹着力，沿旋前圆肌走行，由起点向下作分筋约2分钟，有松解粘连的作用。

（四）点穴

依次点按中府、天泉、曲泽、郄门、极泉、青灵、少海穴。有疏通经络、行气止痛的作用。

（五）拿法

以虎口朝向患肢掌侧，沿心经、大肠经部位由近至远作拿法3～5遍。有舒筋活络、行气活血的作用，用于患手疼痛、麻木的治疗。

第四节　旋后肌综合征

旋后肌综合征又称骨间背侧神经嵌压征、桡管综合征，是桡神经在肘关节部位被旋后肌挤压而产生的，以肘痛为主症的综合征。本病较常见，易与肱骨外上髁炎混淆。

桡神经出肱骨后侧的桡神经沟后，穿外侧肌间隔，进入臂前面，行于桡侧腕长、短伸肌，肱桡肌和肱肌，肱二头肌腱之间，并于肘关节平面上方或下方发出深浅两支。深支穿旋后肌两层之间，绕桡骨颈达背面；浅支沿肱桡肌前缘深面下行，分布至前臂远端和手背桡侧。

一、病因病理

长期从事前臂反复旋转活动的手工劳动者，日久则可形成旋后肌纤维变性，腱弓增厚，从而压迫骨间背侧神经（深支）而出现临床症状。早期为神经外膜水肿，纤维变性，神经轴索可无变化，及时治疗预后较好。长期受压可引起神经轴索变性，预后较差。桡神经由运动和感觉神经纤维混合组成，损伤后可表现为运动、感觉异常。

二、临床表现

早期为肘外侧及前臂近端伸肌群疼痛，持续存在，夜间加重。前臂旋转活动可使疼痛加重，并向远端放射。可有握力减弱，伸指障碍。桡神经支配区有麻木感。检查时桡骨小头处、肱桡关节、肱骨外上髁可查及压痛点。中指抗阻力伸直时可出现疼痛或不能。

三、治疗

该病以疏通经络、缓解痉挛为治疗原则。

（一）揉臂

以鱼际部着力，依次沿天泉、曲泽，侠白、尺泽，臂臑、手五里，臑会、消泺作揉法，各作 1～2 分钟，是治疗本病的基本手法，有行气活血、疏通经络的作用。

（二）揉旋后肌

以食中环末节指腹着力，由旋后肌起点处揉至止点处，治疗 2～3 分钟，有和血养筋、松解粘连的作用。

（三）分筋

以拇指末节指腹着力，沿肱骨外上髁、肱桡关节、桡骨小头、旋后肌等部位作分筋，有行气止痛、消散筋结的作用。

（四）点穴

依次点按扶突、天鼎、臂臑、手五里、曲池、手三里、合谷穴，有行气通经的作

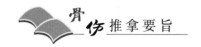

用，用于肘痛、手麻的治疗。

（五）拿法

分别沿患肢掌背侧、尺桡侧作拿法。由肩至腕，拿3～5遍，有活血通经的作用。

第五节　肘管综合征

肘管综合征又称尺神经受压综合征，为尺神经在肘部骨性纤维管内受压所出现的以肘内侧痛及尺神经麻痹为主症的慢性筋伤疾患。

由肱骨内上髁与尺骨鹰嘴形成的尺神经沟呈凹形，尺神经居凹沟内。连接尺侧腕屈肌的肱头和尺头的弓形韧带跨越凹沟顶部，形成骨性纤维管，称肘管。肘管在屈肘时会明显变窄，容易对尺神经产生挤压。

一、病因病理

肱骨髁上骨折所引起的肘内翻畸形，是引起本病的常见原因。另外，凡是引起肘管管径变窄，如肱骨内上髁、尺骨鹰嘴骨折残余移位，过量骨痂，以及弓形韧带的水肿、肥厚、纤维变性等，均可造成尺神经受压而诱发本病。

二、临床表现

缓慢发病。初起多为患肢重困、乏力、手指不灵活。渐渐出现肘内侧及前臂尺侧疼痛，可放射至腋部或手指，严重者可出现环、小指麻木，或爪形手畸形。检查可见小鱼际肌萎缩、指腹感觉减退、手指伸展肌力减弱、前臂尺侧肌肉萎缩、尺神经压痛等典型体征。

三、治疗

骨性原因引起肘管狭窄造成本病者，应及时行尺神经前移手术。非骨性原因者，可在密切观察下行推拿治疗，以及时消除弓形韧带、尺侧腕屈肌腱膜对尺神经的压迫。本病以疏通经络、松解粘连为治疗原则。

（一）揉臂

参照"旋后肌综合征"。

（二）揉尺侧腕屈肌

以食中环指末节指腹着力，沿前臂尺侧缘自肘部揉至腕部止，反复3～5遍，有活血通络、松解粘连的作用。

（三）分筋

以拇指末节指腹着力，沿尺神经沟部位作分筋2～3分钟，有行气止痛、松解粘连的作用。

（四）点穴

依次点按缺盆、中府、极泉、曲池、小海、阳溪、阳谷、后溪穴，有行气止痛作用。

（五）拿法

沿患肢尺、桡侧，由肩部拿至腕部，反复3～4遍，有活血通经作用。

（王超）

第五章

腕及手部筋伤

第一节　桡腕关节扭伤

桡腕关节扭伤又称腕关节扭伤，为关节过度活动或不协调活动所造成的腕关节囊或邻近韧带的损伤。

腕关节由桡骨下端关节面和关节盘软骨组成关节窝，舟骨、月骨、三角骨的近侧关节面及其间韧带组成关节头，合为椭圆关节，有屈伸、收展、环转运动。腕关节活动度为：掌屈45°、背伸40°、内收和外展各35°，如超过正常的活动范围，即可引起损伤。治疗不当，后期易遗留伤处粘连，在运动或负重后可出现肿胀、疼痛及功能障碍，影响日常生活和工作。

一、病因病理

腕关节扭伤多为间接暴力引起。滑跌时手部着地，腕关节过度伸直或屈曲；体育运动或生产劳动中，腕部负重而骤然屈伸或收展，均可造成关节囊或邻近韧带的撕裂伤。伤处出血、水肿，纤维结构部分断裂。严重者可合并撕脱骨折或脱位。

二、临床表现

患者多为青壮年，有明显外伤史。腕部疼痛、肿胀、关节活动受限。相关定位如下：掌屈时背侧疼痛，则背侧关节囊及邻近组织损伤；背伸时掌侧疼痛，则掌侧关节囊及邻近组织损伤；桡偏时尺侧疼痛，则为尺侧副韧带损伤；尺偏时桡侧疼痛，则为桡侧副韧带损伤，尺侧疼痛则为腕三角纤维软骨复合体损伤；如果向各个方向倾斜均发生疼痛，且活动明显受限，则多为韧带和肌腱的复合损伤。与受伤姿势相同的运动可诱发或加重疼痛。疼痛侧可查及压痛。如疑有骨折，可拍 X 线片协助诊断。

三、治疗

腕关节扭伤如肿胀严重者，早期应外敷活血化瘀中药，用绷带固定，限制活动。2天后，可逐渐配合轻手法推拿，散瘀消肿，疏通经络，促进修复。

（一）推拿手法

1. 揉腕

（1）食中环指揉：以食中环指中、远节指腹着力，先于瘀肿近侧作揉法 1 分钟，再移至瘀肿部位揉 2 ～ 3 分钟，有散瘀消肿作用，用于早期。

（2）拇指揉：以拇指末节指腹着力，在压痛点作揉法 1 分钟，有行气止痛、预防粘连的作用，用于中期。

2. 理腕

（1）食中环指理：以食中环指指腹着力，分别沿掌、背侧，自肘部理筋至掌指关节止，各理 3 ～ 5 遍，有散瘀消肿作用，用于早期。

（2）拇指理：以拇指末节指腹着力，自前臂中下 1/3 部开始，理筋至掌指关节止。分别沿掌、背侧屈、伸肌腱进行，各理 1 分钟，有舒筋解挛作用，用于中、后期。

3. 拿腕

沿腕关节掌、背侧关节囊及骨缝处作拿法 2 分钟；沿尺、桡侧骨缝作拿法 1 分钟，有舒筋解挛的作用。用于早期，力度应轻柔；用于中、后期，力度应深透。

4. 点穴

依次点按曲池、合谷，支沟、外关、阳池，内关、大陵穴，有行气通经作用，各期皆可使用。

5. 摇腕

一手握前臂中部，另一手握患手，作顺、反时针方向的摇腕各 1 分钟，并配合扳腕及镇定。有舒筋解挛、松解粘连的作用。用于中、后期。如疑有筋出槽，用于早期时应谨慎。

（二）内治方药

早期患腕肿胀、疼痛，可选用桃红四物汤加桔梗、川桐皮、威灵仙、桑枝等，以活血化瘀、消肿止痛。后期肿胀消退，可选用舒筋汤加减，以舒筋通络。

（三）功能锻炼

急性期过后，肿胀逐渐消退，即可在医生指导下，逐步进行腕关节功能锻炼。缓

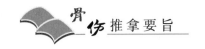

慢练习腕部的屈伸、尺偏、桡偏及回环运动，以及手部的握拳、伸指运动，以练习后不引起疼痛加重为原则。

第二节　腕关节软骨盘损伤

腕关节软骨盘因受直接暴力或者间接暴力引起的损伤，称为腕关节软骨盘损伤。

腕关节软骨盘是纤维性软骨，呈三角形，底附着于桡骨的尺骨切迹，尖端抵于尺骨茎突。腕关节软骨盘周缘厚，中央较薄，仅有 2～3 mm 厚，容易破裂。腕关节软骨盘的血供主要来自骨间前动脉的掌侧支和背侧支，周边除桡侧缘外约 20% 的区域有血供，中心及桡侧缘约 80% 区域无血供，大部分依赖关节腔内滑液滋养。腕关节软骨盘是桡尺远侧关节的重要稳定装置，有分隔桡腕关节与桡尺远侧关节，缓解腕尺侧冲击的作用。

一、病因病理

正常时，腕关节软骨盘在前臂的任何旋转位均处于紧张状态。如旋转力过大，则可引起软骨盘的破裂，可见于生产劳动、体育运动和日常生活中。桡骨下端骨折，远端的背向移位，也可引起软骨盘破裂。长期从事腕关节旋转用力者，腕尺侧反复受压、磨损可引起腕关节软骨盘产生退变，最终出现破裂。

二、临床表现

腕部外伤史或长期腕部劳损史。初起为腕部尺侧疼痛、肿胀，关节活动受限，前臂旋转可诱发或加重腕痛，尺腕应力试验阳性。桡尺远侧关节掌或背侧关节间隙处可查得压痛。有时有握力下降的表现。腕关节软骨盘完全断裂时，尺骨头向背侧突起，按压有异常活动，琴键征阳性，并发出弹响声。

关节镜是目前公认诊断腕关节软骨盘损伤的最可靠方法。X 线检查：软骨盘完全断裂，可见桡尺远侧关节间隙变宽，尺骨头向背侧移位。软骨盘破裂穿孔，腕关节造影可见造影剂进入桡尺远侧关节。

三、治疗

腕关节软骨盘断裂，早期可外敷活血化瘀中药，患手旋后位固定 2～3 周，并积极配合推拿治疗。

（一）推拿手法

具体手法参考桡腕关节扭伤。

（二）内治方药

可选用舒筋汤加减治疗，酌加桑枝、海风藤、伸筋草等通络之品。

（三）其他疗法

1. 封闭疗法

适用于疼痛反复发作者。以复方倍他米松注射液 1 mL 加 1% 利多卡因 2 mL 作痛点注射，5 天 1 次，可连续注射 2～3 次。

2. 手术治疗

保守治疗效果不佳，严重影响患手活动者，可切除软骨盘。

（四）功能锻炼

损伤早期尽量避免腕部旋转。可在医生指导下，佩带护腕逐渐加强腕关节活动，及握拳、伸指等运动。

第三节　桡侧腕伸肌腱周围炎

肌腱周围炎，是泛指肌腱周围的组织，如腱膜、腱旁组织、筋膜等的损伤性炎症。桡侧腕伸肌腱周围炎是以腕桡侧痛为主症，并伴捻发音的一种急性筋伤疾患。

一、病因病理

桡侧腕伸肌腱具有强力的伸腕作用。握物或提重物时，腕关节欲固定于伸直位，桡侧腕长、短伸肌腱均须收缩紧张。此时，易与斜跨肌腱上方的拇长展肌、拇短伸肌形成摩擦。如用力过猛或持续操作时间过长，则可使腱旁组织产生炎性液体和纤维蛋白蓄积，形成肌腱周围组织的损伤性炎症。

二、临床表现

有明显外伤史或腕部过度用力史。腕桡侧酸痛，桡侧腕伸肌腱中段部肿胀，皮肤轻度发红，伸腕活动时有捻发音，局部压痛明显。

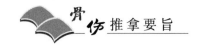

三、治疗

本病以散瘀消肿、行气止痛为治则。

（一）推拿手法

1. 搓肘

沿肘部的掌、背、尺、桡各侧作搓法 2～3 分钟，有行气活血、散瘀消肿的作用。

2. 揉伸腕肌

以食中环指指腹着力，沿前臂背侧自肘部揉至腕部止，反复 4～5 遍，有调和气血、缓解痉挛的作用，用于消除捻发音。

3. 理筋

以食中环指末节指腹着力，沿前臂背侧伸肌走行，由肘部理筋至腕部止，反复 4～5 遍，有缓解痉挛的作用。

4. 分筋

以拇指末节指腹着力，沿桡侧腕长、短伸肌，拇长展、短伸肌部作分筋 2～3 分钟，有行气止痛作用。

5. 拿法

沿前臂掌、背、尺、桡侧分别作拿法，由肘至腕各拿 3～4 遍，有舒筋活络、行气止痛作用。

（二）内治方药

可选用桂枝汤加桔梗、川桐皮、羌活、桑枝等调和营卫、舒筋活络。

（三）封闭疗法

以复方倍他米松注射液 1 mL 加 1% 利多卡因 4～6 mL，作痛点注射，可起到立竿见影的效果。

（四）功能锻炼

可在医生指导下，逐渐加强腕关节活动，及握拳、伸指等运动。

第四节　腕管综合征

腕管综合征又称指端感觉异常征，是正中神经在腕管内受到压迫所引起的以桡侧三个半手指麻木、疼痛为主症的综合征。

腕管位于腕掌侧，是由腕横韧带与腕骨组成的骨纤维隧道，呈椭圆形，可容纳 1 个手指。管内有指浅、深屈肌腱，拇长屈肌腱等 9 条肌腱及正中神经通过。腕管的底为腕骨；尺侧壁为豌豆骨、钩骨；桡侧壁为舟骨、大多角骨结节；顶为腕横韧带（图 2-5-1）。由于腕管管壁以骨性结构为主，其弹性较弱，所以，当腕管内压力增大或腕管容积变小时，容易压迫正中神经而诱发本病。

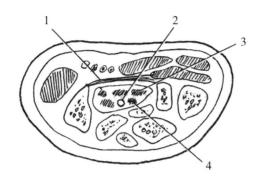

1.腕横韧带；2.正中神经；3.拇长屈肌腱；4.指屈肌腱。

图 2-5-1　腕管示意图

一、病因病理

腕关节处于中立位时，腕管内压力最小。实验证实，腕关节极度屈曲或背伸时，腕管内压力均可急骤增高。尤其是背伸，其压力增高是屈曲的 3 倍。长期从事腕部、手指屈伸活动的工作，如木工、钳工等，容易引起指浅、深屈肌腱及腱鞘的慢性损伤。肌腱的水肿，腱鞘的肥厚变性，均可使腕管内压力增高，压迫正中神经。

绝经期或妊娠期的妇女，内分泌功能紊乱，可刺激结缔组织生长，使腱膜及腕横韧带增厚，腕管变窄，诱发本病。腕部骨折或脱位，伤处瘢痕粘连，亦可诱发正中神经受压。还有实验证实，腕管内正中神经滑移受到限制时，因局部的剪力影响，可导致正中神经内部受牵拉而出现临床症状。

二、临床表现

多见于绝经期前后的女性。以拇指、食指、中指及环指桡侧疼痛、麻木为主症。症状在晨起或握拳时出现或加重。疼痛可呈灼痛或刺痛，多在夜间加重，偶可向肘、肩部放散。病程长者大鱼际肌多有萎缩，可出现拇指无力或动作不灵活。个别患者可出现手指发凉、发绀、皮肤发亮、指甲增厚等自主神经营养障碍体征。屈腕试验、止

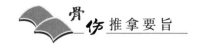

血带试验、正中神经 Tinel 征阳性。

目前公认的诊断腕管综合征的金标准是神经电生理检查，超声检测亦可清晰显示正中神经及其周边组织，并能量化腕横韧带厚度、横截面积、扁平率等指标。

三、治疗

本病以疏通经络、松解粘连为治疗原则。

（一）推拿手法

1. 㨰颈肩

（1）㨰颈肩：以掌指关节着力，沿患侧颈肩部作㨰法2～3分钟，有疏通经络的作用，用于患手疼痛、麻木的治疗。

（2）㨰中府、天泉：以掌指关节着力，依次㨰患侧中府、天泉穴，各治疗1～2分钟，有疏通经络、行气止痛的作用。

2. 揉曲泽、大陵

双手分别置于患侧曲泽、大陵穴处，以食中环指末节指腹着力，作顺时针方向的揉法2～3分钟，有和血养筋、松解粘连的作用。

3. 拿心包经

自肘部起，沿心包经作拿法至腕部，反复治疗1～2分钟，有疏通经络、消除手麻的作用。

4. 分筋

以拇指末节指腹着力，沿腕部拇长屈肌腱、掌长肌腱、指浅屈肌腱作分筋2～3分钟，有松解腕横韧带、指屈肌腱腱鞘粘连的作用。

5. 点穴

依次点按缺盆、极泉、曲泽、郄门、内关、大陵、合谷穴。有疏通经络的作用，用于手指疼痛、麻木的治疗。

6. 摇腕

一手拿住患腕阳溪、阳谷穴，另一手握患手作摇腕1分钟。然后，改拿患腕大陵、阳池穴，摇腕1～2分钟。有松解粘连，消除手指疼痛、麻木的作用。

（二）内治方药

可选用黄芪桂枝五物汤加防风、天麻、桑枝等祛风通络之品治疗。

（三）手术疗法

保守治疗2个月，无效者，可手术切除腕横韧带，以消除对正中神经的压迫。

（四）功能锻炼

嘱患者将患手经常置于中立位，进行握拳、伸指的动作，并逐步练习腕关节屈伸活动及前臂旋转活动。

第五节　腕尺管综合征

腕尺管综合征是尺神经及其深支在腕部尺侧管内受压而出现的综合征。

尺管，是尺神经及其深支走行于腕部尺侧的骨纤维隧道，起于豌豆骨近端，止于钩骨钩的远端，长约 1.6 cm，呈三角形腔隙。尺管的底由腕横韧带及豆钩韧带组成，左右侧壁为豌豆骨、钩骨钩，顶由腕掌侧韧带及小鱼际腱弓构成。尺管内压力增高，或尺管容积缩小，均可压迫尺神经。

一、病因病理

因职业工种的原因，引起腕部慢性劳损及创伤性尺神经炎；腕部豌豆骨、钩骨骨折或脱位；类风湿关节炎造成尺管内水肿；尺管内血管瘤、脂肪瘤等，均可造成尺神经受压。尺神经于豌豆骨远端分为浅、深二支，二者并行进入腕尺管。受压部位可发生在尺神经，或尺神经深支，或尺神经浅支。压迫如发生在尺管入口处，多为尺神经受压，如发生在尺管远端的出口处，可为尺神经浅支或深、浅支同时受压。单纯的尺神经深支受压，压迫多来自尺管底部。

二、临床表现

本病多见于中青年男性手工劳动者，可有腕部外伤史。腕、手部尺侧痛是主症，多呈刺痛或灼痛，夜间加重，可向环、小指或前臂放散。患手环、小指可呈爪形手畸形，手指精细动作受限。尺神经浅支受压，无运动障碍，主要为手掌尺侧及尺侧一个半手指出现感觉减退。尺神经深、支受压，无感觉障碍，主要为骨间肌萎缩，手内在肌运动障碍，尺神经受压或深浅支同时受压，可出现尺神经支配区感觉障碍及手内在肌运动障碍。尺管处可扪及肥厚或压痛。屈腕检查可引出环、小指麻木、疼痛，或灼热感。夹纸试验、Froment 征、尺神经 Tinel 征阳性。

神经电生理检查提示腕部尺神经传导速度减慢，超声检查亦可协助诊断。

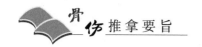

三、治疗

推拿治疗适用于腕部慢性劳损引起的腕尺管综合征。以疏通经络、松解粘连为治疗原则。

（一）推拿手法

1. 擦颈肩

（1）擦中府、肩贞：双手分别置于患侧中府、肩井穴，以掌指关节着力，作擦法2～3分钟，有疏通经络、消除手麻的作用。

（2）擦天泉、青灵：以小鱼际着力，擦患侧天泉、青灵穴部2～3分钟，有行气止痛作用，用于手痛、手麻的治疗。

2. 揉腕

以拇指指腹着力，沿患侧前臂尺侧揉至腕部，反复3～4遍后，于豌豆骨远侧的尺管部位作揉法2～3分钟，有松解粘连，消除手痛、手麻的作用。

3. 分筋

以拇指末节指腹着力，于尺管处分筋1～2分钟，有缓解粘连、松解尺神经受压的作用。

4. 点穴

依次点按缺盆、极泉、青灵、灵道、神门、少泽穴，有行气止痛、消除手麻的作用。

5. 拿法

以拇指与食中环指分别置于患侧心经、三焦经部位，由肘部起，向下拿至中渚、少泽止。反复3～4遍，有舒筋活络、消除手麻的作用。

（二）内治方药

可选用活络效灵丹加姜黄、桑枝、威灵仙等祛风通络之品治疗。

（三）小针刀疗法

损伤或慢性劳损所致尺管壁增厚者，在诊断明确后，可用小针刀剥离管壁，消除尺神经压迫。

（四）功能锻炼

进行握拳、伸指的练习，逐步进行腕关节各个方向的锻炼。

第六节　狭窄性腱鞘炎

肌腱腱鞘因慢性损伤发生炎性变，使肌腱在腱鞘内活动发生障碍，并产生一系列典型症状者，称为狭窄性腱鞘炎。本病多见于腕部和掌指关节处，踝部和足趾处亦可见。其发病与过度活动有关，一般为非化脓性炎症。

肌肉的延长部分，称为肌腱。腱周围有鞘膜包裹，称为腱鞘。它多位于经过关节和骨突处的肌腱上。结构上分两层，内层紧密黏附在肌腱上，外层通过滑液腔与内层分开。内、外层在两端处互相移行，构成封闭的腔隙（图2-5-2）。

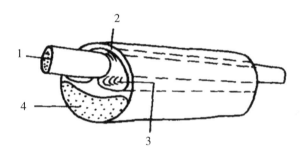

1.肌腱；2.腱鞘；3.骨膜；4.骨。

图 2-5-2　腱鞘结构

除内、外层间有滑液，可减少肌腱活动时的摩擦外，尚有滑车似的结构，可避免紧张的肌腱向两侧滑脱和弹出。

◎ 桡骨茎突狭窄性腱鞘炎 ◎

一、病因病理

拇长展肌、拇短伸肌的肌腱位于同一纤维骨性管内。腱鞘浅面覆有伸肌支持带，深面为桡骨茎突部的纵形骨沟。沟浅窄，表面粗糙。拇指背伸或外展时，肌腱在鞘内滑动摩擦。长期从事拇指单一动作的职业者，肌腱与腱鞘的摩擦频繁，容易引起肌腱、腱鞘的损伤性炎症。肌腱或腱鞘水肿，腱鞘增厚，腔道狭窄，鞘内张力增加，可引起疼痛及功能障碍。

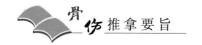

二、临床表现

起病缓慢，亦可因外伤而突然发病。初起即觉腕部酸痛，拇指活动受限，部分患者能准确叙述桡骨茎突处痛，并有压痛。甚至可向下放散至指，向上放散达肘和肩部。

检查可发现桡骨茎突部压痛，并于皮下可能扪得肥厚的肿块（系增厚之腱鞘）。检查者用手紧握腕部茎突处，令患者作握拳放松和拇指运动，可有摩擦感或摩擦音。握拳尺偏试验阳性。

三、治疗

本病以舒筋活络、缓解粘连为治疗原则。

（一）推拿手法

1. 摈前臂

以小鱼际着力，沿前臂掌桡侧、背桡侧分别作摈法 2 ～ 3 分钟。重点在拇长展、拇短伸肌处治疗，有活血养筋、促进粘连消除的作用。

2. 揉腕

以食中环指末节指腹着力，吸定桡骨茎突部，作顺、反时针方向的揉法各 1 分钟，有和血止痛的作用。

3. 分筋

以拇指末节指腹着力，在桡骨茎突压痛点或筋结处作分筋 1 ～ 2 分钟，并配合镇定。有行气止痛的作用。

4. 点穴

依次点按患侧扶突、天鼎、曲池、手三里、阳溪、合谷穴，有行气止痛作用。

5. 摇腕

一手握患腕，拇指按压桡骨茎突。另一手握患手作顺、反时针方向的旋转摇晃 1 ～ 2 分钟，有松解粘连的作用。

6. 扳腕

在摇腕的间隙中，配合作腕关节的掌屈、背伸、尺偏、桡偏扳腕，并在扳至最大限度时施以镇定，有松解粘连的作用。

（二）内治方药

辨证选用桂枝汤加桑枝、威灵仙、桔梗等，以调和气血、舒筋通络。

（三）其他疗法

1. 封闭疗法

复方倍他米松注射液 1 mL，加 1% 利多卡因 1 ～ 2 mL，鞘内注射，5 ～ 7 天 1 次。

2. 小针刀疗法

常规消毒后，以小针刀在痛点或筋结处沿腱鞘走行作剥离，有松解粘连、消除疼痛的作用。

（四）功能锻炼

适当做腕关节的屈伸运动、回环运动，及握拳、伸指运动。并可用健手拇指按压患侧桡骨茎突，患手握拳，四指握紧拇指，做腕关节的尺偏、桡偏运动数次，后轻揉桡骨茎突，每天 3 次，每次 2 ～ 3 分钟。

◎ 指屈肌腱腱鞘炎 ◎

一、病因病理

本病多见于从事手指单一动作的劳动者，如包装工、洗衣工、缮写员等，与职业有明显的关系。经常反复持久地用手操作，肌腱在腱鞘的鞘管内反复摩擦，引起腱鞘损伤性炎变，腱鞘水肿，甚至纤维变性。腱鞘可增厚 3 ～ 4 倍，鞘管变窄，同时其硬度亦增加。

由于狭窄腱鞘的过紧约束和挤压，该部肌腱变细，但肌腱被挤压变细的两端可稍膨胀，使一段肌腱发生葫芦形改变。膨大的肌腱难以通过狭窄的腱鞘，而使手指处于屈曲或伸直位，若强力通过时，可发生弹响（图 2-5-3）。

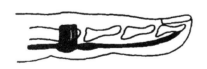
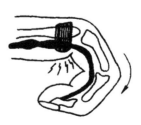

1.伸直位　　　　　　　　　　2.屈曲位

图 2-5-3　指屈肌腱腱鞘炎

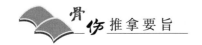

二、临床表现

指屈肌腱腱鞘炎可发生于手部各指，但以拇指的发生率高。其临床表现如下。

患指掌指关节或指间关节附近疼痛，可向腕部放散，患指不能伸直或屈曲，弹响较常见。

检查可见患指掌指关节或指间关节掌侧处压痛明显，并可触及硬束的肌腱。患指呈屈曲位，屈伸运动受限。伸直患指时，可使疼痛加重，并需用外力扳拉，肌腱方可通过狭窄处，通过时产生解锁现象，似如扳枪机感，故有扳机指之称。也有发出弹响声音或有弹动感觉者，故又称弹响指。在掌指关节近侧可查得豆粒状的筋结，是其特点。

三、治疗

本病以消散筋结、松解粘连为治疗原则。

（一）推拿手法

1. 指揉

以拇指末节指腹着力，置于患指掌指关节近侧筋结或痛点上，作力度深透柔和的揉法3～4分钟。有和血养筋、促进筋结消散的作用。

2. 分筋

以拇指指端着力，深压筋结或痛点，作由近至远或由中心向侧方的分筋1～2分钟。有消散筋结的作用。

3. 扳指

拇指按压筋结，施力向近端推挤，其余四指牵引患指并作过伸扳指，有消散筋结、扩张腱鞘狭窄的作用。扳指3遍后，可配合轻柔和缓的揉法。

（二）内治方药

辨证选用桂枝汤加桑枝、威灵仙、川桐皮等，以调和气血、舒筋通络。

（三）其他疗法

1. 封闭疗法

以复方倍他米松注射液1 mL，加1%利多卡因1 mL，由筋结远侧进针，作鞘管内注射，有缓解粘连、消除疼痛的作用。

2. 小针刀疗法

常规消毒后，于筋结远侧进针，沿筋结表面向近侧作剥离，可松解腱鞘狭窄。剥离时，勿向两侧滑移，以免损伤血管神经。术后以无菌纱布加压包扎，不必缝合。

（四）功能锻炼

做患手的握拳、伸指运动。并可用健手拇指按压患侧筋结处，做患指的屈伸活动数次，后轻揉筋结，每天 3 次，每次 2 ～ 3 分钟。

（吴佳航）

第六章

髋及大腿部筋伤

第一节　髋关节一过性滑膜炎

髋关节一过性膜炎是儿童髋关节滑膜组织嵌夹在关节间隙所引起的髋痛、功能受限的筋伤疾患。因多与外伤有关，故又称"外伤性髋关节滑膜炎""小儿髋关节扭伤""幼年性髋关节半脱位"等。手法治疗有较好的疗效。

一、病因病理

本病病因尚不明确，但多与髋部外伤或受凉有关。儿童股骨头骺发育不良，关节囊较松弛。当髋关节受外展牵拉时，股骨头滑向髋臼外，关节囊负压可将松弛的关节囊或滑膜吸入关节间隙。当股骨头滑回髋臼时即形成嵌夹，造成髋关节半脱位。如髋部受凉，关节周围组织痉挛，更易诱发本病。

二、临床表现

起病急骤。发病前可有轻度外伤史或上呼吸道感染史。患侧髋部疼痛，下肢不敢着地，行走时明显跛行。休息时症状不明显，活动患髋则可诱发或加重疼痛。患髋肿胀轻微或不明显，髋关节前内侧可查及压痛，股内收肌群有痉挛、僵硬感。仰卧时患下肢略长于健侧，被动外展、内旋及伸直受限。托马斯征可呈阳性。

X 线摄片：骨质无改变，关节间隙正常，滑膜可无明显肿胀，偶可见关节囊阴影膨隆。

MRI 检查：主要表现为关节积液，滑膜增厚。关节积液表现为关节腔内片状、带状长 T_1 长 T_2 信号，T_2 脂肪抑制序列上呈高信号；滑膜增厚呈线状等、稍长 T_1，稍长

T_2 信号，在 T_2 脂肪抑制序列上呈高信号。

肌骨超声：髋关节颈前间隙增宽，关节腔内积液及关节囊肿胀，伴有或不伴有滑膜增厚。

三、治疗

通过临床检查，排除关节感染性疾病后，可试用手法治疗。

（一）推拿手法

本病以舒筋解挛、整复筋位为治疗原则。手法应轻柔和缓，不可粗暴用力。

1. 揉髋

以食中环指指腹着力，沿股内收肌群及髋关节前、外侧作揉法 2 ～ 3 分钟，有舒筋解挛的作用。

2. 拿髋

轻拿患侧股内收肌群及髋关节前外侧肌肉 2 分钟，有舒筋解挛作用。

3. 复位

患儿仰卧。助手扶髂前上棘处固定骨盆。术者行以下手法。

（1）牵引：一手握患踝，另一手托腘部，略用力牵引下，呈顺、反时针方向来回摇动患下肢，通过关节旋转活动的牵拉，促使嵌夹组织复位。

（2）屈膝屈髋：术者手势同上。患肢屈膝屈髋 90°，微用力牵引下，沿顺、反时针方向旋转摇动髋关节，牵拉关节囊及滑膜，促进嵌夹组织复位。

（3）外展外旋：极度屈膝屈髋后，外展外旋，伸直患髋，可顺利消除组织嵌夹。适用于患肢略呈内收内旋畸形者。

（4）内收内旋：极度屈膝屈髋后，内收内旋，伸直患髋，适用于患肢略呈外展外旋畸形者。

经上述手法整复后，患髋功能多可立即恢复。

（二）药物治疗

可于痛点处外敷活血散。若疼痛明显，宜温经散寒，可用乌头汤、桂枝附子汤、桂枝芍药知母汤加减。湿热者宜清利湿热，可用宣痹汤合二妙散或防己蚕矢汤加减。血瘀者宜活血化瘀，用身痛逐瘀汤、补阳还五汤加减。

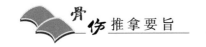

第二节　股内收肌群损伤

股内收肌群损伤，是髋关节过度外展所引起的牵拉性损伤，以大腿内侧疼痛、行走活动受限为主症。

股内收肌群由五块肌肉组成：耻骨肌、股薄肌、长收肌、短收肌、大收肌，其作用为共司大腿的内收运动。前四块肌肉均起自于耻骨，大收肌起于闭孔下缘和坐骨结节。耻骨肌止于小转子下方的耻骨线，股薄肌止于胫骨粗隆内下方，长收肌、短收肌、大收肌共同止于股骨粗线，使内收肌力集中于一处，利于产生内收运动。但当大腿过度外展时，该处也易形成应力集中，发生损伤。

一、病因病理

多因髋部过度外展，骤然牵拉股内收肌群而形成损伤。打网球、打羽毛球、踢足球等体育运动，突然跨步摆髋，用力不协调或过猛，皆可牵拉股内收肌，引起部分纤维断裂，甚至可致完全断裂，导致伤处组织痉挛、出血、水肿。

耻骨骨折，断端移位和局部出血常易波及内收肌起点。如仅重骨折治疗而忽略筋伤的处理，易迁延失治，形成粘连。

二、临床表现

有急性外伤史。患者多为青少年。大腿内侧疼痛。髋外展、内收受限，如施以阻力，则可诱发或加重疼痛。检查：患肢跛行，伤处肿胀、有瘀斑，耻骨上支或股内收肌处压痛。肌肉断裂者，在股内收肌抗阻力运动时有异样隆起。粘连者，可在大腿内侧扪得僵硬肿块或条索状筋结。

X 线摄片可帮助排除骶髂关节和髋关节的疾患。

三、治疗

肌肉完全断裂者外敷活血化瘀中药，卧床休息 7～10 天，限制髋关节外展活动。10 天后，可配合推拿手法治疗，以减轻粘连，促进功能康复。

不完全断裂者以推拿为主，以早期舒筋解痉、后期松解粘连为治疗原则。

（一）推拿手法

1. 擦法

以掌指关节着力，分别沿大腿内侧、后内侧作擦法 3～4 分钟。用于早期，有舒筋解挛的作用；用于后期，有活血养筋的作用。

2. 拿法

以拇指与食中环指指腹着力，沿内收肌起点处向下作拿法，至大腿中下 1/3 处止。反复治疗 5～6 遍。早期使用，有舒筋解挛的作用；后期使用，可收到松解粘连的效果。

3. 揉法

以食中环指末节指腹着力，分别沿患大腿前内侧、后内侧作揉法 2～3 分钟。早期，有和血、舒筋、解挛作用；后期，有养筋、松解粘连的作用。

4. 弹筋

沿患者股内收肌群处作弹筋，自大腿根部弹至中下 1/3 处止，反复 2～3 遍，有行气止痛、松解粘连的作用。

5. 摇髋

一手扶患足跟，另一手扶患膝，使患髋作顺、反时针方向的摇动，有松解粘连的作用，多用于后期的治疗。

（二）内治方药

损伤初期，气滞血瘀，治宜行气止痛、活血化瘀，方选祛瘀止痛汤或内服三七伤药片。后期治宜舒筋通络、活血化瘀，方选舒筋活血汤、舒筋丸等。

（三）其他疗法

可以用舒筋散或活血散外敷，若疼痛剧烈者，应限制患肢活动，可配合针灸等理疗。

（四）功能锻炼

部分肌肉断裂者，早期下肢外展位拉长受伤肌肉，主动锻炼，防止疼痛性瘢痕挛缩形成，促进后期功能恢复。

（肖清清）

第七章

膝部筋伤

膝关节由股骨下端、胫骨上端和髌骨组成。无论从关节表面面积和关节腔容积来看，膝关节都是人体中最大的关节。为适应负重和行走屈伸功能的需要，膝关节内有前、后交叉韧带，内、外侧半月板等辅助装置。关节的内、外侧有侧副韧带，后侧有关节囊后韧带，前侧有髌韧带等装置。关节的稳定性有赖于上述韧带组织。其中内、外侧副韧带可限制关节侧向移动，前、后交叉韧带可限制关节过度向前和向后移动，关节囊后韧带（包括腘斜、腘弓状韧带）可限制关节过伸，髌韧带可限制关节过屈。关节面浅而广，辅助装置多，是膝关节的特点。上述组织发生撕裂或损伤，均可影响膝关节的稳定性。

第一节　膝关节创伤性滑膜炎

膝关节滑膜充填于关节腔，遮盖关节软骨面以外的关节腔壁，是关节的重要结构。滑膜血管丰富，血运良好，并能分泌滑液，润滑关节软骨面，增加关节活动范围。膝关节创伤性滑膜炎是由损伤所引起的，以膝关节疼痛、肿胀为主的筋伤疾患。

一、病因病理

暴力打击，滑跌扭挫，均可损伤滑膜。滑膜充血、渗出，形成关节腔积液。如未能及时消除积液，关节内压力增高，阻碍淋巴液回流，将加重关节腔积液。日久，则纤维素沉着，滑膜增厚肥大，纤维性机化，发生关节粘连，影响关节活动，形成慢性滑膜炎。此外，膝部其他慢性劳损也是诱发慢性创伤性滑膜炎的病因。

二、临床表现

（一）急性创伤性滑膜炎

有急性外伤史，病程短。膝关节肿胀、疼痛、活动受限。抗阻力伸膝或极度屈膝时疼痛难忍。皮温升高，浮髌试验阳性，按之有波动感。关节穿刺抽出液为粉红色液体。

X 线检查可排除膝部骨折。

（二）慢性创伤性滑膜炎

有急性膝部损伤迁延失治史。膝关节肿胀、疼痛较轻微。患膝乏力，易疲劳。髌骨底上缘可触及压痛，股四头肌可有萎缩。关节穿刺抽出液量较正常多，色淡黄，澄清或微混浊。

X 线摄片：可排除关节其他疾患。

MRI：滑膜炎时 MRI 不能直接显示滑膜本身，但髌下脂肪垫的游离缘失去正常的平滑凹陷轮廓而不规则，被称为"异常髌下脂肪垫征"，这是滑膜炎的表现。增生的滑膜表现为 FS FSE PDWI 序列上的中等信号，与高信号的滑膜液形成对比。

三、鉴别诊断

膝关节急性创伤性滑膜炎须与创伤性关节内积血鉴别。其要点为：积血肿胀出现快，创伤后立即发生；膝痛较明显；局部皮温及体温增高。滑膜炎肿胀出现晚，伤后6～7小时方开始出现；疼痛较轻；局部皮温及体温升高不明显。关节穿刺抽出液性状可供鉴别。

四、治疗

（一）急性创伤性滑膜炎

急性创伤性滑膜炎以行气活血、散瘀消肿为治则。

1. 㨰法

沿患大腿前、后、内、外各侧作㨰法3～4分钟，有行气活血、散瘀消肿作用。

2. 理筋

以食中环指指腹或掌根着力，沿股直肌、股外侧肌、股内侧肌部位作理筋，至膝部止。反复理筋3～4遍，有散瘀消肿作用。

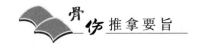

3. 拿法

双手协同用力，由近至远拿股四头肌，至膝部止。反复拿 4～6 遍，有舒筋解挛、散瘀消肿的作用。

4. 揉膝

以掌心着力，置于髌底上缘，作揉法 2～3 分钟，有活血消肿的作用。

5. 挤按髌底

术者一手虎口卡住髌底，另一手托住患足跟部。双手协调用力，使患膝过伸，而虎口则保持持续用力，挤按髌底。有散瘀消肿、缓解疼痛的作用。

6. 点穴

依次点按梁丘、犊鼻、足三里、条口、解溪、陷谷穴，有行气止痛的作用。

（二）慢性创伤性滑膜炎

慢性创伤性滑膜炎以温养筋脉、滑利关节为治疗原则。

1. 擦法

参照急性创伤性滑膜炎。

2. 理筋

参照急性创伤性滑膜炎。

3. 揉膝

以小鱼际掌根着力，于髌底上方作揉法 2～3 分钟，有温养筋脉的作用。

4. 拿膝

双手分别置于髌底上缘及髌韧带处，拿股四头肌肌腱、双膝眼 1～2 分钟。再移至内、外侧副韧带及阴、阳陵泉处，作拿法 1～2 分钟。有活血养筋、滑利关节的作用。

5. 分筋

双手拇指以末节指腹着力，分别置于髌底、髌尖及髌骨两侧作分筋 1～2 分钟，有滑利关节的作用。

第二节　膝关节内、外侧副韧带损伤

侧副韧带位于膝关节两侧。内侧副韧带宽而长，紧张有力，呈三角形。起于股骨内收肌结节处附近，止于胫骨内髁内侧，分前后二股。其深部纤维与关节囊及内侧半月板相连。外侧副韧带呈束状，起于股骨外髁的外侧，止于腓骨小头顶端，与外侧半月板之间有腘肌腱相隔，故不相连。侧副韧带限制关节移动的力量，与关节的位置有较密切的关系。膝关节完全伸直时，内、外侧副韧带均紧张。膝关节屈曲时，内侧副韧带亦紧张。侧副韧带紧张时，膝关节的侧向活动消失。膝关节轻度屈曲时，内、外侧副韧带均松弛，关节稳定性差，易于发生异常活动而致损伤。

一、病因病理

侧副韧带损伤，常见于搬运工人和球类运动员，以内侧副韧带损伤多见。正常人膝关节有 10° 左右的外翻，而膝关节外侧最易受到暴力的冲击，使膝关节过于外展，致内侧副韧带受伤。伤力大小不同，则损伤的程度也不同，轻者部分断裂，重者完全断裂。完全断裂多发于韧带起止点处，部分断裂可发生在任何部位。

外侧副韧带损伤，因膝关节过度外翻引起。来自膝内侧的暴力较小，故临床上此种损伤较少见。

二、临床表现

内侧副韧带损伤后，膝内侧肿胀、剧痛，虽能勉强行走，但患膝不能完全伸直，外展时疼痛加剧。在股骨内收肌结节处可查得显著痛点，并伴凹陷缺损。半月板或交叉韧带有损伤时，关节腔内有积血，浮髌试验阳性。在患膝伸直时，一手按股骨髁部外侧，另一手握踝部作外展动作，有开口感和弹回关节面的碰撞感，则为膝外翻试验阳性，提示内侧副韧带断裂。检查外侧副韧带有无损伤，方法与上述相反（图 2-7-1）。

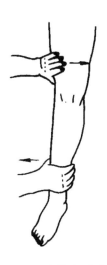

图 2-7-1　膝外翻试验

在膝关节外翻或内翻姿势下，摄 X 线正位片，可见内侧或外侧关节间隙增大。侧副韧带完全断裂时，增大更明显，关节面所成之角为 10°～15°。

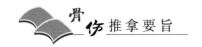

MRI 检查示：

Ⅰ度：扭伤。无临床不稳定，内侧间隙开大 0 ～ 5 mm。

Ⅱ度：部分损伤。有临床不稳定，内侧间隙开大 5 ～ 10 mm。

Ⅲ度：完全损伤。明显不稳定，内侧间隙开大 10 ～ 15 mm。

内侧副韧带Ⅰ度扭伤表现为平行于内侧副韧带浅层表面的高信号，韧带厚度正常；Ⅱ度损伤在 FS FSE PDWI 和 STIR 序列图像上从其浅层直至深层能够显示在低信号的韧带周围出现高信号的水肿和（或）出血。Ⅲ度损伤代表韧带完全断裂，韧带连续性中断并伴有信号增高。完全撕裂通常伴有内侧半月板、后内侧关节囊和前交叉韧带损伤，并可以导致内侧关节间隙增宽。

外侧副韧带撕裂表现为韧带增厚和 FS T_2WI 和 PDWI 信号增高。与内侧副韧带损伤的 MRI 表现有所不同的是，外侧副韧带损伤时的信号不如内侧副韧带损伤时高。

三、治疗

（一）部分断裂

伤后即用活血化瘀中药外敷并辅以纸壳夹板固定。内侧副韧带损伤，纸壳夹板置于腓侧；反之，则置于胫侧，以限制与受伤姿势相同的活动。固定时间为 1 ～ 2 周，固定期间应积极配合推拿治疗，早期手法力度轻，治疗时间短，随着伤处肿胀、疼痛的减轻，手法力度及治疗时间可逐步增加。

1. 推拿手法

（1）揉膝

以食中环指末节指腹着力，在瘀肿处作揉法 2 ～ 3 分钟，有散瘀消肿的作用，用于早期。

（2）理筋

拇指张开，其余四指并拢，全掌着力，自大腿根部向下，理至踝部止。理筋 6 ～ 8 次，有行气止痛、散瘀消肿的作用，用于各期。

（3）摩法

以全掌着力，于瘀肿处作摩法 2 ～ 3 分钟，有散瘀消肿作用，用于早期。

（4）拿法

沿大腿前、内、外侧作拿法。分别由大腿根拿至踝部止，反复 3 ～ 4 遍，有行气止痛作用，用于各期。

（5）分筋

以拇指末节指腹着力，沿伤侧压痛点或筋结处作分筋 1 ～ 2 分钟，有散结消肿的作用，用于后期。

（6）摇膝

沿顺、反时针方向摇动患膝 1～2 分钟，有松解粘连、滑利关节的作用，用于后期。

2. 药物治疗

损伤初期应活血化瘀，理气止痛，可用内服新伤跌打汤、活血化瘀汤，局部外敷消肿散、活血散。后期温经活血，壮筋和络，用独活寄生汤。局部用舒筋活血洗剂等熏洗患处。

3. 功能锻炼

损伤轻微者，伤后 3～4 天应做股四头肌的功能锻炼，以防止肌肉萎缩粘连。损伤较重、部分断裂者，将膝关节固定于 150°～160° 位 3～4 周。

（二）完全断裂

应早期行手术修补，术后长腿石膏固定 3～4 周。固定期间应做股四头肌功能锻炼。解除固定后应做膝关节屈伸及扶拐步行锻炼。

第三节　髌下脂肪垫损伤

一、病因病理

髌下脂肪垫位于髌骨下方、髌韧带深面，是关节囊内略呈三角形的脂肪组织。它充填于膝关节的前部，有减少髌韧带和骨关节面摩擦的作用。急性损伤少，可为脂肪垫出血、水肿；慢性损伤多，脂肪垫失去弹性，呈纤维粘连变性。膝关节长期过度活动，反复损伤，是引起脂肪垫慢性损伤的原因。

二、临床表现

急性损伤者，膝部常有明确的外伤史，膝关节青紫肿胀，并伴疼痛。慢性损伤者，年龄常在 30 岁以上，有膝关节过度活动的病史，如经常长途行走、爬山、下蹲等。患者自觉膝部疼痛、酸胀，行走不能持久，但关节活动多无明显障碍，疼痛可放散到小腿后面和跟部。

检查时，患膝伸直，检查者一手将髌骨按向前下方，使髌骨下缘翘起，另一手拇、食指按压膝眼部，疼痛明显者，为髌骨下脂肪垫损伤。

X 线摄片：可排除膝关节其他疾病。

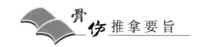
MRI：损伤程度轻者，髌下脂肪垫形态正常，边缘规整；髌下脂肪垫于 T_1WI 及 T_2WI 序列见条片状、斑片状低信号。T_2WI 序列呈条片状、斑片状高信号，边缘模糊，以后下缘多见。损伤程度重者，髌下脂肪垫明显变形，边缘可见撕裂征，以后缘明显。损伤后期，可见囊性变，部分与关节腔相通。

三、治疗

急性损伤者，外敷活血化瘀中药，适当休息即可。

慢性损伤者，推拿是重要的治疗手段。以温养筋脉、活血通络为治疗原则。

（一）揉法

双手分别置于血海、足三里穴处，以掌指关节着力，作揉法 2～3 分钟，有活血养筋的作用。

（二）揉膝

双手分别置于髌骨底上缘及髌韧带处，以小鱼际掌根着力，作揉法 2～3 分钟，有温养筋脉的作用。

（三）拿膝

一手拿血海、梁丘；另一手拿髌韧带两侧的膝眼。双手同时作拿法 1～2 分钟，有活血通络的作用。

（四）分筋

双手拇指末节指腹着力，于两侧膝眼处分筋 1～2 分钟，有活血通络、行气止痛的作用。

（五）搓膝

双手小鱼际侧掌着力，掌心相对，分别置于髌底及髌韧带处作搓法 2～3 分钟，有温养关节的作用，用于膝部慢性劳损的治疗，亦可作为结束治疗的手法。

第四节　髌骨软化症

髌骨软化症是髌骨关节面软骨因慢性损伤而导致的退行性改变。软骨破裂、脱落为其主要病理改变。多见于田径及球类运动员。

一、病因病理

常由慢性劳损引起。如膝关节长期负载屈伸活动；或异位髌骨以及膝部畸形，均可长期加重髌股关节面的相互摩擦，使髌骨逐步发生退行性变，出现软骨粗糙、软化、纤维化，进而碎裂脱落。严重者可累及滑膜、脂肪垫，发生渗出、出血、肥厚等改变。

二、临床表现

患者自觉膝部不适或膝部疼痛，活动后加重，爬楼梯时更为明显。严重者伸屈膝时有粗糙摩擦感。压迫髌骨可引起疼痛，髌骨周缘可查及压痛。髌骨研磨试验阳性。单腿下蹲时，出现膝痛即为单腿下蹲试验阳性。

髌骨切线位 X 线片对诊断髌股排列错乱及股骨髁发育不良具有十分重要的诊断价值，是髌骨软化症病因诊断较为可靠的方法。X 线摄片早期无明显异常，如出现髌股关节间隙变窄，髌骨软骨面粗糙，软骨下骨硬化或髌骨边缘骨质增生，则提示病变已进入后期。

MRI：FS FSE PDWI 图像上可能会发现软骨表面局部的不规则及关节表面软骨连续性中断处的高信号。软骨表面或深部裂隙样的高信号。当软骨表面形成溃疡并伴有软骨下的骨外露，其 MRI 表现为正常关节软骨缺失，取而代之的是 T_1WI 软骨下骨的低信号和 FS FSE PDWI 或 STIR FSE T_2WI 序列图像的高信号。

三、治疗

（一）推拿手法

本病以温养筋脉、温养关节为治疗原则。手法力度柔和，速度徐缓，可产生明显的深层温热效应，能促进退变软骨的康复。

1.摩膝

全掌着力，掌心置于髌骨表面，作摩法 2～3 分钟，有温养筋脉的作用。

2.揉髌底、髌尖

双手以掌指关节着力，分别置于髌底及髌韧带处作揉法 3～4 分钟，有活血养筋的作用。

3.指揉髌周

双手以食中环指末节指腹着力，分别置于髌底、髌尖；髌骨两侧作揉法，各揉 2～3 分钟，有温养筋脉的作用。

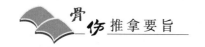

4.搓膝

双手以小鱼际侧掌着力，分别置于髌底、髌尖；髌骨两侧作搓法，各搓2分钟，有温养关节的作用。

（二）内治方药

属于气滞血瘀者，可用身痛逐瘀汤加减，肝肾亏虚者，可用独活寄生汤加减。

（三）功能锻炼

应做股四头肌功能锻炼，增加髌股关节稳定性。

第五节　膝关节半月板损伤

膝关节的胫骨平台骨关节面浅而平，内外侧半月板充填于胫骨平台与股骨髁之间，加深了关节窝的深度，从而使膝关节更为稳定。股骨髁伸屈旋转时，半月板紧贴着股骨髁，借以润滑和保护关节软骨面，减少关节摩擦，并随之产生相应的活动。

内侧半月板稍大，呈"C"形，后宽前窄，分前后两角。前角附着于髁间前窝，前交叉韧带的前方，后角附着于髁间后窝，后交叉韧带的前方。外缘与内侧副韧带紧密相连，以限制其过度移动。

外侧半月板略小较厚，呈"O"形，前后等宽，外缘不与外侧副韧带相连。前角附着于胫骨髁间隆突之前，后角附着于胫骨髁间隆突之间。

半月板是纤维软骨组织，中心薄边缘厚，本身无血循环，血液供应主要靠紧连关节囊的外缘凸起部。所以，如果半月板仅在关节囊的附着处部分断裂，则有愈合的可能。如损伤发生在中心部，则修复力很弱。

一、病因病理

半月板在膝关节内有稳定关节和缓冲作用，其中心部与胫骨联系不紧密。关节活动时，半月板可随之产生相应的移动。如突然的不适应动作，才引起半月板损伤。膝关节半屈曲时，关节不稳，此时如果躯体再发生扭曲旋转运动，半月板易被研磨劈裂而损伤。在一侧下肢负重，膝关节略屈，小腿固定时，上身突然向前向中线移动，股骨内髁急骤强力内旋，内侧半月板来不及滑开，可被挤压而引起破裂。膝关节屈曲位受伤，因股骨髁向后运动，破裂部位靠后。膝关节伸直时受伤，破裂部位多靠前。

通常内侧半月板破裂，多见于小腿外旋时受伤，外侧半月板破裂多见于小腿内旋时受伤。

二、临床表现

急性半月板破裂，常有明确的外伤史。患者局部症状突出，膝部持续疼痛，膝关节不能自动伸直，活动时疼痛加剧，功能受限，不能行走。膝关节肿胀迅速出现，并较剧烈，半月板破裂侧膝关节间隙处有压痛。部分患者可出现关节交锁，即膝关节突然既不能伸又不能屈，被卡住而产生剧痛，经过旋转摇晃活动出现响声后，方可恢复膝关节活动。这是半月板破裂早期诊断的特征。一般患者易与膝部扭伤混淆。故详细了解病史，分析受伤姿势，才能帮助确诊。

半月板损伤，休息 1～2 周，关节肿胀和疼痛逐渐消失，伸屈功能慢慢恢复。但患侧膝关节常出现乏力、关节不稳和有异物感。往往轻微外伤，又能引起以上急性症状反复发作。患膝经常出现关节乏力、疼痛，尤以行上、下坡路时明显，膝关节反复出现少量积液。有的患者有膝关节交锁与解锁，伸屈时发生弹响现象。病程较长者，除膝部功能异常外，多伴有股四头肌萎缩。

检查时，将拇、食指分别置内外膝眼处，嘱患者将屈曲的膝关节逐渐伸直。半月板损伤者，常可出现明显的压痛点。嘱患者俯卧，屈膝 90°，医者纵向按压小腿，并作旋转运动，出现疼痛者，为研磨试验阳性。患者仰卧，检查者以一手的拇、中指分别置于膝关节内外膝眼处，另一手握持足跟并屈膝屈髋。检查内侧半月板时，将小腿内收外旋（查外侧半月板时，将小腿外展内旋），同时逐渐伸直，如膝部出现疼痛或弹响，为麦氏征阳性，说明有半月板损伤存在。

半月板损伤的诊断，一般根据病史和体征，常可确诊。膝关节平片能排除膝部其他骨科疾病，对本症不能确诊。必要时，可作膝关节 MRI 以协助诊断。

MRI：Ⅰ级损伤显示半月板内局限性球形异常高信号，但未达关节面。Ⅱ级为半月板内水平的、线样高信号，但未达半月板关节面。Ⅲ级的信号特点是异常高信号至少累及了一个关节面或达到半月板的游离缘，代表了真正的半月板撕裂。矢状位与冠状位相应区域对比有助于辨别Ⅰ级和Ⅲ级损伤的信号。

三、治疗

（一）推拿手法

早期积极行推拿治疗，防止股四头肌萎缩，避免膝部乏力和关节不稳，减少半月板再度损伤的机会。以活血养筋、温养关节为治疗原则。

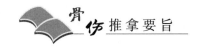

1. 擦法

（1）擦股四头肌：双手掌指关节着力，分别沿髀关、阴市；箕门、血海作擦法各2～3分钟，有活血养筋作用。

（2）擦髌底、髌尖：参照髌骨软化症。

2. 揉膝

参照髌下脂肪垫损伤。

3. 拿股四头肌

双手置大腿根部，沿大腿前侧向下作拿法3～4遍，双手移至髌底上缘及髌韧带处，拿股四头肌腱及双膝眼2～3分钟，有行气活血、通络止痛作用。

4. 分筋

以双手拇指末节指腹着力，自膝眼逐步分筋至侧副韧带止，反复分筋3～4遍，有行气止痛、消散筋结作用。

5. 搓膝

参照髌骨软化症。

（二）药物治疗

早期以消肿止痛为主，外敷活血散，局部红肿较明显者，可予金黄散外敷，内服活血化瘀汤。后期以温经通络为主，可活血散外用，内服壮骨强筋汤等。

（三）手术疗法

经保守治疗无效者，应尽早行半月板成形或摘除术，膝关节镜下手术可作为手术的首选方案。手术效果良好，对膝关节功能无影响。

（四）功能锻炼

股四头肌肌力锻炼，能防止肌萎缩，增强膝关节稳定，是重要的辅助治疗，无论是手术或非手术治疗，均可配合。

（肖清清）

第八章

踝及足部筋伤

第一节　踝关节扭伤

踝关节由胫腓骨下端和距骨组成，内侧有三角韧带，外侧有距腓前韧带、跟腓和距腓后韧带。踝关节以屈伸活动为主，内翻活动范围较外翻大。

一、病因病理

踝部软组织损伤以关节扭伤为常见。患者常因在不平的道路上行走，或下坡、下楼梯、由高处跳下时，不慎足部突然受到内翻性暴力，关节外侧韧带失去保护能力，使踝与足的外侧韧带遭受过度牵拉而受伤，重者可发生脱位或骨折。外翻引起的单纯内侧韧带损伤较少，多与腓骨远端骨折合并发生。

二、临床表现

（一）疼痛

伤后患踝外侧骤然疼痛，关节活动时疼痛加重。

（二）肿胀

伤后可立即出现，多位于患踝前外侧和足背部，为损伤后局部组织出血、渗液等外伤性炎症反应所致。

（三）瘀斑

伤后2～3天，瘀斑青紫方较明显，为皮下组织、韧带、关节囊撕裂后，出血渗

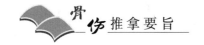

至皮下所致，多能逐渐自行消退。

（四）跛行

损伤处气滞血瘀所致的疼痛，或软组织嵌入关节间隙产生的疼痛，使走路时不能用力着地而呈跛行。

（五）检查

踝关节前外侧压痛明显，如将踝关节和足部作外翻时则不痛，作内翻活动时疼痛加重。韧带完全断裂者，内翻角度明显增大。半脱位时，在极度内翻位下，方可在外踝摸到空隙。这种检查患者非常痛苦，没有必要时，不应进行。

对18岁或以上的患者可采用Ottawa法则决定是否拍X线。X线内翻位照片，正位可见外侧关节间隙增宽。若合并骨折者，可见撕脱的骨片。

MRI：急性损伤可见韧带连续性中断；韧带附着处分离；韧带增粗伴T_2WI韧带内信号增高，提示出血或水肿。

三、分型

踝关节扭伤分为3型。

Ⅰ型：韧带受到牵拉，但没有撕裂，踝关节相对稳定。

Ⅱ型：韧带部分撕裂，产生不同程度的踝关节不稳定。

Ⅲ型：踝关节严重损伤，一根或多根韧带完全撕裂，可能造成内踝或外踝的骨折，踝关节不稳定。

四、治疗

患踝严重肿胀者，外敷活血化瘀中药，绷带包扎固定，抬高患肢，并适当限制活动，以利恢复。早期瘀肿阶段，药物外敷效果显著，7～10天肿胀多能消退。应及时停止敷药，尽早采用推拿治疗。

（一）推拿手法

踝关节扭伤，局部瘀肿不明显者，初诊即可采用推拿治疗，但手法力度须轻柔和缓，并注意避免作与受伤姿势相同的关节活动，以免加重损伤。严重肿胀者，待肿胀渐消，如伤后4～5天，即可开始推拿治疗，不必等至肿胀消净。

以行气活血、散瘀消肿为早期的治疗原则，常用手法如下。

1. 摩踝

双手食中环指着力，分别置于内、外踝处作摩法 2～3 分钟，有散瘀消肿作用，用于早期瘀肿重者。

2. 揉踝

双手食中环指指腹着力，分别置于内、外踝处作揉法 2～3 分钟。然后，双手改为末节指腹着力，分别沿足背内外侧揉至跖趾关节止，重复 3～4 遍，有行气止痛、散瘀消肿的作用，适用于早期。

3. 理筋

双手拇指指腹着力，分别置于小腿两侧，自膝下方理至跖趾关节止，反复理筋 3～4 遍，有活血散瘀、行气止痛作用，用于早期。

4. 摇踝

术者一手握患踝上方，另一手握足尖，作顺、反时针方向摇踝，并配合跖屈、背伸扳踝，有理筋复位的作用，用于无明显肿胀的踝关节扭伤。

以舒筋活络、滑利关节为中后期的治疗原则。踝关节扭伤肿胀严重者，外敷活血化瘀中药后，患处仍有不同程度的瘀肿及粘连，继续敷药效果已不明显，必须运用推拿手法，疏通经络，松解粘连，以促进功能康复。常用手法如下。

1. 理筋

以虎口及拇、食指指腹着力，由上至下理至足部。分别沿小腿前、后侧各理 3～4 遍，有舒筋活络的作用。

2. 拿法

双手分别沿小腿内外侧，由上至下拿至足部止，重复 3～4 遍，有舒筋活络的作用。

3. 揉踝缝

以拇指指端着力，沿前踝、内外踝关节缝处作揉法 2～3 分钟，有和血养筋、松解粘连的作用。

4. 分踝缝

以拇指指端着力，沿踝关节缝作分筋 2～3 分钟，有行气止痛、消散筋结的作用。

5. 摇踝

作顺或反时针方向的摇踝 2～3 分钟，有松解粘连、滑利关节的作用。

6. 扳踝

在摇踝间隙中，配合背伸、跖屈、内翻、外翻扳踝。扳至最大限度时，施以镇定，以松解粘连。

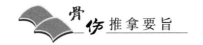

（二）药物治疗

早期治宜活血化瘀、消肿止痛，可内服新伤跌打汤或活血化瘀汤，局部外敷消肿散、活血散。后期舒筋和络、温通经脉，服用小活络丹、风伤伸筋汤等，局部用舒筋活血洗剂外洗。

（三）功能锻炼

踝部损伤患者，应尽早进行关节主动活动。固定过久，活动过晚，易使粘连形成，引起功能障碍。固定期间可做足趾屈伸活动及床上抬腿活动。解除固定可做踝屈伸活动。当肿痛消退，患踝负重活动时，足应放平行走，切忌用后跟或足尖着地，或足外侧着力，否则易导致患踝功能失常，诱发损伤，使病程缠绵。

第二节　跟腱炎

跟腱炎是指跟腱及其周围脂肪、筋膜、滑膜囊组织因损伤引起的炎症。跟腱和它表层的深筋膜之间有腱周组织，其结构近似滑膜，共 7～8 层。各层之间有结缔组织联系。在踝关节屈伸活动中，腱周组织有保护作用，避免跟腱磨损。

一、病因病理

多因急性拉伤引起。小腿三头肌急骤收缩，如突然猛力弹跳或急速奔跑，均可引起腱周围组织损伤，产生出血、水肿等。跟腱长期与腱周围组织摩擦，可引起腱周围组织各层之间以及与跟腱之间的粘连。跟腱炎一般容易发生在两个部位：

（一）非附着部跟腱炎

位于跟腱附着部上方 2～6 cm 处，此处跟腱纤维交叉走行，血液供应减少，容易发生跟腱病或跟腱炎。通常把跟腱实质变性、无症状者称跟腱病，而把有症状的称非附着部跟腱炎。常见于经常从事跳跃运动和大运动量的运动员。

（二）附着部跟腱炎

位于跟腱跟骨结节附着处，常伴有跟腱周围组织的炎症，即跟腱周围炎、跟后滑囊炎和跟腱后滑囊炎。附着部跟腱炎多发生于坐办公室者、老年人和过度肥胖者。

二、临床表现

急性期跟腱痛，踝关节屈伸活动可诱发或加重。跟腱压痛，局部肿胀。踝关节抗阻力屈伸疼痛加剧。慢性期，跟腱痛多发生于活动开始时或猛力跳跃时，上、下楼梯时因牵拉跟腱也可引起疼痛。检查：跟腱部表浅压痛；跟腱变形形成筋结硬块；捻动跟腱可有摩擦音。

急性期须与跟腱断裂鉴别：断裂时断裂处明显凹陷畸形，足趾屈曲活动消失。

MRI 检查在跟腱炎的诊断、治疗后随访中起着重要作用。以轴面和矢状面为主。跟腱炎 4 种组织学变性的 MRI 表现：①乏氧性纤维瘤病，最常见，位于血管区，MRI 矢状面和轴面显示跟腱局灶性或梭形增粗，轴面像前缘隆突。FS PD FSE 表现为均匀性低或中等信号。②黏液变性，次常见，跟腱内的黏液样变性在 T_1、FS PD FSE 和 STIR 均表现为高信号。③脂样变性，见于年长者，抑脂和不抑脂的 T_1 加权像，有助于诊断和鉴别诊断。④钙化或骨化性肌腱病，X 线平片和 CT 显示好。由于撕裂导致缺血，跟腱纤维组织增生，在跟腱内可见等或高信号。并发跟腱周围炎时，跟腱后部 FS PD FSE 和 STIR 均表现为半环形条状高信号，跟腱前脂肪垫变模糊及信号异常，伴有跟腱变性。附着部跟腱炎，表现为跟腱增粗，见上述变性而出现异常信号。

三、治疗

急性损伤者局部外敷活血化瘀中药，尽早配合推拿治疗。慢性损伤，可采用推拿配合中药外敷或中药熏洗。推拿治疗原则为舒筋活络、松解粘连。

（一）搓跟腱

一手置承筋穴，另一手置跟腱旁，双手以掌指关节着力，作搓法 3 ～ 4 分钟。搓跟腱之手沿跟腱两侧交替进行。

（二）揉跟腱

双手拇指分别置于跗阳、筑宾穴处，以末节指腹着力，沿跟腱两侧向下揉至仆参、水泉止。重复揉 3 ～ 4 遍，有和血养筋作用。

（三）拿跟腱

双手分别置于跗阳、筑宾；昆仑、大钟穴处，作轻柔和缓的拿法 2 ～ 3 分钟，有舒筋活络、松解粘连的作用。

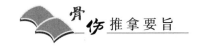

（四）分筋

以拇指末节指腹着力，沿跟腱表面及两旁作分筋2分钟，有行气止痛、松解粘连的作用。

（五）摇踝

沿顺、反时针方向交替摇踝关节2～3分钟，有松解粘连的作用。

（六）扳踝

在摇踝间隙中，作跖屈、背伸扳踝各3～4遍，并配合镇定，有松解粘连的作用。

第三节　踝管综合征

胫后神经受压所引起的足底痛称为踝管综合征。踝管是踝关节内侧的纤维骨性隧道，位于内踝的后下方。距骨、跟骨为踝管的底，顶为屈肌支持带。管内有蹬、趾长屈肌，胫骨后肌，胫后神经及胫后动、静脉通行。本病好发于青少年，男性多见。

一、病因病理

踝关节反复扭伤，或踝关节劳损，可加重踝管内肌腱的摩擦而诱发腱鞘炎。腱鞘水肿，踝管内容物体积变大，管内压力增高，刺激胫后神经而诱发本病。如果屈肌支持带退变增厚，或跟骨骨折畸形愈合，均可使踝管管径变窄，压迫神经、血管而出现临床症状。

二、临床表现

足底内侧疼痛。行走、站立过久，或夜间均可出现疼痛加重。足底内侧有麻木感或蚁行感。足趾皮肤发亮，有汗毛脱落或足部肌肉萎缩。检查：内踝后下方踝管处叩压痛明显，可扪及筋结、筋块。叩击或重压踝管可引出疼痛或麻木感。止血带试验阳性。

肌骨超声：屈肌支持带病变时可表现为回声不均匀，增厚，常与病变的胫神经炎声像图界限不清。胫神经炎表现多为神经外膜增厚、直径增粗、内部回声不均匀、神经界限不清晰。

三、治疗

（一）推拿手法

本病以活血养筋、松解粘连为治疗原则。

1. 擦踝管

双手分别置于地机、水泉穴处，以掌指关节着力，作擦法 2 ～ 3 分钟，有活血养筋作用。

2. 揉踝管

双手食中环指末节指腹着力，分别置于漏谷、水泉穴，作揉法 2 ～ 3 分钟，有和血养筋作用。

3. 分筋

拇指末节指腹着力，沿内踝后下方屈肌支持带作分筋 1 分钟，再移至跟骨、内踝处作分筋 1 分钟，有松解粘连的作用。

4. 摇踝

沿顺、反时针方向交替摇踝 2 ～ 3 分钟，可松解粘连，缓解足底痛。

5. 点穴

依次点按筑宾、复溜、照海、太溪、然谷等穴，有疏通经络，消除疼痛、麻木的作用。

（二）其他疗法

1. 封闭疗法

以复方倍他米松注射液 1 mL，加 1% 利多卡因 4 mL，踝管内注射。每周 1 次，可连续注射 2 ～ 3 次。

2. 手术疗法

保守治疗无效者，可行手术切断屈肌支持带，并根据情况对踇展肌覆盖区域的足底内外侧神经和跟支的卡压进行解除。

第四节　跟痛症

跟痛症是指发生于足跟跖侧的疼痛。好发于 40 岁以上的中老年人，与肾气不足有关。跟骨的主要功能是支撑体重。为减少站立和行走时跟骨与皮肤的摩擦，其间有致密而发达的脂肪垫。脂肪垫的深面为足底腱膜，极其强韧，有保护足底肌肉，维持足

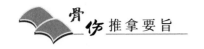

纵弓的作用。足底腱膜起自跟骨结节，分5束止于5个足趾的脂肪垫，再止于骨膜。

一、病因病理

长期从事站立或行走工作，足底腱膜处于紧张状态，牵拉跟骨结节处的起点部，引起慢性炎症。初起为足底腱膜炎，经久不愈则可形成骨赘，但极少数骨赘会引起疼痛。足跟部遭受硬物顶压，易伤及跟下脂肪垫，产生出血、水肿，日久则形成肥厚变性。

二、临床表现

（一）足底腱膜炎

足跟前部痛，站立过久或行走时加重。早晨起床或久坐后行走时疼痛明显，活动开后疼痛可减轻。压痛点位于跟骨结节前方。

（二）足底脂肪垫炎

足跟下方负重部位疼痛。可扪及韧性肿块及固定压痛。

肌骨超声：足底腱膜增厚、筋膜的组织紊乱或筋膜内低回声改变。通常筋膜外侧带形态是正常的，相对低回声内侧带明显可见。

三、治疗

（一）推拿手法

本病以温养筋脉、消散筋结为治疗原则。

1. 理筋

以食中环指末节指腹着力，自跟骨结节向足尖理至跖趾关节处止，理筋2～3分钟，有活血通络的作用。

2. 指揉

以食中环指末节指腹着力，自跟骨结节沿足底腱膜揉至跖趾关节止，指揉2～3分钟，有和血养筋的作用。

3. 分筋

以拇指末节指腹着力，于跟骨结节附近的筋结或痛点处作分筋1～2分钟，并配合镇定，有行气止痛、消散筋结的作用。

4. 搓跟骨

双手小鱼际掌根着力，置于跟骨两侧作搓法2～3分钟，有温养筋脉作用。

5. 点穴

依次点按跗阳、昆仑、仆参、金门、复溜、太溪、水泉穴，有行气止痛作用。

（二）药物治疗

以养血舒筋、温经止痛为主。内服当归鸡血藤汤。外用活血散外敷或舒筋活血洗剂熏洗。

（三）封闭疗法

以复方倍他米松注射液 1 mL，加 1% 利多卡因 2 mL，作痛点部位封闭，每周 1 次，可连续治疗 2 ～ 3 次。

（四）功能锻炼

足底腱膜炎可足跟垫高减少跖腱膜张力，足底脂肪垫炎采取鞋垫（托杯和缓冲垫）亦有帮助。

第五节　跖痛症

趾神经受压或足横弓劳损而引起的前足跖侧疼痛，称跖痛症。好发于体弱的中老年妇女。

一、病因病理

第 1 跖骨发育不良，足内在肌力量薄弱，韧带松弛，皆可引起横弓塌陷，继而形成慢性劳损，引发前足跖侧痛，称松弛性跖痛症。

经常穿高跟鞋或过小的鞋，可挤压跖骨头，使其靠拢，从而挤压趾神经，或趾间滑囊，诱发第 3、4 跖骨间痛，称压迫性跖痛症或 Morton 病。

二、临床表现

（一）松弛性跖痛症

行走时觉跖骨头处持续性疼痛，前足变宽，侧方挤压跖骨头可减轻疼痛。可合并蹈外翻或第 2、3 跖骨头跖侧胼胝。

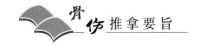

（二）压迫性跖痛症

行走时第 3、4 跖骨间持续性灼痛，放射到趾，侧方挤压跖骨头可引出或加重疼痛。第 3、4 跖骨间隙跖侧压痛，趾蹼区痛觉减退。

三、治疗

（一）推拿手法

1. 松弛性跖痛症

以温养筋脉为推拿治疗原则，并应积极锻炼足内在肌力，增强韧带力量，以逐步恢复足横弓。

（1）揉法：双手分别置于足的跖、背侧，以食中环指末节指腹着力，由跖骨基底揉至跖趾关节止，持续揉 2～3 分钟，有和血养筋、缓解疼痛的作用。

（2）拿法：以拇食指末节指腹着力，分别沿第 2、3、4 跖骨间隙的跖、背侧，由跖骨基底拿至跖趾关节止，持续拿 2～3 分钟，有行气止痛作用。

（3）分筋：以拇指末节指腹着力，沿各跖趾关节跖、背侧分筋 2～3 分钟，有行气止痛、消散粘连的作用。

（4）搓法：以双手小鱼际侧掌着力，分别置于跖趾关节跖背侧，作搓法 2～3 分钟，有温养筋脉的作用。

2. 压迫性跖痛症

以活血通络为推拿治则。

（1）揉法

参照松弛性跖痛症。

（2）拿法

参照松弛性跖痛症。

（3）理筋

以拇指末节指腹着力，沿第 2 至 4 跖骨，由基底理至跖趾关节止。理筋 2～3 分钟，有活血通络作用。

（4）分筋

参照松弛性跖痛症。

（5）摇法

一手固定足背，另一手握足趾，作顺、反时针方向的摇法，牵拉活动跖趾关节，松解趾神经压迫。在摇的间隙中，可配合背伸扳跖趾关节。

（二）其他疗法

1. 封闭疗法

以复方倍他米松注射液 1 mL，加 1% 利多卡因 2 ～ 3 mL，痛点封闭，每周一次，可连续封闭 2 ～ 3 次。

2. 手术疗法

压迫性跖痛症经保守治疗无效者，可手术切除趾神经瘤。

（三）功能锻炼

伸展练习可增加踝关节最大背屈角度及伸展长度，在一定程度上增强了肌力。

矫形鞋采用较低的鞋跟、较贴合患足的鞋内垫设计，可使前足及跖骨头处的应力平均再分布。

（肖清清）

第九章

胸背部筋伤

第一节　胸部进挫伤

胸部进挫伤，是胸部软组织和肺脏受到外力作用所引起的一种复合性损伤。多见于重体力劳动者，常单独发生，亦可并发于肋骨骨折，是一种比较常见的损伤，中医称为胸胁内伤。

根据胸胁内伤的临床表现，分为伤气、伤血和伤内脏三型，而以前两种常见。伤气者痛无定处，且范围广泛，压痛不明显，多伴咳嗽、气紧、呼吸不畅等症。伤血者疼痛局限，压痛固定，痰中带血及咯血。气血本相互为用，故伤气可及血，伤血必及气，二者之间很难截然划分，各有偏重。

一、病因病理

在用力提拉、扛抬、推压重物时，过度用力或负重过大，进气致伤，称为进伤或岔气。因用力时肋间肌、腹肌、膈肌猛烈收缩，口、鼻气道关闭，致使胸腔内压力骤增，有可能使呼吸道或肺组织的黏膜、毛细血管、肺泡发生破裂，肋间肌肌纤维部分断裂，严重者可出现气胸。若由于外来暴力直接撞击胸壁，或人体在运动中碰、摁于硬物上，或被拳、棒打击，致使胸壁软组织、骨膜等受伤，称为胸部挫伤。胸壁受伤之时，患者常有自发性的进气，故严重的胸部挫伤多并发进伤。

上述两种损伤，伤后失于治疗或治疗不当，均可使瘀血散而未尽，或结而不化，成为陈伤，而病情缠绵不愈。

二、临床表现

（一）胸部进伤

好发于青壮年，男性多见。因过度进气致伤，故以伤气为主。损伤后除胸痛外，常出现咳嗽、气紧、胸闷腹胀等气滞症状。轻者症状出现较缓，其痛游窜，常无定处，虽为隐痛，但常可牵扯至肩、背部。咳嗽或打喷嚏时，常使疼痛加剧。重者可伤气及血，疼痛尤为剧烈，常使患者腰不能直，胸不能挺，呼吸不能用力，还可出现痰中带血和咯血等症状。

检查时，常不能查到明显压痛点。损伤严重者，X 线可帮助发现有无气胸和皮下气肿。

（二）胸部挫伤

暴力直接作用于胸壁，轻者为单纯性胸壁挫伤，重者多引起气血两伤。伤后疼痛明显，较局限，常能查得明确的压痛点，位于肋骨或肋间隙处。局部可见肿胀、青紫和瘀斑等异常改变。严重者，可并发肋骨骨折、气胸。

三、治疗

胸部迸挫伤，初期治疗应以药物外敷、内服为主，推拿为辅。伤后 3～5 天，可加强手法力度，延长治疗时间。伤后 7～10 天，可停止用药，单用推拿治疗。

（一）推拿手法

1. 摩胸背：患者取坐位。术者坐于患侧，双手分别置于患者胸背部中线处，以全掌着力，沿肋间隙摩至腋中线止。摩胸背 2～3 分钟，有宽胸、理气、止痛作用。

2. 揉胸背：体位同上。术者双手分别置于患者胸背部中线处，以全掌着力，沿肋间隙揉至腋中线止。揉胸背 2～3 分钟，有调和气血、散瘀止痛作用。

3. 擦胸背：双手分别置于患侧中府、肺俞穴处，以掌指关节着力作擦法。一手吸定中府，另一手沿肺俞至胆俞移动。擦胸背 3～4 分钟，有行气止痛作用。用于初期时力度勿过重。

4. 理胸背：双手分别置于患者胸背部中线处，以食中环指末节指腹着力，沿肋间隙理筋至腋中线止。理胸背 2～3 分钟，有舒筋解挛、缓解疼痛的作用。

5. 分筋：以拇指末节指腹着力，沿痛点或疼痛部位肋间隙作分筋，并配合镇定。分筋 1～2 分钟，有行气止痛、消散筋结的作用。多用于中后期。

6. 点穴：依次点按患侧肺俞、膈俞、肩井、中府、曲池、内关、外关、合谷、丘墟、阳陵泉、太冲、阿是穴，在得气后，嘱患者深呼吸或转体活动。如症状轻者取患侧丘墟，症状较重者取双侧丘墟。有行气止痛作用。

7. 摇肩：沿顺、反时针方向，交替摇动患侧肩关节，有舒筋活络、松解粘连的作用。

8. 提肩：术者一前臂置患侧腋下，另一手握上臂以固定。双手呈相反方向用力，

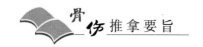

上提患侧肩胛胸壁关节，有理筋复位、松解粘连的作用。

（二）内治方药

胸部迸挫伤在治疗上宜从肝、肺立法，盖胸为肺之廓，胸胁为肝之分野，肺主气，肝主藏血，气为血帅，血为气母，气血同行于胸中，故胸部迸挫伤必气血俱损、气滞血瘀并见，但在临床辨证中各有侧重。

1.行气导滞：伤气为主者，治以行气导滞，佐以活血止痛。方用木香顺气汤。因气逆而致满闷、喘咳、呕吐气急者，可选用降气平逆之药，如杏仁、旋覆花、苏子、台乌等。

2.活血化瘀：伤血者，治以活血化瘀，佐以理气止痛，如和营止痛汤、四物止痛汤等。气血两伤者，可用复元活血汤。根据兼证，可选加下列药物：有痰者加法半夏、川贝母、葶苈子；咳甚者，加杏仁、浙贝母、桔梗；痰中带血者加旱莲草、鲜茅根、仙鹤草、蒲黄；痛甚者，加乳香、没药、玄胡。

（三）外治方药

新伤早期，不论伤气或伤血，均可以活血化瘀中药外敷。绷带固定，扎紧胸部，有减轻疼痛的作用。

（四）功能锻炼

患者应积极配合向前、向后旋肩，扩胸，举臂等功能锻炼，以避免伤处形成粘连。

第二节　胸肋综合征

胸肋综合征，又称胸肋关节软骨炎。

一、病因病理

本病多见于青年女性，好发于第2～4胸肋关节。可单发，亦可多发。发病原因不十分明确，与外伤有关，故常见于体力劳动者和体操运动员。外伤可使胸肋软骨骨膜受损，形成血肿，出现外伤性炎症病理改变。其次，发病也可能与病毒感染有关，因本病好发于春秋季节，一些患者发病时伴有外感症状，用抗病毒的药物治疗有一定的效果。

二、临床表现

起病突然，从胸痛开始，逐渐出现胸肋关节处疼痛、压痛，扩胸及进行上肢活动时疼痛加重。局部肿胀，胸肋关节处隆起，但不发红，无灼热，触压时可感到骨性肿块。数周后疼痛逐渐消失，隆起骨性肿块半年左右可消失。血液检查和胸部透视阴性，X线摄片可排除其他疾病。

三、治疗

本病以行气止痛、活血散结为治疗原则。

（一）推拿手法

1.摩肋脊：患者取坐位。术者位于患侧，双手分别置于第2～4胸肋关节及风门至心俞穴处。以食中环指末节指腹着力，作摩法2～3分钟，有行气止痛作用。

2.揉肋脊：体位同上。以食中环末节指腹着力，双手分别揉第2～4胸肋关节、风门至心俞穴处。揉2～3分钟，有调和气血、行气止痛作用。

3.擦胸背：参照胸胁迸挫伤。

4.分筋：以拇指末节指腹着力，沿痛点或第2～4胸肋关节处分筋1～2分钟，并配合镇定，有行气止痛、消散筋结的作用。

5.点穴：依次点按大杼、风门、肺俞、肩井、中府、曲池、内关、合谷穴，有行气止痛作用。

（二）内治方药

解毒散瘀汤，用于胸肋软骨炎肿痛俱盛者。

（三）外治方药

损伤所致者，外敷活血化瘀中药；外邪所致者，外敷清热解毒中药，适用于早期。

第三节　胸椎后关节紊乱症

胸椎后关节错缝，导致背痛和患侧肩部疼痛的综合征，称胸椎后关节紊乱症。

一、病因病理

胸椎后关节的关节面呈额状位，属微动关节。关节面呈叠瓦状排列，脊柱伸屈

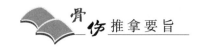

时，关节面滑动范围小，脊柱侧弯或旋转时，关节面滑动范围较大。胸部伸直或含胸位受伤，暴力作用于胸部或背部的一侧，易造成胸椎后关节旋转错缝，或导致关节滑膜嵌入关节间隙内，不能复位，而诱发本病。

二、临床表现

多见于男性青壮年，有明显外伤史。伤后觉背部不适或疼痛，逐渐加重，可放射至前胸，咳嗽或深呼吸时可诱发或加重疼痛。

检查：患处棘突或棘突间隙深压痛，叩痛，患侧背伸肌僵硬隆起，颈部或腰部活动受限，有时可发现患处棘突偏离中线。

X线检查多无异常发现。

三、治疗

本病以舒筋解挛、整复筋位为治疗原则。手法治疗分为三步，先行局部放松手法，以舒筋活络。然后采取复位手法，以纠正错位，最后进行疏筋理筋结束治疗。

1. 㨰背

（1）㨰棘突：以掌指关节着力，沿患部棘突、棘突间隙作㨰法2～3分钟，有行气止痛作用。

（2）㨰背伸肌：以小鱼际或掌指关节着力，沿患侧背伸肌作㨰法2～3分钟，有舒筋解挛的作用。

2. 揉背

（1）指揉棘突：双手食中环指末节指腹着力，沿棘突、棘突间隙作揉法2～3分钟，有调和气血的作用。

（2）掌根揉背伸肌：双手分别置于健、患侧背伸肌处，以小鱼际掌根着力，由上至下，揉背伸肌2～3分钟，有和血、舒筋、解挛的作用。

3. 点穴

中指呈叠指状，依次按揉大椎、陶道、身柱、灵台、至阳、夹脊穴及相应阿是穴，配合镇定，有行气止痛的作用。

4. 振脊

双掌叠放，置于胸椎棘突上，作有节律的上下振颤。振颤结束时，骤然发力按压，可闻及脆响。依次由身柱振至中枢止，有整复筋位、骨缝的作用。

5. 扳肩

患者俯卧。术者一手掌根按压胸椎棘突，另一手置于肩前，双手对向用力，扳肩向上，使胸椎过伸和旋转，有整复骨缝、筋位的作用。扳肩时，肩部之手不变；按压棘突之手，随扳肩进行，逐渐下移，由身柱移至中枢止。

6. 拍背

以虚掌拍打患侧背伸肌，自肩胛部拍打至腰部止，持续拍打 2 分钟，有舒筋活络作用。

7. 关节整复

按患者的体位可分为坐位手法、俯卧位手法、仰卧位手法、侧卧位手法以及站位手法等。众多手法中，以俯卧位手法运用最多，在施用整复手法时，其步骤大体概括为：定点、定方向、发力，整复时主要涉及偏歪椎体的棘突和横突。主要以紊乱棘突、横突为手法定位点，手法的方向、发力根据棘突的偏歪、移位方向决定。若棘突左右偏歪属旋转式错位，置于偏歪棘突患侧的力，其方向为向健侧推挤顶按，或置于偏歪棘突椎体健侧的横突力，其方向多为垂直向下，这两种力可同时使用或以一种力为主，部分手法在这两种力的基础上加上旋转力。若棘突属前后滑脱式移位，当棘突属向后滑脱时，手法多采用叠掌垂直按压法直接按压向后滑脱的棘突；当棘突属向前滑脱移位时，手法多采用分掌按压法，双手掌分别按压向前移位棘突的上下椎体棘突，双手向下按压的同时双手分别向头及足方向反向用力分压。手法操作要求符合稳、准、轻、巧、快的基本技术要求。

（阎博华）

第十章

腰部筋伤

第一节　概述

腰部筋伤是指发生于腰部的软组织损伤，临床上十分常见，腰痛是其主症。

腰部是指第 12 肋以下，髋关节以上的躯干后部。腰痛泛指发生于这个部位的疼痛。腰痛不是单一的疾病名称，是多种疾病的共有症状。临床上引起腰痛的原因很多，内、外、妇、神经等各科疾病，均可产生腰痛的症状，现将这些原因归纳如下。

一、脊柱性疾病

1. 损伤：腰部的脊柱骨折或脱位；腰部肌肉、筋膜、韧带、小关节、椎间盘等的急性或慢性损伤。

2. 非化脓性炎症：腰部的强直性脊柱炎、肌筋膜炎与风湿性纤维组织炎等。

3. 退行性变：腰部脊柱增生性关节炎、骶髂关节炎、老年性骨质疏松症等。

4. 畸形：腰部骨与关节的先天畸形，如脊椎滑脱、脊椎峡部不连、腰椎骶化、骶椎腰化、半椎体畸形等。

5. 姿态异常：姿势不良或妊娠、扁平足、下肢不等长、臀部肌力不足等引起的脊柱姿态异常，可诱发腰痛。

6. 感染：脊柱结核、化脓性脊柱炎等。

7. 肿瘤：脊柱原发性骨肿瘤、转移性骨肿瘤、马尾肿瘤、硬膜外肿瘤等。

二、非脊柱性疾病

1. 内脏疾病：泌尿系结石、肾结核、肾周围炎等。

2. 妇科疾病：盆腔炎、子宫位置异常等。

3. 其他：血管疾病、内分泌失调、精神因素等。

上述病因中，脊柱性疾病所引起的腰痛与骨科关系密切。脊柱性疾病引起的腰痛，又以脊柱旁软组织损伤最多见，如韧带、肌肉、筋膜的急性扭伤和慢性劳损，腰椎间盘突出症等，故本章重点介绍。

祖国医学将腰痛的原因大体分为损伤、外感和内伤三类。《诸病源候论》说："凡腰痛有五：一曰少阴，少阴肾也。十月万物阳气伤，是以腰痛。二曰风痹，风寒著腰，是以痛。三曰肾虚，役用伤肾，是以痛。四曰暨腰，坠堕伤腰，是以痛。五曰寝卧湿地，是以痛。"上述病因，既可单独致病，又可兼挟出现。

第二节　急性腰扭伤

腰扭伤不同于一般的关节扭伤。腰部范围广，包括的关节多，如椎体间关节、椎间小关节、腰骶关节、骶髂关节等；涉及的组织多，如肌肉、韧带、筋膜、小关节滑膜等。腰部扭伤，病情较为复杂。急性期若未能给予有效的治疗，容易转变为慢性，变成顽固性腰背痛，治疗比较困难。实践证明，推拿按摩对本病有缓解腰肌紧张痉挛，消除腰部疼痛的良好作用。

一、病因病理

急性腰扭伤发病部位可以在腰部肌肉、韧带等软组织，也可以在腰椎后关节，故常有软组织和关节同时损伤的发生。由于扭伤的姿势不同，以及致伤外力大小的不同，所损伤的部位也不同。发病部位主要是腰骶部软组织、腰椎后关节、骶髂关节三者的急性损伤，在某一角度突然出现，不像是普通的肌肉韧带撕裂。此外，腰痛主诉点比损伤关节偏低 2 ～ 3 个椎骨平面。

主要病因有以下几个方面：

（一）负重过大

负重超过正常的限度时，引起腰部肌肉强烈收缩，使筋膜、肌肉、韧带等发生损伤。

（二）姿势不当

弯腰劳动时，腰部的肌肉、小关节、韧带密切配合，平衡协调，方能免于受伤。

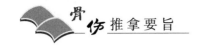

如姿势不正确，或用力不当，则可使平衡失调，使某些肌肉或韧带超出负荷限度，造成损伤。如搬抬重物时，腰部的正确姿势是下肢屈曲，腰部伸直，重物多用双腿肌力而抬起。若下肢伸直，腰部屈曲抬物，则重量多由腰部肌肉和韧带来承担，很容易造成腰部肌肉和韧带的损伤，重者可造成棘间、棘上韧带断裂或棘突撕脱骨折。这种损伤多发生在下腰部和骶髂关节部。

（三）动作不协调

急性腰扭伤发生在咳嗽、打喷嚏、打哈欠伸腰时，称为闪腰。此种腰扭伤，虽无强大暴力，但因动作不协调，致使腰部肌肉、韧带骤然收缩，造成某些组织损伤。

引起急性腰扭伤的原因虽然有多种，但其病理改变仍不外乎筋性、筋位、筋结构的异常。病因不同，只是偏重有所不同而已。负重过大，姿势不当所致的急性腰扭伤，筋结构的破坏，即筋断裂是主要的病理改变。由于致伤暴力有大小的不同，筋可产生完全或不全断裂，以不全断裂多见。筋断裂常伴有伤处组织的痉挛，痉挛则可引起筋性和筋位异常。动作不协调所致的腰扭伤，外邪入侵在先，引起筋脉拘挛，筋性失和，不协调的动作只是一种诱因。这种腰扭伤，以筋性、筋位异常为主，筋断裂较轻，推拿治疗有较好的疗效。

二、临床表现

发病骤然，伤后立即出现腰痛，为持续性疼痛，严重者卧床，不能翻身。活动、大声说话、咳嗽、打喷嚏甚而深呼吸，均可使疼痛加重。休息后，疼痛不能缓解，次日反而加重，止痛药物一般不能使疼痛缓解。患者多能说出伤时有响声或撕裂感，并能指出疼痛的部位。

检查时应注意压痛部位、深浅、范围、性质。患者站立时腰部强直，两手撑腰，步履艰难，竖脊肌和臀大肌紧张。应在俯卧位使肌肉放松检查压痛点，虽然疼痛范围广泛，但均有其不同的压痛点。肌肉和筋膜损伤，压痛点多位于竖脊肌处、腰椎横突处、髂骨嵴后部。棘间韧带损伤，压痛点多在棘突之间，属深压痛。棘上韧带损伤，压痛点在棘突上，属浅压痛。椎间小关节损伤，压痛点在椎旁深处。骶髂关节损伤，则在骶髂关节处有压痛。腰骶关节损伤，则在腰骶关节处有压痛。

患者仰卧尽量屈曲双侧髋膝关节，并压向腹部，如感到棘突韧带处疼痛加剧，多系棘上或棘间韧带损伤。在上述姿势下旋转腰部，若活动受限或疼痛加剧，则系腰椎小关节损伤。若仅使臀部旋转，发生疼痛加剧，则为腰骶损伤。检查骶髂关节，采用盖氏试验，即嘱患者平卧于检查台边缘，患肢落于检查台外，检查者一手固定对侧髂嵴，一手按压患肢股部，使骶髂关节旋转，出现骶髂关节疼痛则为阳性，说明损伤位于骶髂关节。筋膜损伤压痛点不定，多在皮神经穿出处，压痛较广泛，损伤重者在肌肉用力时，可摸到肌肉包块，放松时则消失，说明已产生肌疝。

急性腰扭伤一般没有下肢痛，但可出现直腿抬高试验阳性。系牵动腰部的肌肉韧带所致，但是直腿抬高加强试验则为阴性。应注意与坐骨神经痛鉴别。

《金匮翼》记载："瘀血腰痛者，闪挫及强力举重得之。盖腰者，一身之要，屈伸俯仰，无不由之。若一有损伤，则血脉凝涩，经络壅滞，令人卒痛不转侧。"说明了气滞血瘀是急性腰扭伤的主要病机，并阐述了临床主要症状疼痛的性质和程度。在临症时，部分患者往往是筋位不合产生的急性腰痛，如滑膜嵌顿。因此，急性腰扭伤的病机应该是气滞血瘀和筋位不合。

三、预防

在劳动前预先进行腰部的各种准备活动，使肌肉灵活起到保护作用。劳动时采用正确姿势，即在下蹲姿势下，用腿的力量将重物抬起，以免造成腰部损伤。经常加强腰背肌锻炼，增强腰部肌肉力量，以减少腰肌损伤的机会。腰部已有损伤者，需注意保暖，不受潮湿，免遭风、寒、湿的侵袭诱发损伤。

四、治疗

（一）推拿手法

推拿治疗采用了两种相对应的治疗手法：针对软组织损伤压痛点的点拨法及针对椎体错位的脊柱扳法。研究发现，推拿治疗急性腰扭伤均为复合手法，其中以斜扳法、按揉法、弹拨法等为主。

腰部有足太阳膀胱经和督脉循行，"腰为肾之府"，故急性腰扭伤从经脉循行看，主要归于督脉、足太阳膀胱经及足少阴肾经。这些部位是推拿治疗的主要部位。研究证实，推拿手法所产生的非伤害类刺激能够使疼痛上行信号减弱，从而达到镇痛目的。推拿在脊髓水平的镇痛机制，是痛觉感受器将伤害性刺激转换为可传导的信息，由传入纤维经脊外侧索传入脊髓背角，脊髓背角是痛觉传入系统中非常重要的整合中枢，是推拿镇痛机制中一个非常关键的部位。另外，推拿可以调节外周血中 5- 羟色胺（5-HT）含量，产生镇痛作用。

急性腰扭伤，以筋断裂为主者，敷药后 3 ～ 5 天，即应配合推拿治疗；以筋位、筋性改变为主者，推拿是主要的治疗方法，初诊即应使用。常用手法如下：

1. 揉腰

（1）揉督脉：双手分别置于胸腰段棘突及骶骨中线，以掌指关节着力，沿棘突及

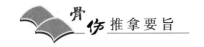

棘突间隙作擦法 2～3 分钟，有行气止痛作用。用于腰椎后关节错缝或滑膜嵌顿、棘间或棘上韧带扭伤、腰骶关节扭伤。

（2）擦膀胱经：双手分别置于腰部同侧三焦俞、肾俞及小肠俞、膀胱俞处，以掌指关节着力，作擦法 2～3 分钟，有舒筋解挛、行气止痛的作用。用于急性腰扭伤腰部肌肉痉挛、腰背筋膜嵌顿、骶髂关节扭伤。

2. 揉腰

（1）揉督脉：双手分别置于脊中、腰阳关穴处，以食中环指末节指面着力，一手由脊中揉至腰阳关，另一手由腰阳关揉至腰俞。反复揉督脉 2～3 分钟，有调和气血的作用。用于棘间、棘上韧带扭伤，腰骶关节扭伤。

（2）揉膀胱经：双掌根分别置于三焦俞、膀胱俞处，以小鱼际掌根着力，一手由三焦俞揉至膀胱俞，另一手由膀胱俞揉至腰俞止，反复揉膀胱经 2～3 分钟，有调和气血、舒筋解挛的作用。用于腰扭伤、骶髂关节扭伤的治疗。

3. 点穴：点按膀胱经穴位肾俞、大肠俞、小肠俞、委中、昆仑、攒竹；督脉穴位命门、腰阳关、人中、龈交；任脉穴位关元穴；小肠经穴位后溪、养老；胆经穴位环跳、阳陵泉；胃经穴位足三里、伏兔；三焦经穴位外关、中渚；大肠经穴位手三里；经外奇穴腰痛、内迎香、十七椎、夹脊穴。得气后嘱患者活动腰部，有行气止痛作用。

4. 推扳肌腹：术者双手拇指指腹置腰部压痛点上方的棘突旁，由内上将竖脊肌推向外下方，自上而下，直至髂骨后上嵴处，反复推扳五遍。

5. 扳肩：一手压住胸腰段棘突，另一手置肩前，用力扳肩向上，边扳边将按压棘突的手向下移，至骶骨止。扳肩可使脊柱过伸及旋转，有矫正小关节错缝、滑膜嵌顿的作用。用于小关节错缝、滑膜嵌顿、腰骶关节扭伤、腰部筋出槽的治疗。

6. 扳腿：患者俯卧，术者一手按压患处，另一手扶托患腿，向后上方作有弹性的提晃 2 次后，再稍用力扳提，常可听到响声。骶髂关节扭伤者，可重点使用此法。

7. 斜扳：患者侧卧，上面的腿屈曲，下面的腿伸直。术者一手扶肩部，另一手扶臀部，两手向相反方向用力，作有弹性的推摇数次后，骤然加大运动幅度，使腰部呈扭转状态，常可听到响声。在推摇时待患者腰部肌肉放松，抗力不明显后再扳，才易成功。小关节滑膜嵌顿用此法效果最好，也可用背抖法或旋腰法治疗。

（二）内治方药

《医宗金鉴·伤损内证》："凡跌打损伤、坠堕之证，恶血留内，则不分何经，皆以肝为主。"检索分析筛选中国期刊全文数据库（CNKI）收载的治疗急性腰扭伤外用方剂，发现急性腰扭伤外用方剂的药物组成主要以活血、祛风湿、止痹痛药为主，这些药以归于肝经为主，其次为肾经、膀胱经，提示通调督脉、肝、肾、膀胱经气是治疗急性腰扭伤的有效方法。

常用的药物为红花、乳香、没药、川乌、草乌，常用中药配伍药对组合为活血和祛风湿药物组合，存在较强关联性，如活血－活血药对组合，乳香－没药、红花－没药；祛风湿－祛风湿药对组合，川乌－草乌、伸筋草－威灵仙；活血－祛风湿药对组合，红花－伸筋草、红花－川乌等，皆为历代本草记载治疗跌损疼痛诸证要药及常用药物组合。

急性腰扭伤，多以气滞为主，但气滞可及血，故气滞腰痛和瘀血腰痛是急性腰扭伤的主要证型。

（1）气滞腰痛：多因闪腰、岔气引起。腰痛剧烈难忍，走窜作胀，不能屈伸俯仰，转侧困难，咳嗽、深呼吸时有剧烈牵扯痛。疼痛可向臀部、大腿放散，治当理气定痛，可用泽兰汤加减。

（2）瘀血腰痛：多由跌扑、碰撞、打击腰部，或过度扭曲所致。伤后局部瘀血壅聚，肿胀疼痛，或痛如针刺，或局部出现瘀斑，触痛敏锐，痛处不移。治宜活血定痛，可选用桃红四物汤加味。同时，亦可选用云南白药或三七粉，冲服。

（三）外治方药

除筋断裂疼痛剧烈、痛点准确或伴有挫伤者，可外敷活血化瘀中药外，一般情况下，可不用外敷药。

第三节　腰部劳损

一、概述

没有明显外伤史的腰部慢性软组织损伤，统称为腰部劳损，多由积累性暴力引起。它是引起腰痛的最常见原因，其主要病理改变是病变处的无菌性炎症。常引起长时间的、时轻时重的、反复发作的腰痛。病程迁延，在遇寒受凉、劳累后或气候变化时容易复发，缠绵难愈。若能坚持推拿治疗，并配合积极的功能锻炼，亦可根治。

二、分类

腰部劳损的分类，见表2-10-1。

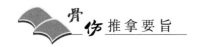

表 2-10-1　腰部劳损的分类

类型	解剖	症状
棘上韧带劳损	附着棘突上，起于第1胸椎，止于第5腰椎	棘突顶点或两侧压痛，好发于第6～9胸椎、第12胸椎至第2腰椎
棘间韧带劳损	位于相邻两棘突间	棘突间压痛。好发于第4～5腰椎、第5腰椎至第1骶椎
腰背筋膜劳损	筋膜较厚分三层，主要覆盖竖脊肌	腰椎旁局限压痛。好发于第3～5腰椎，第3腰椎尤多
臀筋膜劳损	臀筋膜薄弱，附于臀肌表面	臀部局限压痛。常见于臀上、臀中皮神经处
髂腰韧带劳损	起于髂嵴内侧面，止于腰$_5$横突顶点	髂腰韧带处压痛
腰肌劳损	主要为竖脊肌、腰大肌	腰段椎旁软组织弥漫性钝痛，痛点不太准确

三、病因病理

祖国医学认为，"久劳"及"劳伤久不复元"是形成劳损的发病原因。如《素问》说："五劳所伤……久坐伤肉，久立伤骨，久行伤筋，此五久劳所病也。"清代叶桂说："劳伤久不复元为损。"所以，腰部因久劳致伤所引起的疼痛，又称为劳损腰痛。根据其发病情况，可将病因分为外因和内因两种。

（一）外因

1.外邪：常见者为风寒湿邪侵袭，留滞肌肉筋脉，引起筋脉拘挛，经络阻闭，气血运行障碍而致病。

2.过劳：肌肉长时间收缩，可受其代谢产物乳酸堆积的刺激而发生肌痉挛。如局部组织经常处于痉挛状态，则组织易变性而形成劳损，以长期弯腰劳动者常见。

3.多损：轻微损伤，容易恢复。如反复多次发生，组织变性、水肿，使病灶范围扩大，久后肌力下降，组织粘连，亦是导致劳损的常见原因。

（二）内因

1.畸形：先天畸形，因筋位不合，正常功能受影响，易诱发劳损，多为代偿引起。如腰椎骶化、骶椎腰化或腰椎滑脱等引起的腰痛。

2.解剖特点：腰部肌肉韧带都起于横突上，而腰$_3$横突长，又位于腰椎中心，是运动范围最大的部位，故容易形成损伤。

3.体虚：包括体弱和退行性变。腰部肌肉韧带退行性变后，或体弱素少锻炼，腰部肌肉韧带比较薄弱者，必不任劳，即非过劳、久劳，亦易引起损伤。

（三）病理

早期，病变局部组织呈充血、水肿、渗出等损伤性炎症病理改变。后期，病变局部则出现增生、纤维变性、瘢痕粘连等组织变性改变。

祖国医学有关劳损腰痛的论述甚多。如《内经》说："腰者肾之府，转摇不能，肾将惫矣。"《诸病源候论》说"肾主腰脚，肾经虚损，风冷乘之，故腰痛也""劳损于肾，动伤经络，又为风冷所侵，血气击搏，故腰痛"。我们认为，肾虚及寒湿、气血瘀阻经络，乃是劳损腰痛的病机。

四、临床表现

（一）劳损腰痛的共同点

1.有长期的慢性损伤史，或反复发作经过。

2.疼痛在气候变化或劳累后加重，休息后减轻，常呈酸楚绵痛。

3.压痛点不准确。除急性发作外，一般无肌紧张。

4.除急性发作外，一般不伴功能障碍。

5.X 线检查无异常。痛点注入利多卡因后，疼痛和放射痛均可消失。

（二）各部位劳损的表现

1.棘上韧带劳损：棘上韧带在棘突上附着，起于第 1 胸椎，多止于第 4 腰椎。可分浅层、中层和深层三层。浅层，位于腰背筋膜之上，其深面纤维与部分腰背筋膜交织，贯穿 3～4 个棘突。中层，韧带纤维与背阔肌、多裂肌交织在一起，贯穿 2～3 个棘突。深层，韧带纤维束连接相邻的两个棘突，深面与棘间韧带融合。

脊柱中线部位疼痛，是主要症状。疼痛位于棘突顶点及左右两侧。因脊柱活动的原因，劳损常见于第 6～9 胸椎，第 12 胸椎至第 2 腰椎部位。无放射痛，个别患者弯腰及肩部活动时疼痛增加。棘突压痛点是主要体征，压痛点与患者主述疼痛的位置相符合。

2.棘间韧带劳损：棘间韧带位于相邻的棘突之间，分为三层，以中间层为主，左右各一层。中间层的背侧部分最强，呈三角形与棘上韧带融合。棘间韧带与脊柱的稳定性有关。

疼痛在棘突间是棘间韧带劳损的主要症状。好发部位为第 5 腰椎至第 1 骶椎，其次为第 4～5 腰椎。弯腰活动受限，肌痉挛少见。休息后疼痛好转，劳累可使疼

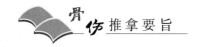

痛加重。

3. 腰背筋膜劳损：腰背筋膜较厚，主要覆盖竖脊肌，可分为三层，浅层在竖脊肌的浅面，附着于棘突上；中层在竖脊肌的深面，附着于横突上；深层位于腰大肌、腰小肌前面。腰背筋膜劳损，主要症状呈局限性压痛，多见于腰$_{2\sim3}$横突间，以第 3 腰椎横突处疼痛为多。可为单侧或双侧对称性痛。检查时反复 2～5 次，痛处仍不改变，才可确诊。个别患者疼痛反射至臀部和大腿，但一般不超过膝部。偶可出现直腿抬高试验阳性，但背伸加压附加试验阴性。竖脊肌痉挛者，弯腰活动受限。

4. 臀筋膜劳损：臀部肌肉表面的筋膜较薄弱，臀部筋膜劳损后，常可使筋膜下面的臀下或臀中皮神经发生粘连，粘连的皮神经受牵扯刺激，便可产生疼痛等症状。其主要症状是，在臀上部疼痛，同侧腿后外侧可出现反射性疼痛。有的患者腰部活动受限，多以前屈活动受限为主。压痛点多位于髂嵴下 2～3 cm 处，及髂后上棘下方处，并可触及条索状的硬结节或肿物是其特征。直腿抬高可有不同程度的限制，但局部注射利多卡因后，即可抬高，此可帮助诊断。

5. 髂腰韧带劳损：髂腰韧带起于髂嵴内侧面至腰$_5$横突顶点处止。该劳损多见于腰椎有先天性发育畸形的患者。主要临床表现为髂腰韧带处有局限性压痛，腰前屈或侧屈可使疼痛加重。

6. 腰肌劳损：系急性腰扭伤未能彻底有效的治疗，损伤未修复，或受轻微多次反复的损伤，以及静力性劳伤等造成。腰部疼痛劳累后加重，休息后减轻。弯腰工作疼痛加重，改变体位疼痛减轻。腰痛时用拳叩击腰部疼痛减轻，睡觉时用小枕垫于腰部疼痛缓解。腰部偶有压痛点，可位于腰背肌的起止点处，如椎旁、横突及髂骨、骶骨后面的腰背肌止点，但多呈模糊的酸胀痛，且范围较广。

五、治疗

（一）推拿手法

多用于非急性发作期。操作参照前节及本章第四节手法部分。

研究发现，手法可以改善腰肌劳损患者的竖脊肌肌张力，解除疾患部位的应力异常，降低患者血清中肿瘤坏死因子-α（TNF-α）和白细胞介素-6（IL-6）水平，抑制炎症反应，与西药复方氯唑沙宗片效果相当，总体优于功能锻炼。

（二）内治方药

经络瘀阻和肾虚是劳损腰痛的病机，治疗则当祛瘀补虚，以治其本。然而瘀、虚之间又各有偏重，临证时当详察之。一般说来，劳损腰痛急性发作时，多兼外邪，可急则治其标，以祛邪为主。非急性发作期，以补气血，补肝肾为主，固正壮腰。劳损腰痛辨证施治时的常见证型如下。

1.腰痛偏湿：是腰部久劳后气血失调，营卫不和，又居住湿地，感受湿邪所致。患者自觉腰痛身重，酸痛绵绵，遇阴雨更甚。法宜祛风燥湿，方用疲劳身痛汤。

2.腰痛偏寒：伤后日久，气血不通，腰背拘急，按之有筋结，自觉腰中冷痛，得热则减，遇寒痛增。法宜温经止痛，方用定痛丸加减。

3.肾虚腰痛：多为伤后久治未愈，体质素虚患者，其痛喜按，腿足无力，肌肉萎软，不能久行和久立。宜补肾壮筋，方用补肾壮筋汤。

4.劳损腰痛除上述证型外，尚有气滞腰痛和瘀血腰痛，其内容可参照急性腰扭伤。另外，临床治疗时，下列处方也可供选用。

（1）劳损腰痛方，此方组成严谨，瘀虚均能照顾。方内药物虽少，但疗效较好。可以作为劳损腰痛的基础方，根据气滞、瘀血、寒湿、湿热、肾虚等兼症，进行加减化裁。

（2）活络效灵丹，本方由活血化瘀药物组成，重在祛瘀。适用于劳损腰痛中体壮证实的患者。活血化瘀具有缓解瘢痕粘连的作用，故此方对劳损腰痛在治本方面具有重要意义。

（3）阳和汤，腰背乃膀胱经、督脉循行之所，寒湿之邪最易瘀阻阳经。本方能使阴证化阳，有消除阴寒凝滞之邪、温通阳经的作用。对病程长，经络瘀阻以阴寒之邪为主者，用之最宜。

另外，虫类药的配合运用也很重要，常用的有全蝎、蜈蚣、土鳖虫、地龙、僵蚕、蝼蛄、蛇类等。

（三）功能锻炼

腰背功能锻炼和传统保健功法如太极拳、八段锦、易筋经等对劳损腰痛的恢复很重要，是非急性期综合治疗措施中很重要的一环。研究发现，中老年腰肌劳损患者在艾灸治疗下采用太极拳训练进行功能康复协同治疗能够明显提高单一艾灸治疗的效果，但太极拳训练的短期辅助效果不明显。10周的太极拳锻炼可缓解腰肌劳损患者疼痛症状，以改善患者日常生活质量。

第四节　腰椎间盘突出症

一、解剖与生理

腰椎间盘纤维环的退变、椎间盘髓核的退变、腰椎椎体的退行性变、黄韧带的退行性变、腰椎小关节的退行性变与金属蛋白酶、炎症因子、性激素、瘦素、血清内皮素等的表达有关。中医药以"肝主筋、肾主骨、脾主肌肉"为基本理论，可以通过健脾益气养血、疏肝理气活血、健肾强壮筋骨来下调金属蛋白酶、炎症因子等的表达量，增加性激素等含量作为治疗靶点，防治腰椎间盘纤维环的退变、椎间盘髓核的退变、腰椎椎体的退行性变、黄韧带的退行性变、腰椎小关节的退行性变，已有相应的科学依据。

（一）椎间盘的解剖

椎间盘位于两椎体间，除寰、枢椎及骶椎外，其余皆有。脊柱共有 23 个。腰部椎间盘最厚，胸部最薄。椎间盘的组成：

1. 纤维环：由环形纤维和纤维软骨构成。呈向心排列的板层，其切面与洋葱相似。其作用除包纳髓核外，尚能加强椎体间联系，加大椎体相互分离活动的范围，同时还能限制椎体过度旋转。

2. 髓核：是居于纤维环与软骨板之间的半胶体状物质，其中含有一些软骨细胞和成纤维细胞的网状纤维结构。青年期，髓核含水量为 80%～85%，以后随着年龄增长而含水量逐减，髓核组织亦为纤维软骨所替代，故成年人纤维环与髓核间无清楚分界。

3. 软骨板：构成椎间盘上、下壁，与椎体上、下面松质骨紧密相连。边缘以环状纤维固定在椎体的骨骺环上。10 岁以内的人，软骨板是一层较厚的软骨，20 岁末其骨化完成，软骨板与椎体缘相融合而形成骺环。待骨骺成熟后，软骨板变薄，不再包围椎体缘而退缩于骨骺环以内。由于软骨板有个由厚变薄的过程，故包纳髓核的作用，最后靠纤维环来完成。

（二）椎间盘的机能与特性

1. 连接脊柱，并产生活动：脊柱靠位于相邻椎体间的椎间盘相连接而组成。髓核在椎间盘内，位于邻近两椎体间，其主要为柔软的半胶状物质，且具有变形性，故脊柱能产生各方向的活动。

2. 吸收震荡：正常人的髓核，位于邻近椎体间，使椎体保持一定的间隙，避免了骨与骨之间的直接冲撞，起到了吸收震荡，保护中枢神经（脑）的作用。

3. 维持脊柱的弹性与稳定性：在正常情况下，髓核具有渗透能力。白天运动后，髓核内液体通过软骨面被逐出外渗。夜间睡卧后，体重和负重对髓核的压力消失，渗出液体又被吸入，使髓核充满，此现象表现在人体早晨起床时比入睡前高 1～2 cm。这种水分的平衡，有赖于髓核的正常渗透压和软骨板的完整。在发生疾病或损伤后，这种水分的平衡受影响，则髓核不能保持充盈，椎间盘失去正常的膨胀和厚度，椎间隙也随之变窄，脊柱亦失去正常的弹性和稳定性。

二、病因病理

（一）病因

1. 椎间盘的退行性变：随着年龄的增长，椎间盘一般在 20 岁以后就开始发生退行性变。故此病多为青年人。其主要表现为椎间盘的弹性减少，髓核的含水量逐渐降低，同时纤维环也常因变性而产生裂隙，这些都是椎间盘纤维环破裂的内因。

2. 解剖特点：人们在日常生活或劳动时，以腰部的负重最大，活动最多，自然损伤机会也就增多，特别在第 4 腰椎至第 1 骶椎部位，最易发生损伤。

3. 外伤：包括一次较严重的外伤或多次轻微的下腰部损伤，都是引起腰椎间盘纤维环破裂的因素，但外伤不是主要原因。

（二）病理

早期主要为纤维环破裂后，髓核突出压迫邻近组织和神经根，引起水肿的刺激症状。其临床表现，可因神经根受压的位置和程度不同而异。如能及时使突出的髓核回纳，解除神经根压迫，则临床症状可消失。如神经根受压，长期不能解除，则患处的神经根可发生粘连变性，此为后期的病理改变。同时，后期尚可伴有不同程度的腰椎旁软组织的代偿性劳损。

三、分类

根据病理变化和临床表现，可将腰椎间盘突出症作如下分类：

（一）病理分类

1. 膨出型：纤维环不全破裂，膨出的髓核可自行回纳，手法治疗效果好。因膨出物大小不一，症状可轻可重。

2. 突出型：纤维环完全破裂，脱出的髓核自行回纳困难，手法治疗效果差，一般症状较重。

3. 移行型：介乎上二者之间，接近完全破裂。如处理不当，则可完全破裂。

（二）临床分类

1. 单侧型：临床表现为单侧神经根压迫症状。

2. 双侧型：临床表现为双侧神经根压迫症状。

3. 多发型：多个椎间盘纤维环破裂同时存在。

4. 中央型：压迫马尾神经，有马尾区麻木感，手法治疗效果差。

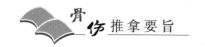

5.纵向型：可见于下胸椎、上腰椎，仅觉腰背痛，无神经根压迫症状。

（三）辨证分型

研究发现，腰椎间盘突出症的诊断和 X 线、CT、MRI 等不能分开，且证候的分布与影像学也具有一定的相关性：

1.气滞血瘀型：腰胀痛、下肢放射性疼痛，面色憔悴，痛苦面容，行走困难，舌质紫暗、边有瘀斑、苔白淡，脉弦数；X 线平片显示椎体生理曲度改变，侧弯，椎间隙前窄后宽，椎体后缘骨赘形成；CT 检查可见到椎间盘向两侧突出，硬膜囊及神经根受压移位，此型多为椎间盘侧突。

2.风寒湿滞型：腰腿肌肉抽搐疼痛，腰腿麻木不仁，不能转侧俯仰，无痛苦表情，行动困难，不能远行，舌质淡白、苔白腻，脉沉缓而弦；X 线平片显示椎体排列变直，椎间隙往往前窄后宽；CT 检查显示椎间盘呈中央型突出，硬膜囊及神经根受压移位不明显，此型多为中央型突出。

3.湿热痰滞型：腰腿疼痛、酸胀、困重、乏力，一侧腰腿重，肌肉麻木不仁，舌质红、苔黄腻，脉细数；X 线平片显示椎间隙变窄，常伴有椎体滑脱；CT 检查显示椎间盘呈中央型或一侧型突出。

4.肝肾亏虚型：腰腿疼痛，酸重乏力，缠绵数年，时轻时重，舌质淡或红、苔薄少，脉细数；X 线平片显示腰椎侧弯，椎间隙变窄；CT 检查显示椎间盘向后或一侧突出，硬膜囊及神经根有受压移位征象。

CT 分型与中医辨证分析相结合，气滞血瘀型以偏侧突为主；风寒湿滞型以中央型突出为主；湿热痰滞型无明显差别，常伴有髓核钙化，小关节增生；肝肾亏虚型为突出的椎间盘块影，T 值偏高或钙化。这种结合椎间盘突出位置及增生钙化情况的分型较有特色。根据 MRI 的表现如椎间盘本身的改变，包括突出部位、突出程度、突出个数等情况，认为气滞血瘀型患者 MRI 征象以单个椎间盘外侧或后侧型突出为特点，突出程度常大于 0.5 cm，风寒湿滞型及湿热痰滞型多表现为椎间盘的中央型或后侧型突出，程度多在 0.3～0.5 cm；肝肾亏虚型椎间盘以中央型和后侧型突出居多，程度多小于 0.3 cm，均伴明显膨出。

四、临床表现

（一）症状与体征

腰腿痛，合并坐骨神经痛的体征、下肢神经定位体征，乃诊断腰椎间盘突出症的必备之症。

坐骨神经由腰₄至骶₃脊神经组成，经坐骨大孔梨状肌深层出盆腔，入臀部为臀大肌所遮盖。脊神经根受压时，脊柱可出现侧突。凡增加坐骨神经张力，均可使侧突加重。这类侧突，称为坐骨神经性脊柱侧突。

1. 腰部脊柱表现

（1）坐骨神经性脊柱侧突：是机体的一种保护性反应，多突向患侧，亦可突向健侧，与髓核突出的位置有关。

（2）腰椎生理弧度改变：变浅或消失。

（3）肌痉挛：急性期出现，常为单侧，多见于竖脊肌。

（4）压痛：多位于第 4～5 腰椎、第 5 腰椎至第 1 骶椎，其次为第 3～4 腰椎，并伴患侧下肢触电样的放射痛，疼痛沿大腿后侧、小腿外侧放射至足跟或足背部。

（5）腰腿痛：腰痛位于腰骶部，腿痛沿坐骨神经走行分布，范围超过膝关节。疼痛可因咳嗽、解便时脑脊液压力增加而加重是其特点。

（6）功能：出现腰部各方向活动障碍。

2. 神经系统表现

（1）患侧坐骨神经紧张试验阳性

直腿抬高试验：阳性。多在 45°以下，并出现由大腿后侧向小腿后外侧的放射痛。

布瑞嘎氏附加试验：阳性。

克尼格征：阳性。

屈颈试验：阳性。

颈静脉压迫试验：阳性。

（2）患侧感觉改变：①小腿内侧感觉下降，大趾自觉麻木感（腰₃~₄突出）。②小腿外侧感觉下降，足背自觉麻木感（腰₄~₅突出）。③小腿后侧感觉下降，足底自觉麻木感（腰₅骶₁突出）。

（3）患侧反射改变：通过检查膝关节和踝关节反射改变的情况，也能为定位诊断提供依据。①膝反射减弱，踝反射正常（腰₃~₄突出）。②膝反射、踝反射均正常（腰₄~₅突出）。③膝反射正常，踝反射减弱（腰₅骶₁突出）。

（4）患侧肌力改变：①胫前肌肌力下降（腰₃~₄突出）。②伸趾长肌伸趾肌力下降（腰₄~₅突出）。③屈趾肌与腓肠肌肌力下降（腰₅骶₁突出）。

（二）诊断要点

根据以上症状与体征，及 CT 或磁共振可确定诊断，并排除其他疾患。

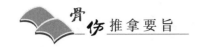

五、治疗

（一）推拿手法

推拿治疗腰椎间盘突出症，有恢复腰部脊柱力学平衡、改善椎间盘压力、促进髓核回纳、缓解神经根粘连的作用。具体操作如下。

1. 基础手法

有舒筋活络、恢复脊柱力学平衡、改善椎间盘压力、减轻坐骨神经刺激反应的作用。

（1）摠腰

①摠督脉：参照急性腰扭伤。

②摠膀胱经：参照急性腰扭伤。

③摠肾俞、环跳：双手分别置患侧肾俞、环跳穴处，以掌指关节着力，作摠法2～3分钟，有行气活血、疏通经络的作用。

（2）揉腰

①揉督脉：参照急性腰扭伤。

②揉膀胱经：参照急性腰扭伤。

③揉肾俞、环跳：双手分别置于患侧肾俞、环跳穴处，以食中环指末节指腹着力，作顺时针方向的揉法2～3分钟，有调和气血、疏通经络的作用。

（3）拿腰：双手分别置于双侧肾俞及八髎穴处，作拿法2～3分钟，有行气通经的作用。

（4）摠腿

①摠环跳、委中：双手分别置于患侧环跳、委中穴处，以掌指关节着力，作摠法2～3分钟，有疏通经络的作用。

②摠承扶、委中：双手分别置于患侧承扶、委中穴处，作摠法2～3分钟，有疏通经络作用。

③摠委中、承山：双手分别置于患侧委中、承山穴处，作摠法2～3分钟，有活血通经作用。

（5）揉腿

①揉环跳、委中：双手分别置于患侧环跳、委中穴处，以食中环指末节指腹着力，作顺时针方向揉法2～3分钟，有调节经气的作用。

②揉承扶、委中：双手分别置于患侧承扶、委中穴处，以食中环指末节指腹着力，沿顺时针方向揉承扶、反时针方向揉委中，有调节经气的作用。

③揉委中、承山：双手以食中环指末节指腹着力，沿反时针方向揉委中、顺时针方向揉承山，各揉 2～3 分钟，有调节经气的作用。

（6）点穴

点按膀胱经穴位肾俞、大肠俞、关元俞、秩边、承扶、殷门、委中、委阳、承山、昆仑；胆经穴位环跳、阳陵泉、风市、悬钟；督脉穴位腰阳关、后溪；大肠经穴位手三里；胃经穴位足三里、上巨虚、下巨虚；经外奇穴夹脊、腰痛穴等穴位。有行气止痛的作用。

2. 改善根盘位置关系的手法

（1）扳肩：患者俯卧。术者一手按压患者下腰部，另一手扳住患者肩部，向内上方（术者胸前）提拉。双肩依次进行。

（2）颤腰：患者俯卧，胸部和下腹部各垫一枕头，使腰部悬空。两助手分别牵引双腋窝和双踝处，以加宽椎间隙。术者双手重叠压在腰部病变处，进行有力的快速按压，使腰部受到震颤。每次持续 1 分钟，可重复进行 6～8 次。此法为治疗本症的重要手法，有使突出物回纳的作用。

（3）斜扳：患者侧卧，上面的腿屈曲，下面的腿伸直。术者一手扶肩部，一手扶臀部，两手呈相反方向用力作有弹性的推摇，数次后，骤然加大运动幅度，使腰部呈扭转状态，常可听到响声。此法扳一侧后，再扳另一侧。

3. 松解坐骨神经粘连的手法

（1）扳腿：患者俯卧，术者一手按腰骶部，另一手以前臂部托住大腿向后上提扳，同时在腰骶部进行有节奏的按压。另一侧依法进行。

（2）抖臀：患者侧卧，健肢在下呈髋膝伸直位，患肢在上呈屈膝屈髋位。术者一手握患侧踝部，作对抗牵引，另一手掌根在坐骨结节处向腰骶部作轻重交替的推抖，可反复进行 2～3 分钟。

（3）绷腿法：患者仰卧，术者立患侧，一手扶膝部，另一手扶足跟，使患肢呈屈膝屈髋状。然后按顺、反时针方向旋转摇晃患侧髋关节。每次摇晃后，强力屈髋，使患侧膝关节接近腹部。然后在髋膝关节伸直过程中，扶足跟的手向上提拉，扶膝之手用力按压，使患肢成直腿抬高，至患者不能忍受的高度停留片刻，再猛力将足背屈后，缓缓放下，可重复进行 4～5 次。此法有牵拉、松解坐骨神经粘连的作用（图2-10-1）。

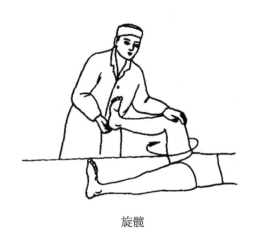
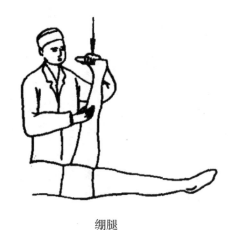

旋髋   绷腿

图2-10-1   绷腿法

4.可在腰背部推拿的基础上配合腹部推拿

可在腰背部推拿的基础上配合腹部推拿。生物力学研究表明，腰椎的稳定，与膈肌、盆底肌、竖脊肌、腰大肌、腰方肌、腹内外斜肌、腹直肌等及它们共同形成的腹内压密切相关。大量的临床观察显示，患者的腰痛与腹内压密切相关，如咳嗽、打喷嚏等可以导致腹内压增高的行为发生时，椎间盘受到的压力、刺激增大，椎间盘内神经末梢受到盘内高压或化学性伤害刺激的激惹也会随之增加，患者疼痛症状亦会加重。此外，腹内压不足亦是引起腰痛的原因。根据力学原理，腹内压增加导致躯干被动拉伸，增加了躯干的硬度。躯干硬度增加，可提高脊椎适应负荷的能力，但如果呼吸模式紊乱，如横膈膜发生异常活动时，可以导致腹内压不足，引起躯干硬度不足，脊椎尤其是腰椎所承受的压力变大，超过脊椎能忍受的压力可以导致椎间盘的损伤，而出现相应的临床症状。腹部推拿可以直接作用于腹部前方肌群和髂腰肌，解除痉挛，调整腹内压，并可以通过反射激发腰椎周围软组织功能，加强腰椎整体的稳定性。

（二）内治方药

中药内服治疗腰椎间盘突出症，急性期治疗以祛邪为主。慢性期治疗以活血化瘀、松解粘连为主。主要治法有补益肝肾法、活血化瘀法、祛风除湿法，在中药选择上以"通""补"性药物使用较多，气滞血瘀型方用复元活血汤；风寒湿滞型方用五痹汤加减；湿热痰滞型方用三仁汤加减；肝肾亏虚型方用独活寄生汤加减。内伤肾虚者以杜仲、当归、牛膝运用为多；内伤瘀血者以川芎、当归、红花运用为多；外感者以羌活、牛膝、防风运用为多。

（三）外治方药

外用熏洗主要以祛风湿与活血化瘀、解表、补虚药为主，红花、伸筋草、透骨草、独活、当归、牛膝、羌活、乳香、没药、威灵仙、川芎、草乌、川乌、艾叶、防风、桂枝、细辛、苏木、花椒为常用的外洗药，也可以采用中药离子导入。

（四）其他治疗

1. 非手术治疗

（1）休息：急性期休息很重要。卧床休息，能减轻肌痉挛，缓解症状。幼稚型患者，突出物有回纳自愈的可能。

（2）牵引：牵引能使肌肉充分休息，并能拉开椎间隙，以利突出的髓核回纳。可采用间隙牵引，或持续牵引、皮牵引、骨盆牵引等方法。

（3）硬膜外封闭：腰椎间盘突出症患者，临床症状严重时可以选用。

（4）西药治疗：西药治疗腰椎间盘突出症以脱水为主，可选用甘露醇、地塞米松、七叶皂苷钠静脉注射，以减轻突出的髓核压迫神经或促进水肿吸收，消除致痛炎性物质。如伴有下肢麻木者可加胞二磷胆碱静脉滴注。

2. 手术治疗

凡具有典型症状的反复发作者，经正规的非手术治疗无效时，可考虑手术摘除髓核。此外纤维环缝合术对维持椎间盘生物力学强度及术后纤维环修复起到积极作用，同时促进椎间盘结构完整性的恢复。

第五节　腰椎椎管狭窄症

腰椎椎管、神经根管道、椎间孔的变形或狭窄，刺激或压迫脊神经根、马尾神经而产生的一系列临床症状，称腰椎椎管狭窄症。好发于 40 ～ 60 岁。

一、病因病理

引起腰椎椎管狭窄的原因，可分为原发性和继发性两种。原发性是因为先天性发育异常，椎管的矢状径和横径均减少，呈三角形或三叶草形，使马尾神经和脊神经根处于受压的临界状态。

继发性腰椎椎管狭窄症，缘于腰椎间盘及腰椎的退行性改变。椎体后缘骨赘、黄韧带肥厚塌陷、关节突增生或肥大、椎板肥厚等，均可造成椎管容积缩小。这种情况

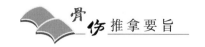

下，凡增加椎管内压的活动，如腰部后伸、增加腹压等，均可刺激或压迫马尾神经、脊神经根，引起临床症状。

二、临床表现

起病缓慢，多有慢性腰痛史。反复腰痛、腿痛，间歇性跛行是主症，亦可出现一侧或双侧下肢麻木、无力、感觉异常等。症状与姿势关系密切，多于久站、久行后出现或加重，坐下、蹲下可自行消失。腰部后伸时症状亦可加重，躬身前屈可缓解症状。间歇性跛行是指患肢的麻木、疼痛等症状，在蹲下后马上缓解，若继续行走则出现同样症状。主诉多而体征少也是本病的特点之一，就诊前的短暂休息可缓解压迫，故查体时阳性体征较少。

X线检查：腰椎正侧位片，可测量椎管的矢状径及横径，有参考价值。

CT检查：不仅能测出椎管大小，而且能清楚地显示侧隐窝、椎间孔横断面的形状，有助于诊断。

成人腰椎间盘突出症与腰椎椎管狭窄症患者脊柱骨盆矢状面影像学表明，腰椎间盘突出症患者胸椎后凸小，躯干更倾向于笔直；腰椎椎管狭窄患者胸椎后凸大，矢状面生理曲度更明显。

多普勒检查：可测量椎管矢状径与横径，有助于诊断。

三、治疗

（一）推拿手法

本病以舒筋活络、缓解粘连为治疗原则。

1. 㨰腰腿

（1）㨰腰：参照腰椎间盘突出症。

（2）㨰腿：参照腰椎间盘突出症。

2. 揉腰腿

（1）揉腰：参照腰椎间盘突出症。

（2）揉腿：参照腰椎间盘突出症。

3. 拿腰

参照腰椎间盘突出症。

4. 颤腰

参照腰椎间盘突出症。

5. 直腿压腰

患者端坐于床，双下肢伸直。术者一手压患者双膝部，另一手扶肩部，嘱患者尽力前屈弯腰。重复作 4 ～ 6 次，有改善椎管内压力、缓解神经根压迫的作用。

6. 滚腰

患者屈膝屈髋，坐于床上，双手环抱膝前。术者双手分别置于患者颈部及膝部，使后突的腰部接触床面，作来回滚动。

7. 绷腿

参照腰椎间盘突出症。

8. 点穴

参照腰椎间盘突出症。

（二）内治方药

中药治疗腰椎椎管狭窄症的机制主要是补肝肾益筋骨、活血化瘀、祛风除湿、加速充血水肿的消除，常用的中药有当归、杜仲、牛膝、地龙、黄芪、甘草、赤芍、鹿角胶、川芎、白芍、熟地黄、狗脊、红花、续断、桑寄生、独活、丹参、泽兰、全蝎、蜈蚣、茯苓、桃仁、苏木；常用的药对有赤芍 – 当归、川芎 – 当归、白芍 – 当归、独活 – 桑寄生。

（三）手术治疗

手术治疗退行性腰椎椎管狭窄症可以取得较为理想的临床疗效。目前的手术共识：①经非手术治疗无效者，且自觉症状明显且持续性加重，已经影响到生活和工作。②出现明显的神经根压迫症状，特别是行走无力或马尾综合征患者。③对于继发性腰椎椎管狭窄症，进行性加重的腰椎滑脱及伴有腰椎侧凸或后凸者，或已伴有相应的临床症状和体征者。手术的主要目的是解除椎管内、神经根管内或者椎间孔受压情况，从而改善相应神经组织及其周围血供。

（四）功能锻炼

腰椎椎管狭窄症的后天性因素在临床上较为常见，而此类患者功能锻炼尤为重要。根据患者的具体情况，其锻炼应适量、适当，但对于急性期腰椎椎管狭窄症患者应卧硬板床静养，其不适合进行锻炼。功能锻炼的主要目的为平衡腰背肌和腹肌，改善脊柱的稳定性，增强身体的适应性。坚持长期有氧运动及减少焦虑可以增加内啡肽分泌，有助于减轻疼痛。

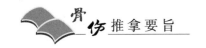

第六节　腰臀部肌筋膜炎

因寒冷、潮湿等外邪所引起的腰、臀部纤维组织痉挛、水肿、渗出而致的腰部疼痛，称腰臀部肌筋膜炎。

一、病因病理

该病多见于寒冷、潮湿地区的野外作业者。寒主收引，主拘急。寒邪入侵，腰臀部肌肉筋脉拘挛，血脉不得通畅，气滞血瘀而作痛。

二、临床表现

腰部疼痛，遇寒受凉加重，得暖则缓解。有时疼痛可十分严重，影响患者日常生活，甚则不能翻身、弯腰。腰、臀部可查及压痛点或条索状筋结。

三、治疗

（一）推拿手法

本病以温养筋脉、舒筋解挛为治疗原则。

1. 擦腰：参照腰椎间盘突出症。

2. 揉腰：参照腰椎间盘突出症。

3. 拿腰：参照腰椎间盘突出症。

4. 分筋：以食中环指末节指腹着力，沿压痛点、筋结处或腰椎旁、髂腰韧带、髂嵴部作分筋 2～3 分钟，有舒筋解挛、行气止痛作用。

5. 点穴：依次点按肾俞、命门、大肠俞、腰阳关、环跳、承扶、委中、承山、后溪、阿是穴，有行气止痛作用。

6. 拿跟腱：双手拿捏患侧跟腱 2～3 分钟，有行气止痛作用。

7. 搓腰骶：双掌分别置于肾俞穴及八髎穴处，作搓法 2～3 分钟，至出现明显温热感止。有温养筋脉、散寒止痛作用。

（二）内治方药

治疗本病的关键在温经散寒和通络止痛，故温经通络为其治疗大法，方用羌活胜湿汤合麻桂温经汤加减。

（三）外治方药

可采用局部外敷、药物熏蒸、药浴等方式，药力可以直达病所，可改善腰臀部软组织血运，促进炎症吸收和炎性介质的稀释和转移，从而减低末梢神经的兴奋性，起到镇痛消炎的目的。常用的药物有红花、当归、制川乌、赤芍、防风、牛膝、杜仲、羌活、桂枝、五加皮、川椒、威灵仙、透骨草等药物。

第七节　腰椎退行性滑脱

腰椎退行性滑脱，又称假性滑脱，是腰椎退行性骨关节病所致的椎体失稳，向前或向后滑移。

研究发现，腰椎退行性滑脱以中年女性为主要发病人群，其中以 40 ～ 60 岁为发病高峰年龄，且以Ⅱ度和Ⅲ度滑脱为主。

一、病因病理

腰椎间盘的退行性变是常见原因，它可使前、后纵韧带松弛，无法限制椎体的正常弧形运动，以致椎体滑移。肥胖体形，体重增加使腰椎前突加大，前、后纵韧带松弛；以及怀孕、生产等均可成为本病诱因。

研究发现，腰椎退行性滑脱与腰椎椎间隙、小关节及骨盆形态改变之间存在密切关系：腰椎小关节基部横径越大，该小关节角度越趋于矢状位，腰椎滑移概率越高；且腰椎小关节与椎间盘退变之间关系密不可分。

退变性腰椎滑脱患者存在以下异常：

1. 椎间隙高度丢失，椎间盘角趋于水平甚至反向成角；小关节方向趋向水平位，矢状位及双侧不对称增大；骨盆形态发育异常，空间位置后倾。

2. 小关节方向趋向水平位，矢状位及骨盆入射角增大，为腰椎退行性滑脱发病的危险因素，其中骨盆入射角增大对腰椎退行性滑脱危险性最大。

3. 椎间隙、小关节及骨盆部分参数之间存在显著相关性：骨盆入射角与滑脱程度呈正相关，与腰椎椎间盘角呈负相关，反映骨盆解剖异常与滑脱程度、椎间盘退变有关；椎间盘指数与关节突关节角呈正相关，与关节突关节不对称呈负相关，反映椎间盘退变与小关节退变有关。

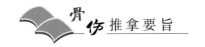

二、临床表现

下腰、下肢疼痛或麻木是主要症状。腰痛多局限在腰骶部，也可向下肢放散。疼痛在劳累后加重，休息后可减轻。少数患者可出现下肢乏力，会阴部麻木或尿潴留。

检查：腰部变短、腰段前突、臀后突、腰骶部凹陷。腰$_5$棘突旁可查及压痛。

X线检查：可见椎体向前或向后移位，但无椎弓根峡部裂。

三、治疗

（一）推拿手法

增强腰部肌肉韧带力量，能控制病情，缓解症状。除推拿治疗外，应积极配合背伸肌功能锻炼。以温养筋脉、强筋壮骨为推拿治疗原则。

1. 擦腰

（1）擦命门、腰阳关：双手以掌指关节着力，分别擦命门、腰阳关2～3分钟，有温运阳气、强壮腰脊的作用。

（2）擦三焦俞、大肠俞：双手以掌指关节着力，分别擦同侧三焦俞、大肠俞穴2～3分钟，再擦对侧相同穴位2～3分钟，有温养筋脉的作用。

2. 揉腰

（1）揉胃俞至白环俞：双手以小鱼际掌根着力，分置脊柱两侧，自胃俞揉至白环俞止。重复治疗2～3分钟，有温养筋脉作用。

（2）揉气海俞：双手食中环指末节指腹着力，分别置于两侧气海俞处，作揉法2～3分钟，有益气养筋的作用。

3. 拿腰骶

双手分别置于腰骶部，拿两侧肾俞及八髎穴2～3分钟，有益肾强腰的作用。

4. 搓命门、腰阳关

双手分别置于命门、腰阳关穴处，作搓法2～3分钟，有温养筋脉的作用。

（二）指针疗法

常选用的穴有气海俞、大肠俞、关元俞。伴腰$_5$神经根受压症状者配：环跳、风市、阳陵泉、承山；伴骶$_1$神经根受压症状者配：环跳、秩边、承扶、承筋。

（三）手术疗法

临床研究表明，通过积极的保守治疗，大部分腰椎不稳患者可缓解症状，仅

10%～15%的患者需要手术治疗，手术方式主要有神经减压术、脊柱融合术、滑脱复位术、脊柱内固定术等。

（四）功能锻炼

1.拱桥式背伸肌锻炼

患者仰卧在硬板床上，以头、双肘、双足五点着力，将躯干抬离床面。待背伸肌肌力增强后，逐渐改为双肘、双足四点着力，再改为头部、双足三点着力锻炼。增强背伸肌肌力，控制滑脱发展。

2.飞燕式背伸肌锻炼

患者俯卧，躯干上部及双上肢抬离床面，同时双下肢也抬离床面，使背伸肌强烈收缩，以锻炼其肌力。

第八节　梨状肌综合征

腰臀部软组织损伤中，因臀部深层肌肉梨状肌的损伤而造成的坐骨神经痛比较常见，即梨状肌综合征，在临床腰腿痛的患者中占有一定的比例，为常见损伤之一。

一、病因病理

梨状肌起于第2～4骶椎前面，经坐骨大孔向后到臀部，形成狭细的肌腱止于股骨大粗隆部，主要作用是使大腿外旋。患者常在下肢外展、外旋或由蹲位变为直立位时，使梨状肌拉长或过牵造成损伤。损伤可使该肌肌膜破裂或有部分肌束断裂，梨状肌出血、炎性水肿并呈保护性痉挛状态，常可压迫、刺激坐骨神经，而引起反射性疼痛。

二、临床表现

梨状肌综合征的主要症状是坐骨神经痛。疼痛的产生是坐骨神经受压所致，坐骨神经痛又反射刺激第1、2骶神经，该反射性疼痛使梨状肌紧张，二者形成恶性循环。这种神经疼痛纯属反射性痛，无感觉上的变异。采用利多卡因在梨状肌坐骨神经处局部注射，疼痛可以立即缓解或消失，可为诊断的依据之一。检查臀部，可以触到紧张的梨状肌，似一硬性的束条状肿块，压之疼痛。内旋、外旋患侧下肢，牵拉坐骨神经的运动，均可加重疼痛，并出现放射痛。

坐骨神经炎和假性坐骨神经痛是临床上常见的疾病，诊断时易与本病相混。坐骨

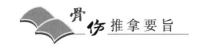

神经炎多由细菌、病毒感染，风寒湿的侵袭，或维生素的缺乏而发生神经发炎水肿，除有坐骨神经痛体征外，尚具有沿坐骨神经径路的压痛的特点。假性坐骨神经痛为坐骨神经疼痛，但无放射性疼痛，无肢体运动感觉变异，找不到神经根和坐骨神经受累现象，为其诊断要点，多由风寒湿邪侵袭而致。

正常的梨状肌在 MRI 上显示为形态饱满、轮廓清晰、平滑、均匀的低信号，在 T_1WI、T_2WI 上与邻近肌肉一样均为等信号。患侧梨状肌呈萎缩状，其信号混杂、不均匀，或者患侧梨状肌横径大于健侧，呈炎性改变，坐骨神经增粗受压。梨状肌综合征可分为急性损伤期和慢性修复期，急性期在 T_2WI–SPAIR 上为高信号，慢性期代之以脂肪和纤维索条等混杂信号。梨状肌的病变可使坐骨神经受压，导致神经含水量增加和静脉回流不畅，进而使 T_2 时间延长，所以病变侧坐骨神经也呈现高信号。

超声排查显示梨状肌综合征患者坐骨神经厚度及梨状肌厚度均高于正常人群。

三、治疗

（一）推拿手法

本病以舒筋解挛、疏通经络为治疗原则。

1. 擦臀

（1）擦肾俞、环跳：双手分别置于患侧肾俞、环跳穴处，以掌指关节着力，作擦法 2～3 分钟，有舒筋解挛作用。

（2）擦环跳、委中：双手以掌指关节着力，擦患侧环跳、委中 2～3 分钟，有疏通经络的作用。

2. 揉臀

（1）揉气海俞、环跳：双手以食中环指末节指腹着力，分别揉患侧气海俞、环跳 2～3 分钟，有和血养筋、缓解痉挛的作用。

（2）揉环跳、承扶：双手食中环指末节指腹着力，分别揉环跳、承扶 2～3 分钟，有疏通经络的作用。

3. 分筋

单手或双手叠放，以食中环指末节指腹着力，沿梨状肌作分筋 1～2 分钟，并配合镇定。有舒筋解挛、行气止痛的作用。

4. 理筋

以掌根着力，自环跳沿大腿后侧理筋至跟腱止。理筋 1～2 分钟，自环跳沿大腿外侧理筋至外踝止，有疏通经络的作用。

5. 旋髋

患者仰卧。患肢屈膝屈髋，作顺、反时针方向的旋转摇髋各 1～2 分钟，并配合绷腿，有舒筋解挛、疏通经络的作用。

6. 拿腿

沿大腿后、外侧作拿法各 1 ～ 2 分钟，由环跳拿至踝部止，有舒筋活络的作用。

7. 点穴

依次点揉阿是穴、上髎、次髎、秩边、委中、承扶、阳陵泉、昆仑、悬钟、环跳、承山等，有行气止痛作用。

（二）功能锻炼

在恢复期可以采用功能锻炼，参照腰椎退行性滑脱。

第九节　尾骨痛

尾骨痛是泛指尾骨部位的疼痛，多与该处损伤有关，好发于中年女性。

一、病因病理

滑跌时臀部着地，或分娩时用力不当，均可引起骶尾关节的直接损伤。风寒湿邪入侵，骶尾部纤维织炎也可引起急性尾骨痛。长期坐位工作或坐姿不良，可致骶尾部韧带慢性疲劳性损伤而诱发尾骨痛。

二、临床表现

骶尾部持续性疼痛，可为胀痛、灼痛或隐痛。由坐位、蹲位站起，或弯腰等均可诱发或加重疼痛。

检查：局部压痛，肛门指诊可查及压痛或畸形。

X 线检查：可显示损伤所致的畸形及移位，但须与尾骨先天畸形相鉴别。

本病应与肛门疾患、前列腺疾患、盆腔疾患相鉴别。

三、治疗

（一）推拿手法

急性损伤可外敷活血化瘀、温经散寒中药，有缓解疼痛、防止粘连的作用。

慢性尾骨痛，推拿治疗的原则是温养筋脉、松解粘连。手法如下。

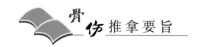

1. 擦腰阳关、腰俞

双手掌指关节着力，分别擦腰阳关、腰俞穴 2～3 分钟，可行气活血、温养筋脉。

2. 揉法

中指呈叠指状，以末节指腹着力，沿骶尾部作揉法 2～3 分钟，有温养筋脉作用。

3. 分筋

以拇指指端着力，沿痛点或筋结作分筋 1～2 分钟，并配合镇定。有行气止痛、缓解粘连作用。

4. 骶尾部外伤，有尾骨脱位或半脱位的患者，采用肛门内复位的手法治疗；或用骨盆旋转尾骨定位复位法治疗损伤性骶尾部疼痛。

（二）其他疗法

除手法治疗，还可采用骶管神经阻滞；双氯芬酸二乙胺软膏、酮洛芬凝胶外用。

（三）功能锻炼

1. 提肛：取站位或坐位，收缩会阴部肌肉，使肛门上提。一松一紧、交替进行。

2. 摆臀：取站位，下腰部及臀部肌肉用力收缩，使臀部移向侧方，左右交替进行。

上述功能锻炼，用于骶尾部急性损伤，有预防粘连的作用；用于慢性损伤，有松解粘连的作用。

（阎博华）

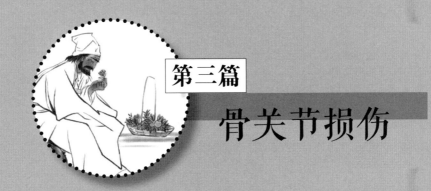

第三篇

骨关节损伤

第一章

概　述

骨关节损伤包括骨折与脱位。骨折是指骨组织因外力或其他因素，使骨的完整性和连续性遭到破坏。骨折的发生并不是单独的骨组织损伤，由于冲击、挤压、碰撞等复合外力作用于肢体，多伴发肌肉、肌腱、神经、血管的同时损伤。因此治疗中，除了处理骨折的问题，还应考虑周围软组织的修复。脱位亦称脱臼，是指组成关节的骨端关节面，失去相互间正常的对应关系。

第一节　病因与分类

一、病因

（一）骨折

引起骨折的原因可分为外因和内因两种，但以外因为主。

1.外因又可分为直接暴力、间接暴力、肌肉牵拉、积累性暴力四种，其中以直接暴力和间接暴力多见。

2.内因包括年龄、体质、骨质疏松、骨骼病变等因素。

（二）关节脱位

1.外因：外力作用于关节造成的脱位称为外伤性脱位。

2.内因：由年龄、体质、关节的解剖特点及疾病所造成的脱位称为病理性脱位。

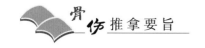

二、骨折的分类

（一）根据骨折的稳定程度可分为稳定性骨折和不稳定性骨折

1. 稳定性骨折：无移位的不全或完全骨折、儿童青枝骨折、桡骨远端骨折、股骨颈及肱骨外科颈嵌插骨折及单纯椎体压缩性骨折等均为稳定性骨折。对于无移位的或嵌插骨折不需手法整复，仅用外固定即可。这类相对稳定的骨折，运用推拿手法治疗可以从骨折早期开始，有利于骨折的愈合，缩短病程。对于有移位的骨折，如整复后骨折端较稳定，也可早期开始在骨折局部运用推拿手法，加强局部血液、淋巴回流，减少肢体肿胀，最终加快骨折愈合、防止肢体功能障碍的发生。

2. 不稳定性骨折：骨干的斜形、螺旋、多段或粉碎骨折，均为不稳定性骨折，股骨干横断骨折亦属此类。其整复后骨折端不稳定，容易发生断端再移位。为了防止其重新移位，常需运用内外固定术，术中对骨折处软组织剥离会造成二次损伤，形成瘢痕，加重软组织的粘连。如果固定时间过久，未能及时进行功能锻炼，也可以形成伤处周围软组织的粘连，关节囊的挛缩、僵硬，从而影响肢体的功能活动。

（二）根据长骨骨折的部位可分为关节内骨折、骨端骨折和骨干骨折

1. 关节内骨折：即骨折线波及关节面的骨折。此类骨折常有骨折块的分离、翻转、塌陷等移位。良好的解剖对位是关节内骨折功能恢复的前提和基础。如果骨折复位不良，以致关节面不平整，可引起关节软骨面损伤，造成创伤性关节炎。在此过程中，关节附近的肌肉、肌腱、韧带、关节囊等组织由于固定时间过长也可形成粘连，从而影响关节功能活动。早中期进行手法治疗，磨造塑形关节，以改善关节的功能活动是必要的。

2. 骨端骨折：即发生于长骨干骺端的骨折。骨端处附着有肌腱、韧带，并且此处多为松质骨与密质骨的交界处，骨折后局部出血肿胀，瘀滞较严重。如果早期瘀血消散不良或固定时间过久，未能及早进行功能锻炼，可形成肌腱、韧带等组织的粘连，从而影响关节的功能活动。

3. 骨干骨折：即发生于长骨骨干部分的骨折。长骨干的周围有丰厚的肌肉、筋膜，骨折后如果固定时间过长，可形成肌肉间的粘连，或者影响邻近关节，发生功能障碍。骨干上和下 1/3 骨折因邻近关节，比中 1/3 骨折更易引起关节功能障碍。如股骨干骨折后股四头肌和膝关节发生粘连而引起膝关节功能障碍。此外，尺桡骨之间有骨间膜，尺桡骨干骨折后，可因复位不良致前臂骨间膜挛缩，并进一步影响前臂的旋转功能。

三、脱位的分类

按脱位的原因分为外伤性脱位、病理性脱位、先天性脱位和习惯性脱位；按

脱位的时间分为新鲜性脱位和陈旧性脱位；按脱位的性质分为单纯性脱位和复杂性脱位。

第二节 临床特点

骨折或脱位后局部肿胀是外伤性炎症的反应，是组织出血、体液渗出，加以疼痛反射造成的肌肉痉挛，唧筒作用消失，局部静脉及淋巴管瘀滞，以及回流障碍所导致。

骨折整复后为了维持已整复的骨位，保障骨折愈合及关节囊、韧带、肌肉、肌腱的修复，常需使用外固定。固定物的压迫，使肢体局部静脉及淋巴回流受阻，同时由于运动的受限导致肌肉泵压作用的减弱，故肢体局部及远端肿胀。这种水肿既可以在骨折邻近部位的关节发生，也可以在骨折远端部位的关节发生。如前臂双骨折时的手部肿胀，小腿骨折时的踝、足部肿胀等。组织水肿后，渗出的浆液纤维蛋白在关节囊皱襞和滑膜反折处以及肌肉间形成粘连。因此，如果不进行及时的推拿及肢体功能锻炼，在骨折局部及未固定的肢体远端，也同样会形成粘连、僵硬，从而出现肢体功能障碍。肘关节、前臂或腕部骨折的患者，由于长时间悬吊固定前臂，影响肩关节上举、外展、后伸等活动，容易遗留患侧肩关节的功能障碍。

关节脱位多同时伴有关节囊撕裂，韧带、肌肉、肌腱的损伤。其中肌肉、肌腱的钝性挫伤在脱位时普遍存在，但真正的断裂则是偶然的。脱位后，肌肉所遭受的影响主要在于部分地丧失了其运动关节的作用。除关节本身的损伤可造成粘连外，肌肉、肌腱、韧带的损伤修复形成瘢痕也可以影响到关节正常功能的恢复。因此要使损伤的关节囊、滑膜、韧带等组织尽可能在接近正常的位置上愈合，以防止瘢痕过大。

此外，骨折部位的肌肉与骨折部形成粘连，以及肌肉本身损伤后瘢痕化，也是造成关节功能障碍的原因。

第三节 推拿治疗的作用

一、促进血液循环

骨折、脱位经整复固定后，早期对邻近部位进行推拿有助于静脉及淋巴循环，使局部肿胀消退，阻止渗出的浆液纤维蛋白在关节囊皱襞和滑膜反折处以及肌肉间聚

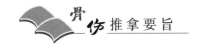

集，从而有效地防止了组织粘连的发生，减少了固定并发症。

二、改善肌肉、肌腱的营养代谢

通过对肌肉、肌腱运用手法，可以增加其灌注量，改善细胞供氧和物质代谢，减少有害性废物的产生。改善肌肉的营养代谢，能有效地防止肌肉萎缩，同时有助于改善肌腱、韧带的弹性，以保障正常发挥其功能。

三、滑利关节

关节滑膜内含有丰富血管网，能产生滑液。推拿能促进局部血液循环，改善关节滑膜的分泌能力，有助于关节的滑利，防止关节囊及关节周围软组织挛缩、机化或粘连等。

四、促进愈合和肢体功能康复

由于推拿使局部气血运行通畅，灌注充足，代谢旺盛，为骨痂生长和周围组织损伤的修复提供了有利的条件。推拿可在骨折端产生纵向挤压力使其接触紧密，有增加骨折的稳定性和加速骨折愈合的作用。中后期对关节运用摇扳手法能促进肢体功能的康复。这样，有助于骨折和脱位的愈合与肢体功能恢复同时进行，免除了恢复伤肢功能的后续治疗，缩短了疗程。

第四节　推拿治疗的应用原则

为了更好达到治愈骨与关节损伤的预期目的，在运用推拿手法治疗时应根据损伤三期愈合的特点，采用以下原则。

1.骨折、脱位早期的推拿手法，要以维持复位后的正常对位对线关系为前提，主要作用于损伤邻近部位，手法力度宜轻柔，治疗时间宜短，活动关节范围宜小。

2.骨折和脱位中期的推拿手法，应在损伤局部附近及邻近部位施术，手法力度中等，治疗时间宜短，活动关节范围适度增大。

3.后期主要为恢复关节功能。手法作用于损伤局部，力度较重，重点是松解粘连，时间可较长。

4.对于稳定性骨折早期即可开始进行推拿；对于不稳定性骨折推拿治疗一般较晚，但也可在早期酌情进行。

5.脱位复位后，为修复破裂的关节囊和关节内外韧带，应及时固定以防关节再脱位。固定后早期即可配合推拿治疗，在伤处及远近段肢体均可施用舒筋手法，但应限制与受伤姿势相同的关节运动手法的使用。

第五节　练功疗法

一、目的

恢复伤后肢体功能活动。重建上肢关节的运动、下肢负重及行走功能活动。

二、作用

1.促进循环，有利肿胀消退。
2.增强骨折端的生理压力，促进愈合。
3.促进肢体功能恢复。
4.防止关节粘连和强直。
5.防止失用性肌萎缩和脱钙。

三、练功原则

1.以伤肢主动活动为主，并以健肢带动患肢。活动范围、时间、频率均以循序渐进为原则。活动以无痛为原则，功能活动时应以不引起肢体剧烈疼痛为度，在肢体活动最大处要稍作停留，以轻柔拉伸关节及周围软组织，如筋膜、肌肉等。

2.活动时不影响断端的稳定。达到动静结合。因此对断端稳定有影响的活动，均应加以控制或禁止。骨折早期应限制的活动有：锁骨骨折的肩前屈动作，上臂骨折的肩收展动作，尺桡骨骨折的旋转动作，脊柱压缩骨折的前屈动作，股骨下端骨折的伸膝动作，股骨上端骨折的髋屈曲、外展等动作。

四、练功方法

按骨折的早、中、后期进行。

（一）骨折早期练功

此期在伤后 1～3 周，患处仍肿胀，断端易再移位。练功应以患肢肌肉的张弛运

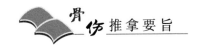
动为主，促进肿胀消退，不宜过多活动伤处关节。

（二）骨折中期练功

此期在伤后 3～6 周，练功在于逐瘀生新，和营定痛，接骨续筋，防止肌肉萎缩和关节粘连。除继续加强早期的肌张弛活动外，逐步活动骨折部上、下关节，并逐渐加大范围和幅度。如下肢可在固定下作抬臀、伸屈髋膝活动，脊柱可作飞燕式、拱桥式等练功活动。

（二）骨折后期练功

后期是在 6 周以上，骨折已近临床愈合，练功目的是尽快恢复患肢关节功能和肌力，使筋骨强健，关节滑利。可取坐位、立位练功，以加强伤肢各关节的活动为重点，上肢着重各关节灵活性训练，下肢着重于行走负重训练。

（杜妤）

第二章

上肢骨折

第一节　肩部骨折

一、概述

肩部骨折包括锁骨骨折、肩胛骨骨折和肱骨近端骨折。其中锁骨骨折是肩部最多见的损伤，少年和儿童患者尤多。幼儿骨折多为青枝型，而成人骨折多为横形、斜形或粉碎骨折。骨折端移位严重时可造成锁骨下血管或神经损伤。由于血液循环丰富，锁骨骨折愈合率甚高。锁骨骨折后如果固定时间过长，未能及时进行功能锻炼，尤其是老年患者，周围软组织发生粘连后易引起肩关节功能障碍。

肩胛骨骨折发病率较低，由于丰厚的肌肉包绕，骨折后一般移位不大，愈合及愈后较好。但局部瘀血如未能及时消散，易引起肩胛胸壁关节的粘连，从而造成肩关节功能活动受限。

肱骨近端骨折以肱骨外科颈骨折居多，好发于儿童和老年人。由于肱骨外科颈部血运丰富，而且骨折又多有嵌入，故骨折愈合较快。肱骨外科颈骨折邻近肩关节，多伴有软组织损伤，如未能适时进行功能锻炼，致关节囊、韧带及滑囊粘连，可引起肩关节功能障碍。

手太阴肺经、手厥阴心包经、手少阴心经依次排列循行于肩关节前方的外、中、内侧；而在肩关节后方从外向内排列循行着手阳明大肠经、手少阳三焦经和手太阳小肠经。

二、解剖特点

（一）肩关节

1.组成：肩关节是由肩胛骨的关节盂和肱骨头连接而成的球窝关节。因肱骨头的面积远远大于关节盂的面积，且其周围韧带薄弱，关节囊松弛，故肩关节是人体活动范围最大的关节，且最灵活。关节盂面上被覆一层中心薄边缘厚的玻璃样软骨，盂缘

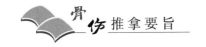

被纤维软骨环所围绕。肱骨头为半圆形的关节面，向后上内倾斜，仅以部分的关节面与关节盂接触，故极不稳定。

2.关节囊：关节囊为薄而松弛的纤维性组织构成。囊向上附着于关节盂的周缘，向下附着于肱骨解剖颈，但下方的附着处可抵达外科颈。

3.邻近组织

（1）关节前方有喙肱韧带与盂肱韧带加强。

（2）关节囊上部，肩袖（冈上肌、冈下肌、小圆肌与肩胛下肌腱总和）与关节囊交织在一起，衬垫于肩峰与肱骨头之间。

（3）肱二头肌长头腱起自盂上粗隆，向下走行于大小结节间沟，肩部骨折后，此腱容易发生粘连而引起肩关节功能障碍。

（4）肱骨大结节处附着有冈上肌、冈下肌和小圆肌，小结节则有大圆肌和肩胛下肌附着。

4.肩关节功能

（1）内收为胸大肌、背阔肌、大圆肌。

（2）外旋为冈下肌和小圆肌。

（3）内旋为肩胛下肌。

（4）前屈为三角肌、胸大肌、喙肱肌。

（5）后伸为背阔肌和三角肌后部纤维。

（6）外展活动的主要肌肉为三角肌和冈上肌。

（二）肩胛骨

1.组成：由肩胛体、肩峰、肩关节盂、喙突、肩胛冈五部分组成。

2.肌肉附着：其后方肩胛冈上窝有冈上肌附着，肩胛冈下有冈下肌、小圆肌、大圆肌附着，其前方有肩胛下肌附着。

3.位置：肩胛骨的位置在第2～7肋，肩胛骨的内缘距棘突间连线约6 cm。

4.肩胛胸壁关节：本质上不是一个真正的关节，是肩胛骨的深面和胸廓的后外侧面形成的一个衔接点。

5.肩锁关节：肩峰的内端与锁骨外端形成肩锁关节。

6.胸锁关节：为上肢与躯干相连的唯一关节，是由锁骨内端及胸骨柄的锁骨切迹和第1肋骨间所形成的摩擦关节，其周围被关节囊和韧带围绕固定。其中以胸锁前、后韧带和锁骨间韧带与锁骨相连，以肋锁韧带与第1肋骨相连，因此胸锁关节稳定，不易脱位。胸锁关节参与上臂的抬高与外展活动，正常胸锁关节在上臂抬高时有40°的抬高范围，即上臂每抬高10°，锁骨可抬高4°。

肩胛骨的外端，由肩胛盂与肱骨的上端肱骨头形成肩肱关节，其前方与胸壁形成似关节性联系（肩胛胸壁关节），肩胛骨在胸壁上的活动范围为60°。

7.运动：肩胛胸壁关节的运动在肩关节的运动学中占有非常重要的作用，肩关节较大的活动范围取决于肩胛胸壁关节的活动范围。它参与了肩部的上抬和下沉，发生在肩胛骨和胸壁之间的运动是胸锁关节和肩锁关节共同运动的结果。

肩胛胸壁关节的肩胛骨上抬必须伴随着胸锁关节和肩锁关节旋转。在一定程度上，耸肩运动的发生是肩胛骨随着锁骨上抬运动直接产生的结果。肩胛骨的前伸伴随着胸锁关节和肩锁关节在水平面运动而产生。肩胛骨随着胸锁关节锁骨的前伸动作而运动。肩胛胸壁关节的前伸运动增加了上肢前伸去摸物的动作。

肩关节在活动时，胸锁关节、肩锁关节以及肩胛胸壁之间的联合活动也增加了其活动范围。因此，当骨折致胸锁、肩锁、肩胛胸壁关节运动障碍时，肩关节活动度也会受到影响。

三、骨折类型及病理特点

（一）锁骨骨折

1.青枝骨折：骨膜未完全破裂，骨折稳定，固定时间短，愈后较好，不易引起肩关节功能障碍。

2.完全骨折：多见于成人，多为横形、斜形或粉碎骨折，属不稳定性骨折，此种骨折好发于锁骨中1/3，骨折后易致胸大肌损伤。当骨折发生于外1/3时则易引起肩关节功能障碍。

（二）肩胛骨骨折

1.肩胛体部骨折：常由直接暴力引起，骨折多位于肩胛骨下方的薄弱区，由于有肌肉的包裹，大多数骨折位移很少，愈合较快，瘀血主要聚集在冈上和冈下窝，如果消散不良可引起冈上肌和冈下肌等肌群在此处粘连，进而影响肩胛胸壁关节活动。

2.肩胛冈骨折：肩胛冈骨折占肩胛骨骨折的6%～11%，肩胛冈周围被肌肉覆盖，常伴有体部骨折，严重者将导致肩袖损伤及影响肩袖功能，肩外展力弱，肩关节功能减退。

3.肩胛颈部：肩胛骨骨折中较为常见的骨折，仅次于肩胛体骨折，骨折线多起自肩胛上切迹，斜向外下至肩胛骨外缘，为关节外骨折，属邻近关节骨折，易发生肩关节粘连。

4.盂部骨折：肩胛盂骨折较少见，为关节内骨折，可影响肩关节功能。

5.喙突骨折：关节外骨折，临床少见，受喙肱肌和肱二头肌短头的牵拉而向下移位。

6.肩峰骨折：受肩锁韧带的牵拉，肩峰端骨片多与锁骨一同向上移位。骨折远端由于受到患肢重量及三角肌的持续牵拉，可向下倾斜移位，从而损伤肩袖功能，使臂上举时肱骨头受到撞击，从而影响关节活动。

（三）肱骨外科颈骨折

1.无移位型骨折：多见于儿童青枝型骨折，成人裂纹骨折或无移位嵌插骨折，可

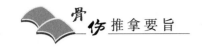

早期行功能锻炼和手法治疗。

2.外展型骨折：较多见，骨折向内成角，外侧骨皮质嵌插，内侧骨皮质分离，易造成内侧肌肉的损伤。

3.内收型骨折：较少见，骨折向外成角，内侧骨皮质嵌插，外侧骨皮质分离，易造成三角肌的损伤。其中青枝型骨折、裂纹、嵌插骨折属稳定性骨折，伤后 3～5 天即可开始推拿。而不稳定性骨折发生后 10～15 天骨折处可用手法。

四、推拿治疗

稳定性骨折，早期颈部、肩胛部、上肢运用点穴手法，并适当配合揉法、拿法，中期即可开始运用局部关节摇法、扳法等运筋手法。不稳定性骨折，早期运用颈部、肩胛部、前臂点穴手法，中期可配合上臂运筋手法，后期开始运用摇、扳等手法。

（一）早期

1.颈部：轻柔按摩、指揉颈前侧肌群，胸锁乳突肌胸骨头及锁骨头，擦、拿颈侧，点按大椎、天柱穴等，有舒筋活络、缓解肌肉痉挛或粘连的作用。

（1）揉胸锁乳突肌：患者取坐位，术者站于患者身后，用一手食中环指指腹着力，揉胸锁乳突肌，重点是下部，以解除其在锁骨附着处的粘连。

（2）揉斜角肌：体位同上。术者用一手食中环指指腹沿斜角肌向下揉，重点揉其下部。

2.肩部

（1）擦肩：患者取坐位。术者站于患者体侧，双手分别置于患者肩部前方的中府穴及肩部后方的曲垣、肩中俞、肩外俞穴等区域，以第 5 掌指关节着力，双手同时作擦法。手法力度深透，吸定治疗部位。持续操作 1～2 分钟。然后，双手中指叠指状分别置于患肩中府、肩贞穴处，以中指末节指腹着力，作顺或反时针方向的揉动。双手同时操作，手法力度深透。持续操作 1～2 分钟，有行气活血，散寒止痛的作用。

（2）擦肩周：患者取坐位。术者站于患肩侧，一手托住患肘使患肩外展抬起，另一手以小鱼际或第五掌指关节着力，分别在肩前外、后侧沿肺经、大肠经、三焦经、小肠经作擦法。持续操作 3～5 分钟，有疏经通络、行气止痛的作用。

3.肩胛部

（1）揉肩胛部：患者取坐位或俯卧位，术者站于患者体侧，一手掌扶患肩，另一手以小鱼际或食中环指末节指腹着力揉冈上肌、冈下肌、大圆肌和小圆肌，有行气活血、疏通经络的作用。

（2）拿肩胛部：体位同上。术者一手扶患肩，另一手拇指与其余四指拿捏冈上肌和大圆肌，有行气通经的作用。

（3）指理冈上、下肌：体位同上。术者一手拇指按压大椎穴，另一手以食中环指指腹着力，分别理冈上肌和冈下肌。

4.上肢部：理、指揉、拿捏前臂屈伸肌。

5.点穴：点按患侧曲垣、秉风、天宗、臂臑、肩贞、扶突、缺盆、肩中俞、肩外俞、曲池、合谷、曲泽、阳溪、阳谷、后溪等穴，有通经止痛的作用。

6.手法加减

（1）锁骨骨折

不完全骨折主要运用颈部、肩胛部、上肢部点穴及伤处局部的手法；完全骨折者早期运用颈部、肩胛部、上肢部点穴手法。

（2）肩胛骨骨折

可使用揉肩胛部、拿肩胛部、指理肩部及点曲垣、秉风、天宗等手法。

（3）肱骨外科颈骨折

稳定性骨折运用颈部、肩胛部、上肢部点穴手法，可适当配合揉拿肩关节手法；不稳定性骨折运用颈部、肩胛部、前臂点穴手法。

（二）中期

在骨折处附近运用揉法、拿法、理筋法、点穴法，力度较早期为重，酌情可适当使用运摇关节手法。锁骨不完全骨折主要在伤处局部作分筋手法；完全骨折在早期手法基础上，可在骨折处附近作为推拿重点。肩胛骨骨折在早期手法基础上着重使用分冈上、下肌，分肩胛缝，内收扳肩手法。肱骨外科颈稳定性骨折重点运用局部伤处手法；不稳定性骨折可配合上臂手法。

（三）后期

肩部骨折后期主要为肩关节功能受限，宜在早、中期手法的基础上按伤肢功能障碍受限方向分型治疗，有针对性地运用手法。

1.外展受限

（1）分筋、理筋肱二头肌长头腱

患者取坐位，术者站于患者体后，一手拇指按肩外俞，另一手食中环指自肱骨大结节起沿肱二头肌长头腱向下作左右方向的滑动分筋，手法力度深透。反复操作3～4遍，有疏通狭窄、剥离粘连的作用。

（2）分筋、理筋三角肌止点

患者取坐位，术者站于患侧，一手拇指与中指分别按压患肩的中府、曲垣穴处，另一手食中环指自三角肌止点上缘分筋至止点下缘处止，有消散筋结、剥离粘连的作用。然后，术者一手扶患肩，另一手全掌着力，保持深度的按压力，分别理三角肌的后缘、外缘、前侧缘。反复理筋3～4遍，有行气活血、顺筋通络的作用。

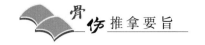

（3）分筋、理筋冈上、下肌

患者取坐位，术者站于患者身后，一手扶健肩，另一手以拇指末节指腹着力，分别在冈上肌、冈下肌处作分筋，反复分筋3～4遍，有舒筋解挛、消散筋结的作用。体位同上。术者一手拇指按压大椎穴，另一手拇指末节指腹着力，保持深透的按压力，分别理冈上、下肌。反复理筋3～4遍，有行气活血、舒筋解挛的作用。

（4）分肩胛缝：体位同上。术者一手拇指按压健侧肩井穴，另一手拇指朝上，以指腹着力沿肩胛骨脊柱缘由上向下分筋，有缓解粘连的作用。

（5）外展扳肩

患者取坐位，术者一手压住患侧肩井穴以固定患肩，另一手及前臂托住患肘内侧部，向外上方用力，扳动患肩外展，至患肩不能再上举或出现疼痛时，保持手法力度，停留片刻，反复操作2～3遍，然后缓慢放下患肩至原位，并在疼痛的部位施以轻柔的拿法。用于肩关节后侧粘连的治疗。

2. 前屈、上举受限

患者取坐位，术者站于患侧。术者一手压住患侧肩井穴以固定患肩，另一手及前臂托住患肘内侧部，向前上方用力，扳动患肩前屈、上举，至不能再上举或出现疼痛时，保持手法力量，停留片刻，然后缓缓放下患肩至原位，并在疼痛的部位施以轻柔的拿法。反复操作2～3遍，有松解粘连、滑利关节的作用。用于肩关节后侧粘连的治疗。

3. 后伸受限

体位同上。术者一手扶患肩，另一手扶患肘，先使患肩极度后伸，再屈曲患肘，使患侧前臂的背侧紧贴患者背部缓慢上提，至不能再上提时，使前臂旋后，掌心向前。停留片刻后，缓慢放下患肩至原位，并在患肩前侧施以轻柔的拿法。反复操作2遍，有松解粘连、滑利关节的作用。用于肩关节前侧粘连的治疗。

4. 内收受限

体位同上。术者一手扶健肩，另一手托住患侧肘部，向内上方用力，扳动患肩内收。至不能再内收或出现疼痛时，保持手法力量，停留片刻，然后缓慢放下患肩至原位，并在疼痛的部位施以轻柔的拿法。反复操作2～3遍，有松解粘连、滑利关节的作用。用于肩关节外侧粘连的治疗。

5. 旋转受限

（1）搓肩：患者取坐位。术者站于患侧，双掌心分别置于患肩前后侧，作轻柔和缓的搓动，至患肩深部出现热感后持续1～2分钟，有温养筋脉、滑利关节的作用。

（2）摇肩：患者取坐位。术者站于患肩后侧，一手置患侧肩井穴部固定患肩，另一手托住患侧肘部，作顺或反时针方向的摇肩。幅度由小到大，力度由轻至重，沿顺、反时针方向交替进行，持续操作2～3分钟。

最后，以抖肩手法结束治疗。患者取坐位，术者站于患侧，双手握住患腕近侧，以双腕小幅度的尺、桡偏带动患侧上肢抖动，至患肩三角肌、胸大肌、背阔肌、冈上肌等出现麻感为度。持续操作 1 ～ 2 分钟，有舒筋活络、调和气血的作用。

五、功能锻炼

（一）锁骨骨折

早、中期可作握拳、屈伸肘、腕关节及前臂旋转等活动，并随时注意挺胸抬头，保持双肩后伸位，配合缓慢深呼吸，以扩胸锻炼肺活量及呼吸肌；后期骨痂形成时，可双手叉腰作上肢前后摆动，如"小鸭浮水"状，锁骨骨折愈合后一般不遗留肩肘关节障碍。

（二）肱骨近端骨折

初期可作握拳、腕关节屈伸、前臂旋转及小幅度的肘关节屈伸活动，中、后期逐渐作肩部功能锻炼活动，重点是肩外展和旋转运动，可先作手臂前后自然摆动数十次。锻炼中肩关节活动增大后，加作双手上举胸前交叉过头部，然后翻掌心向外，由两侧收下，一组 10 次，一天 3 组。接近痊愈时加作双手交替自胸前由内上至外下环绕，左右手相继运动，次数不限。

（三）肩胛骨骨折

只要创伤性炎症好转，就应早期练习肩外展、内收、背伸、前屈功能。

第二节　肘部骨折

一、概述

肘关节由肱骨远侧端和桡尺骨近端关节面组成。在结构上包括三个关节，肱尺关节，肱桡关节、桡尺近侧关节，它们共同位于关节囊内。肘关节的伸屈活动发生在肱桡和肱尺关节，而前臂的旋转活动与肱桡、上下尺桡关节有关。当骨折波及上述关节时，如果复位不良或关节面损伤严重，后期常可致肘关节活动受限。肘关节前方有止于尺骨结节和桡骨结节的肱肌和肱二头肌肌腱，在其后方有止于尺骨鹰嘴的肱三头肌肌腱。肘部骨折后，固定时间过长，未能及时进行功能锻炼，易发生粘连，影响肘关节的伸屈活动。肱骨内外上髁是前臂伸屈肌总腱的附着处，此处也是粘连的好发部位。

在肘关节掌面从桡侧到尺侧依次循行着手太阴肺经、手厥阴心包经、手少阴心经；在肘关节背面对应循行着手阳明大肠经、手少阳三焦经和手太阳小肠经。

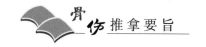

二、解剖特点

（一）肘关节

1. 组成：肘关节由肱骨下端、尺骨鹰嘴和桡骨小头组成。肱骨内髁与尺骨鹰嘴半月切迹组成肱尺关节，是肘关节的骨性稳定结构。肱骨小头与桡骨头凹构成肱桡关节，因属球凹关节，其稳定性差。

2. 关节囊和韧带：关节囊的近端附着于冠突窝、桡窝和鹰嘴窝的上缘，以及肱骨滑车的内侧缘和肱骨小头的外缘；远端附着于尺骨滑车切迹关节面、鹰嘴和冠突的边缘，以及桡骨环状韧带。此外尚有桡骨环状韧带包绕着桡骨头的环状关节面，将桡骨头紧紧束缚于尺骨桡切迹内。

（二）桡尺近侧关节

桡尺骨近侧关节即上尺桡关节，由尺骨的桡骨切迹与桡骨头的环状关节面构成。桡尺骨远侧则形成下尺桡关节，是前臂旋转功能的重要解剖基础。支配前臂旋转功能的肌肉有旋前圆肌、旋前方肌和旋后肌。尺桡骨之间有骨间膜，骨间膜挛缩或粘连也是影响前臂旋转功能的重要原因。

三、骨折类型及病理特点

肘部骨折主要包括肱骨髁上骨折，肱骨髁间骨折，肱骨内上、外上髁骨折，尺骨鹰嘴骨折，桡骨头骨折，孟氏骨折（尺骨上 1/3 骨折合并桡骨头脱位）等。

（一）肱骨髁上骨折

此骨折多发生于儿童。肱骨髁上裂纹骨折属稳定性骨折，可早期应用推拿手法治疗，促进肘关节的功能康复。伸直型、屈曲型骨折，移位的骨折端易造成邻近软组织损伤，可视伤情辨证施加推拿手法治疗。伤处组织粘连是引起患肘关节功能障碍的重要原因。

（二）肱骨髁间骨折

髁间骨折是青壮年严重的肘部损伤，常呈粉碎型，此骨折属于关节内骨折，复位较困难。骨折处局部血液循环丰富，骨折易愈合，但固定后容易发生再移位及关节粘连，严重影响肘关节功能。多见于成人。

（三）肱骨内上、外上髁骨折

肱骨外上髁骨折是儿童常见肘关节损伤，前臂伸肌群附着于肱骨外上髁。折块常包括肱骨外上髁、肱骨小头骨骺、滑车外侧部分和一部分干骺端，属关节内骨折，易被漏诊。若处理不当可发生肘外翻畸形、肘关节屈伸功能障碍。肱骨内上髁为前臂屈肌群和旋前圆肌的附着处，后方有尺神经紧贴尺神经沟通过。肱骨内上髁骨折多由前臂屈肌群强烈收缩引起，是一种撕脱骨折。3周后应开始主动屈伸关节和前臂旋前、旋后运动，避免局部血肿机化而引起广泛粘连。

（四）尺骨鹰嘴骨折

尺骨鹰嘴为肱三头肌附着处，尺骨半月切迹关节面与肱骨滑车关节面构成肱尺关节，是肘关节的枢纽。由于骨折复位后要求固定肘关节于伸直位，如果固定时间过长则易致肱三头肌腱发生粘连，引起关节伸屈活动障碍。此类骨折目前多选择内固定治疗，以减少伸直位固定时间，达到早期活动的目的。

（五）桡骨头骨折

当复位不良、错位愈合时容易造成前臂旋转功能和肘关节屈伸功能障碍。

（六）孟氏骨折（尺骨上1/3骨折合并桡骨头脱位）

由于骨折合并关节脱位，后期可出现上下尺桡关节紊乱或相关韧带的挛缩而引起前臂功能受限。

前臂骨折如果复位不良或固定体位不当亦可引起骨间膜挛缩，从而影响前臂的旋转功能。

四、推拿治疗

肘部骨折的治疗以恢复肘关节屈伸及前臂旋转功能为主。

（一）早期

早期推拿，对患侧肩部、前臂下端运用揉法、拿法、理筋、点穴法，慎用关节摇扳法。肱骨髁间骨折，由于其为关节内骨折，及时作关节活动，有整复骨折残余移位的作用，对损伤的关节面可模造塑形，有利于骨折的愈合和功能恢复。因此早期在不影响骨折稳定的条件下，可逐渐伸屈肘关节。但可能引起骨折移位的关节活动，应加以控制，如伸直型的伸肘活动、屈曲型的屈肘活动。

（二）中期

骨折中期，在骨折处附近运用揉法、拿法、理筋法、点穴法，力度较早期为重，酌情使用运摇关节手法。切忌过度强力屈伸肘关节，否则易引起出血而导致骨化性肌炎。

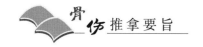

（三）后期

1. 基本手法

（1）肩部采用㨰法、揉法、拿法等基本手法，指揉中府、肩贞、臂臑、臑俞、秉风、天宗等穴能通调手太阴肺经、手太阳小肠经、手阳明大肠经的经气。㨰肩、指揉肱二头肌、肱三头肌有助于改善关节伸屈功能。掌揉肩能温养肩关节。患者取坐位，术者站于患者体侧，一手扶肘，另一手食中环指指腹着力分别沿肱二头肌和肱三头肌作拿法。

（2）前臂下段：理筋、捏拿、指揉患侧前臂伸屈肌群。患者取坐位，术者站于患者体侧，以一手扶腕，另一手食中环指指腹着力，理筋、捏拿、揉前臂伸屈肌群。有通调经脉、活血化瘀作用。

（3）点穴：取患侧缺盆、肩贞、肩外俞、肩中俞、阳谷、阳溪、手三里、合谷、列缺等穴，依次点按，有行气通经作用。

2. 分型论治手法

施行完基本手法后，按伤肢功能障碍受限方向分型治疗，有针对性地运用手法。

（1）伸直受限

①针对伸屈肌总腱进行揉、拿、分筋。

②指揉肘关节缝。

③分肱二头肌腱、肱三头肌腱板和肘关节缝。

④指揉前臂伸肌群：患者取坐位，术者站于患者体侧，以一手扶腕，另一手食中环指指腹着力，揉前臂伸肌群。起到舒筋活络、行气消肿的作用。

⑤摇肘：患者取坐位，术者面向患者坐，以一手固定患肘部，另一手握腕部，以肘关节为圆心做内外旋转及伸屈活动，伸屈关节幅度最大时稍作停留，以恢复肘关节伸屈功能。幅度由小至大，力度由轻至重，轻柔和缓，切忌生硬粗暴。可以分解粘连、改善关节活动度。

⑥扳肘：体位同上，术者以一手握患者腕部，缓缓牵引，以另一手掌向上托住患肘，双手缓慢用力致肘关节达最大伸直位，停留片刻，以松弛肘窝部粘连，后慢慢松劲放回。能理筋通络，加大关节伸直角度，恢复关节伸屈活动。

（2）屈曲受限

①指揉肘关节缝。

②拿肱肌。

③分肱桡关节：体位同上。术者以一手扶托腕部，另一手拇指指腹桡侧缘着力在肱桡关节处边作揉法边分筋。

④摇肘：操作同上。

⑤屈曲扳肘：患者取坐位，术者立于对侧，一手握其患肘，另一手握其腕部，缓

缓屈曲肘部，至患者能忍受的程度，适度停留，后逐渐伸直。

（3）旋转受限

①指揉前臂伸肌群：患者取坐位，术者站于患者体侧，以一手扶腕，另一手食中环指指腹着力，揉前臂伸肌群。

②分肱桡关节：体位同上。术者以一手扶托腕部，另一手拇指指腹桡侧缘着力在肱桡关节处边作揉法边分筋。

③旋转扳动肘：自然伸直肘关节，术者一手握患肢腕部，另一手握肘部上方固定，握腕部手扳动前臂做旋前、旋后运动，并稍作停留。

五、功能锻炼

固定期间多做握拳、伸指、腕关节屈伸等活动。解除固定后积极主动锻炼肩、肘关节屈伸活动，严禁强力摇扳关节。

（一）握拳

固定后即鼓励患者作握拳活动。握拳时，伸屈手指必须尽量用力。待手部肿胀基本消退，可以握紧拳头并做肘关节活动。

（二）小云手

患侧下肢向前跨出半步，患手紧握拳，前臂中立位，健手托患腕，送患肢斜向健侧的前外方伸出。此时患侧膝伸直，健侧膝屈曲。然后前臂由健侧转向患侧，患侧膝由伸变屈，健侧膝由屈变伸，两臂亦由伸变屈，回到胸前。如此反复练习，逐渐加大肩、肘关节的活动范围。待患肢有力时，再做大云手活动。

（三）大云手

两足分开与肩同宽，患手握紧拳头，以健侧带动患侧，两臂交替做云手动作，一直练到骨折达到临床愈合。

（四）反转手

去除夹板后，做反转手锻炼，以恢复前臂的旋转功能。下肢前弓后蹬，手指伸直，肘关节屈曲，前臂旋后位，由腋后伸向前方，而后外展内旋，从背后回收到腋下。在此活动中，前臂由旋后经旋前又回到旋后位。上下肢配合运动，上左腿出右手，收左手。上右腿出左手，收右手。如此反复运动，以健肢带动患肢，肩、肘、腕、手及前臂的旋转运动都可以得到全面锻炼。

对于肱骨髁间骨折早期即应逐渐活动肘关节，但肱骨内上、外上髁骨折，早期不

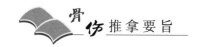

宜作强力的前臂旋转、握拳、腕关节屈伸等活动。

孟氏骨折早期应限制前臂之旋转和肘关节的屈伸活动，待固定解除后，方可逐步锻炼肘关节的屈伸和前臂之旋转。

第三节　腕手部骨折

一、概述

桡腕关节是近侧由桡骨腕关节面和尺骨头下方的关节盘组成关节窝，远侧由手部舟骨、月骨、三角骨的近侧面构成关节头而组成的关节。腕部掌侧面有屈肌腱通过，背侧面有四个伸肌腱沟，若骨折，肌腱在此处可形成粘连而影响腕关节活动。桡骨茎突处有肱桡肌附着，拇短伸肌和拇长展肌腱通过此处的骨纤维腱管，也是粘连好发部位。腕骨依靠韧带相连，并与桡骨下端紧密连接起来。

在腕手部的掌侧，从桡侧至尺侧依次循行着手太阴肺经、手厥阴心包经和手少阴心经；在其背侧则对应循行着手阳明大肠经、手少阳三焦经和手太阳小肠经。

二、解剖特点

（一）组成

桡腕关节是由桡骨腕关节面和尺骨头下方的关节盘组成关节窝，手部舟骨、月骨、三角骨的近侧面构成关节头而组成的关节。桡骨远端与舟骨、月骨形成关节面，其背侧缘长于掌侧，故关节面向掌侧倾斜10°～15°，桡骨下端尺侧缘切迹与尺骨头形成下桡尺关节，切迹的下缘为三角纤维软骨的基底部附着，三角软骨的尖端起于尺骨茎突基底部。下尺桡关节为前臂下端旋转活动的枢纽，前臂旋转时桡骨沿尺骨头回旋。

桡腕关节可作屈、伸、收、展以及环转运动，其中伸的幅度比屈的小，这是由于桡腕掌侧韧带较为坚韧，使背伸的运动受到限制。另外，由于桡骨茎突长，在桡偏时与大多角骨抵接，因此，桡偏的幅度比尺偏的小。

（二）关节囊和韧带

关节囊薄而松弛，附着于关节面的边缘，周围有韧带增强。腕掌侧韧带和腕背侧韧带分别位于关节侧面和背侧面。尺侧副韧带连于尺骨茎突与三角骨之间，桡侧副韧带连于桡骨茎突与舟骨之间。

腕前区深筋膜增厚形成腕掌侧韧带和屈肌支持带。腕掌侧韧带的远部与屈肌支持带尺部之间形成的间隙称为腕尺侧管，内有尺神经、尺动静脉通过。

（三）邻近组织

1. 三角软骨：尺桡骨远端被三角纤维软骨牢固地连接为一体。三角纤维软骨的基底附着于桡骨远端的尺侧面，尖端附着于尺骨茎突基底的桡侧面，掌背面均与腕关节囊相连，将腕关节和下尺桡关节完全隔开。下尺桡关节使桡骨能围绕尺骨作150°的旋转运动。

2. 腕部：桡侧有拇短伸肌、拇长展肌通过此处的骨纤维性腱管。

3. 桡骨远端掌侧有旋前方肌附着。背侧隆突，且有四个骨性腱沟，有伸肌腱通过。

三、骨折类型及病理特点

腕手部骨折包括桡骨远端骨折、腕舟骨骨折、掌骨骨折和指骨骨折。桡骨远端（距桡骨远侧端 2.5 cm 以内）骨折，在临床上比较常见。桡骨远侧为三角形的关节面，向掌侧倾斜 10° ～ 15°，向尺侧倾斜 20° ～ 25°，桡骨茎突比尺骨茎突长 1 ～ 1.5 cm。所以，当桡骨远端发生骨折时，不但桡骨远端关节面的倾斜度发生改变，而且背侧腱沟亦发生错位，腱沟内的伸肌腱也随之发生扭曲错位。若骨折无良好的对位，均可造成腕与手指的功能障碍。

桡骨下端为松质骨，血液循环较丰富，骨折愈合也快。但由于早期瘀血消散不好，固定时间过长，未及时进行功能练习活动，可引起周围肌腱的粘连，从而产生功能障碍或并发症，常见者有屈指及屈腕功能障碍；前臂旋转受限；腕及下桡尺关节部经常疼痛。

腕舟骨骨折受其特殊血运及两排腕骨活动时折端所受剪力影响，易造成骨折不愈合或延迟愈合，故早中期不宜提前行推拿治疗及功能锻炼，应确认骨折愈合后再开始推拿治疗及功能锻炼。

四、推拿治疗

（一）早期

桡骨远端骨折，对患侧肘部、手部运用揉法、拿法、理筋、点穴法。掌指骨骨折，则对邻近未固定的部位施用揉法、拿法、理筋、点穴法。

（二）中期

在骨折局部附近运用揉法、拿法、理筋、点穴法，力度较早期为重，酌情可适当用运摇关节手法。

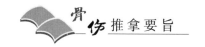

（三）后期

1. 基本手法

（1）揉、拿、理前臂伸屈肌。

（2）指揉、拿、理肘部伸屈肌总腱。

（3）指揉、拿掌骨间隙；指捻手指；屈伸、扳指；理腕手部。

（4）点穴：取患侧曲泽、尺泽、曲池、阳溪、阳谷、合谷、后溪、腕骨穴。

以上手法能疏通筋脉、活血行气止痛。

2. 分型论治手法

施行完基本手法后，按伤肢功能障碍受限方向分型治疗，有针对性地运用手法。

（1）伸屈受限

①拿腕关节缝：沿腕关节掌背、侧关节缝处作拿法。

②分筋结。

③分关节缝：沿掌、背侧关节缝作分筋。

④伸屈腕：患者取坐位，术者面对患者坐，一手握患者腕部桡骨下端，另一手握患指，缓力牵拉，并做伸、屈动作2～3次。先做小幅度活动，后慢慢加大幅度，在伸屈位最大限度停留片刻，以患者耐受为度。能疏理粘连、柔筋壮关节，改善关节的伸屈功能。

（2）旋转受限

①分理关节缝：沿掌、背侧关节缝作分筋，重点用拇指尖分理尺侧部三角纤维软骨盘侧缘。

②摇腕：患者坐位，术者面对患者坐，一手握患者腕部桡骨下端，另一手握患指，缓力牵拉，并沿顺时针、反时针方向做旋转活动2～3圈。先做小幅度旋转，后慢慢加大旋转幅度，在屈曲位停留片刻，以患者耐受为度。能改善患腕旋转功能。

五、功能锻炼

桡骨远端骨折，固定后即应开始锻炼握拳、伸指功能，及早活动，肿胀才能早消退。握拳伸指次数越多，消肿也越快，握拳要认真进行，握而不紧，等于不握；伸指不直，效果也差。手可完全握拳时，即可开始肩、肘关节活动，包括小云手、大云手锻炼活动。骨折愈合后可开始反转手活动。

掌骨骨折复位固定后早期可作指间关节、肘关节及肩关节功能锻炼活动，限制掌指关节与腕关节活动，解除固定后逐渐加强手部与腕部诸关节的功能活动。

指骨骨折固定期间注意其他手部诸关节的功能活动，解除固定后加强患指的掌指关节与指间关节的屈伸活动。

（杜好）

第三章

下肢骨折

下肢的主要功能是负重和行走，故需要一个良好的稳定结构。下肢的骨骼、关节或肌肉有病变时，皆可影响下肢的稳定。下肢骨折在全身骨折中所占比例较大，有些骨折易发生迟延愈合或不愈合，如股骨颈骨折、胫骨中下段骨折、股骨中下段骨折等，相对愈合时间的增长，失用性的肌肉萎缩、关节僵硬或挛缩及肌力减退是其常见并发症，将影响下肢的功能活动。早中期介入手法治疗能有效地防止并发症，促进骨折愈合，提高其负重及行走功能的恢复。

第一节　股骨骨折

一、概述

股骨骨折包括股骨颈骨折、股骨粗隆间骨折和股骨干骨折。股骨颈骨折涉及髋关节。髋关节是由股骨头与髋臼组成，周围附着坚强的韧带。股骨粗隆间骨折和股骨干骨折多影响大腿肌群。股骨骨折后由于未适时地进行功能锻炼，可引起韧带与肌肉的粘连而影响关节功能。

下肢从前至后依次循行着足阳明胃经、足少阳胆经和足太阳膀胱经；靠内侧从前至后依次循行着足太阴脾经、足厥阴肝经和足少阴肾经。

二、解剖特点

（一）髋关节组成

1.组成：股骨头与髋臼构成髋关节。股骨头表面为关节软骨覆盖，中心为股骨头

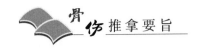

凹，是圆韧带附着处。

2. 关节囊和韧带：髋关节囊为圆筒状结构，厚而坚韧。纤维层近端起自髋臼内缘、髋臼横韧带和盂唇外侧。远端，前方附着于转子间线，后方附着于转子间嵴内侧即股骨颈中外 1/3 交界处。而股骨颈后外 1/3 没有关节囊覆盖。

关节囊被四条重要韧带增强，即髂股韧带、耻股韧带、坐股韧带和轮匝带。其中最强大的是位于颈前方的髂股韧带。该韧带主要纤维束走行呈倒"Y"形亦被称作"Y"形韧带。此韧带可限制关节过伸。耻股韧带呈三角形位于囊的下壁，可限制过度外展、外旋。坐股韧带位于囊的后下方，可限制内收、内旋。轮匝带由环行纤维构成，位于股骨颈中部。各韧带之间为相对薄弱区，遭受较强大暴力时股骨头可经此脱出。

3. 肌肉：髋关节周围有丰厚的肌群，按肌肉的主要功能可区分为六组，即屈髋肌（主要有髂腰肌、股直肌、缝匠肌和阔筋膜张肌）、伸髋肌（主要有臀大肌、股二头肌、半膜肌、半腱肌）、外展髋肌（主要有臀中肌和臀小肌）、内收髋肌（长收肌、短收肌、大收肌和股薄肌）、外旋髋肌（主要有梨状肌、上孖肌、下孖肌、闭孔内肌、闭孔外肌和股方肌）、内旋髋肌（主要为臀中、小肌的前部纤维）。

（二）股骨

1. 颈干角：股骨颈与股骨干相交处形成的角为颈干角，或内倾角。正常人125° ～ 135° ，幼儿可达150° 。颈干角存在的生理意义为股骨干更偏向骨盆外侧，以适应髋关节较大范围活动。在髋部骨折治疗时注意颈干角的恢复，防止髋内翻而影响患肢功能。

2. 股骨颈前倾角：就是股骨颈轴线与股骨内、外髁连线间的夹角。婴儿时期，前倾角较大，成年后此角为 12° ～ 15° 。髋臼发育不良或先天性髋关节脱位时前倾角普遍大于正常，多数超过40° 。臀中肌走行自前上至外下，恰与前倾角方向一致，此角的存在提高了臀中肌的效能。

3. 邻近组织：大腿周围有丰富的肌肉且所司功能并非固定，如臀大肌既是伸髋肌又是外旋肌，髂腰肌具有屈髋与外旋髋作用。臀中肌是主要外展肌，但前半部具有内旋功能，后半部可辅助髋关节外旋。大腿肌前群的股四头肌可伸膝及屈髋。

三、骨折类型及病理特点

股骨骨折包括股骨颈骨折、股骨粗隆间骨折和股骨干骨折。

（一）股骨颈骨折

外展嵌入型骨折，预后良好。内收型移位骨折，闭合或手术治疗恰当者，多数亦能基本恢复功能，但由于股骨头血运较差，易出现骨不连接、股骨头缺血性坏死。同时也可未能及时进行功能锻炼，引起关节粘连、僵直及活动受限。

（二）股骨粗隆间骨折

由于血液供应丰富，骨折愈合较快。但如果固定或牵引时间过长，未能有效进行功能锻炼，也会出现肌肉粘连而引起髋关节功能障碍。

（三）股骨干骨折

由创伤或手术所致股四头肌损伤，未能早期进行股四头肌及膝关节的功能锻炼，膝关节长期处于伸直位，以致在股四头肌和骨折端间形成严重的纤维性粘连而引起膝关节功能障碍。

四、推拿治疗

（一）早期

1. 揉、擦股四头肌、股内收肌：术者食中环指末节指腹着力，揉大腿内、前侧的肌肉；以双手掌指关节着力分别在大腿的前、内侧作擦法。能舒筋解挛，改善血运，起到活血化瘀的作用。

2. 拿、理下肢：双手或单手拇指与其余四指相对捏拿股四头肌、股内收肌和小腿三头肌，动作缓慢，力量深透。要提起深层肌肉组织，而避免仅作用于皮下。术者以一手掌面指腹着力沿大腿内、外、前侧分别理至小腿部。能解除粘连，行气止痛。

3. 点穴：取患侧髀关、伏兔、膝阳关、阳陵泉、犊鼻、足三里、委中、承山穴。有疏通经络的作用。

（二）中期

骨折中期，在骨折处附近运用揉法、拿法、理筋、点穴法，手法力度要稍重，适当运用擦、摇、扳关节手法。

（三）后期

在早、中期手法基础上，按伤肢功能障碍受限方向分型治疗。

1. 髋伸屈受限

（1）腰背部手法，擦督脉及膀胱经；指揉督脉及掌根揉膀胱经；理膀胱经。

（2）髋部手法：擦髋后侧、外侧、前侧和股内收肌；指揉股四头肌和股内收肌；指揉臀肌及大腿后群肌；患者俯卧，术者站于患者体侧，以掌根处着力揉臀肌及大腿后群肌。

（3）腿部手法：拿股四头肌和股内收肌，拇指与食中环指对向拿捏股直肌及股内收肌肌腹，轻提慢放，如弹拨琴弦状，由上至下，反复3～5次，力度轻柔、缓慢，不可强力硬提。

（4）捻摇髋关节：患者取卧位，术者立于患侧，一手握踝部，另一手肘托患膝，轻微伸屈患髋，幅度由小到大，以患者可忍受为度。以髋关节为中心，作顺时针或反时针方向的环旋动作，动作轻柔，幅度适中。以疏通经络，改善关节活动。

2. 膝伸屈受限

（1）㨰大腿前、后、内、外侧肌肉：患者取卧位，术者立于床边，以双手作㨰法，依次在前、后、内、外各侧，缓慢移动，频率80次/分钟，动作吸定。以温通经脉，改善循环。指揉、拿股四头肌：体位同上，术者拇指或其余四指并指顺股中间肌、股内外侧肌肌腹，由近到远端作揉法，螺旋形移动，反复5～6次。增加腿部肌肉循环，以理顺经脉，激发经气，起活血止痛作用。

（2）拿髌骨周缘：体位同上，术者位于患侧，双手分别置于患侧股四头肌腱、髌韧带处，持续作2～3分钟轻柔和缓的拿法。右手置于患侧髌骨上，以指端着力，拿捏髌骨周缘，手法力度柔和，持续操作2～3分钟。以通经活络，解除粘连。

（3）摇扳膝：患者俯卧，术者左手扶住患侧腘窝上部，右手握患小腿前侧，作顺或反时针方向的摇动，幅度由小到大，力度由轻到重，速度缓慢，摇膝2～3分钟后扳膝。屈曲扳膝时，术者一手扶住患侧臀部，另一手握患小腿前侧，缓慢屈曲，扳动患膝，至不能再屈曲时，停留片刻以镇定。伸直扳膝时，术者左手固定患侧腘窝上部，另一手握患小腿后侧，缓慢伸直，扳动膝关节2～3遍，增加膝关节活动度。

五、功能锻炼

股骨颈或粗隆间骨折整复、固定或牵引后即应开始足踝的背伸和跖屈活动，逐步加强股四头肌静力锻炼。解除固定后，在床上进行患肢肌肉、关节不负重锻炼，主要是髋、膝关节的屈伸活动，避免髋内收或外旋，可以轻抬患肢离开床面。待骨折愈合后方可离床下地逐步负重活动。下床活动后可用床缘屈膝法练习膝关节伸屈活动，盘腿、屈髋动作在早期是被禁止的，应待骨折完全愈合后方可做。

股骨干骨折早期，局部有外伤性反应，仅可做股四头肌的收缩锻炼和踝关节的背伸跖屈活动。从第二周开始，可让患者以健足蹬床，两上肢支撑在床上，引体向上，使臀部离开床面，以达到髋、膝关节被动活动的目的。第三周可用两手拉床上的吊杆，健足蹬在床上，患者收腹、抬臀，使躯干与患肢呈一条平线，加大髋膝活动范围。第四周，患者可以手扶床梁在床上站立起来。

第二节　膝部骨折

一、概述

膝关节由股骨下端和胫骨上端构成的胫股关节，及髌骨和股骨滑车构成的髌股关节共同组成。膝关节是全身关节中结构最复杂，所受杠杆作用力最强的一个关节。当骨折波及上述关节时，如果复位不良或关节面损伤严重，后期常可并发创伤性关节炎或膝关节僵硬。膝关节前方有股四头肌腱及髌韧带，两侧有内、外侧副韧带，后侧有腘绳肌（包括半腱肌、半膜肌），膝部骨折后，由于固定时间过长，未能及时进行功能练习，易致其发生粘连，从而影响膝关节的伸屈功能活动。

在膝部内侧从前至后依次循行着足太阴脾经、足厥阴肝经和足少阴肾经；在膝部前外侧从前至后则依次循行着足阳明胃经、足少阳胆经和足太阳膀胱经。

二、解剖特点

（一）胫股关节

膝关节不符合某种标准的关节分类，它具有屈戌关节和滑动关节的特点，包括三个关节、即内、外侧胫股关节和髌股关节，任何一个关节面都不是准确匹配的，同时存在滚动和滑动运动。

膝关节的旋转不固定于一个轴线上，在正常活动时旋转和平移运动同时存在。股骨内外髁和胫骨内外侧平台的形状互不相同，股骨内髁较外髁大，且弧度较外髁更连续。股骨内髁倾斜角为120°，较外髁的100°大。股骨外髁中部有一四方形凹陷区，是髌股关节和胫股关节面的分界区。股骨内髁的分界区为三角形，由于内、外侧胫股关节面形状的不对称，使得伸直时胫骨相对于股骨内髁较外髁更靠前而形成外旋，此时关节周围韧带关节囊都处于紧张状态，屈曲开始的10°～20°胫骨出现内旋，屈曲起始时股骨相对胫骨为单纯滚动，股骨内髁屈曲10°～15°（此时外髁屈曲20°）后，股骨出现向后平移运动，直至屈曲终末时股骨骑跨于半月板后角上。

（二）髌股关节

髌骨和股骨滑车面形成髌股关节，为伸膝装置提供滑动的关节面。膝关节完全伸直时，髌骨位于滑车外侧关节面上方的髌上囊滑膜区，有利于屈膝时髌骨进入滑车轨迹。屈膝时髌骨则由外上向内下滑动，以适应胫骨的内旋活动。当髌骨位置不良，髌股关节关系紊乱，受力面积减少，应力明显增加，就容易造成关节软骨的退变，而出

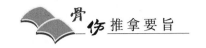

现膝关节疼痛等症状。

（三）关节腔

膝关节腔是人体最大的关节腔，上方达髌骨上方四指，为 5～7 cm。正常膝关节腔内可见三种滑膜皱襞，即髌上皱襞、髌下皱襞、内侧皱襞。皱襞内有血管分布，损伤破裂后可以发生血肿。内侧皱襞损伤较常见，发生率为 19%～60%。正常滑膜皱襞不会引起症状，如增厚或发生炎症时可以引起疼痛和弹响。

（四）膝关节的韧带

1. 内侧结构

膝关节内侧结构分为三层：第一层是深筋膜层。第二层是内侧副韧带，或称内侧副韧带浅层，起于股骨内上髁，止于关节间隙远侧约 4 cm 鹅掌深层的骨膜上。它是维持膝关节内侧稳定性的主要结构。第三层结构由内侧关节囊及其增厚部组成。增厚部位于膝内侧中部，又称内侧副韧带的深层，起于股骨内上髁远端 0.5 cm，止于半膜肌前束止点的近侧。

2. 外侧结构

膝关节外侧结构也分为三层：第一层为髂胫束及其分支和股二头肌及其后方的扩张部。第二层包括前方的股四头肌延续而来的前膝筋膜和后方的两束髌股韧带。第三层是关节囊的外侧部，与外侧半月板边缘连接，分别成为半月板股骨韧带和半月板胫骨韧带，即冠状韧带。外侧副韧带起于股骨外上髁，止于腓骨头中部后方，伸直时韧带紧张，屈曲后松弛，是防止膝内翻的主要限制结构。

腘肌腱起于股骨外髁外侧副韧带上止点前下方和外侧半月板。它具有较弱的屈膝作用和后方固定外侧半月板的作用。它同时也是维持膝关节后外侧稳定性的重要结构。

3. 前交叉韧带

前交叉韧带起于髁间窝外侧壁后部，表面有滑膜覆盖提供血运。前交叉韧带分为前内和后外两束，前交叉韧带的主要功能是限制胫骨前移、防止膝过伸及防止膝内外翻和胫骨内旋。

4. 后交叉韧带

后交叉韧带起自胫骨后中部略偏外，止于髁间窝内侧壁。其主要功能是防止胫骨过度后移。

（五）邻近组织

1. 伸膝肌组

股四头肌为大腿最粗大的肌肉，覆盖于其前、内侧，分为四个部分：股直肌、股内侧肌、股外侧肌及股中间肌，后三者的肌腹不易分开。股四头肌为股神经所支配，是主要的伸膝肌，与髌骨、髌韧带一起统称为伸膝系统。在伸膝运动中，最后的伸膝作用主要是由股内侧肌完成，该肌牵拉髌骨向内上，以防止其向外滑脱。

2.屈膝肌组

腘绳肌为膝关节的主要屈肌。包括半腱肌、半膜肌、股二头肌，前二者位于内侧称为内侧腘绳肌，后者称为外侧腘绳肌。由坐骨神经所支配，半腱肌及半膜肌为坐骨神经之胫神经分支所支配，股二头肌则由坐骨神经的腓总神经支配，腘绳肌既是主要的屈膝肌，也具有良好的伸髋功能。

3.旋转肌组

腘肌起于胫骨上端的后面，止于股骨外髁，受胫神经支配，为小腿的内旋肌。

三、骨折类型及病理特点

膝部骨折包括股骨髁上骨折、股骨髁间骨折、胫骨平台骨折和髌骨骨折。

（一）股骨髁上骨折

为腓肠肌止点上方2～4cm的骨折，骨折特点：再移位倾向力大，折线多为短斜形；容易遗留膝关节功能障碍。股骨髁上屈曲型骨折易引起腘动脉刺伤，血管受损时，手法治疗要谨慎。

（二）股骨髁间骨折

此骨折属于关节内骨折，治疗比较复杂，尤其是粉碎骨折，多后遗关节粘连或不同程度功能障碍，后期可引起创伤性关节炎。因骨折靠近关节或为关节内骨折，易发生膝关节功能受限，所以应尽早进行软组织手法治疗及股四头肌静力锻炼，防止粘连。

（三）胫骨平台骨折

胫骨平台骨折的骨折块既不容易整复又不容易固定。而胫骨平台骨折又是关节内骨折，治疗应尽可能恢复平整光滑的平台关节面，保证膝关节的稳定性和活动功能。骨折往往伴侧副韧带、关节囊、交叉韧带或半月板损伤，形成局部粘连而引起关节功能障碍，晚期常并发创伤性关节炎。

（四）髌骨骨折

髌骨是全身最大的籽骨。髌股关节在伸直膝关节与下蹲时，可以减少股四头肌与

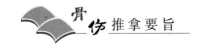

股骨间的摩擦，从而保护了膝关节。

髌骨连接股四头肌腱与髌韧带，股四头肌腱扩张部或髌支持带由股内侧肌、股外侧肌和股直肌的部分肌腱纤维所构成。此扩张部的部分纤维由髌骨两侧缘向外，呈横向斜向和交叉状附着于股骨内髁和外髁，因此，股四头肌扩张部除有辅助伸膝功能外，还有稳定髌骨、限制髌骨侧向运动的作用。股四头肌尚有少量肌腱纤维越过髌骨表面，直接附着于胫骨上端。亦有辅助伸膝的作用。由于骨折整复后，膝关节处于伸直位较长时间的固定，髌骨周缘易引起股四头肌腱、髌韧带及侧副韧带的粘连而影响关节功能。

四、推拿治疗

（一）早期

对患侧大腿及小腿运用揉法、拿法、理筋、点穴法。对于胫骨平台骨折应早期屈伸膝关节，在活动中模造关节面和保持良好复位，从而有效防止关节粘连、僵硬。

（二）中期

在骨折局部附近运用揉法、拿法、理筋、点穴法，力度较早期为重，酌情可适当使用运摇关节手法。

（三）后期

1. 基本手法

（1）大腿部：①擦髋外侧、前侧和股内收肌。②指揉股四头肌和股内收肌。③拿股四头肌和股内收肌。④理大腿内、外、前侧肌肉。改善循环，增加血运。

（2）小腿部：①指揉小腿三头肌。术者用食中环指末节指腹着力揉小腿三头肌。②拿小腿三头肌。术者用拇指与其余四指相对用力拿捏小腿三头肌。③理小腿。术者用手指指腹理小腿内外侧。以通经活络，解除粘连。

（3）点穴：取患侧髀关、伏兔、阳陵泉、膝阳关、梁丘、膝眼、足三里、委中、承山穴。以激发经气，行气止痛。

2. 分型论治手法

在基本手法基础上，按伤肢功能障碍受限方向分型治疗。

（1）屈曲受限

①指揉髌韧带、膝眼：患者取仰卧位，术者位于患侧，拇指置于患侧髌韧带处，作轻柔和缓的揉法，持续作1～2分钟。右手拇、食指分别置于患侧内外膝眼上，以指端着力，作顺时针方向的揉法，力度柔和，持续操作1～2分钟。能调和气血、温

养经脉。

②拿髌骨周缘：体位同上，术者位于患侧，双手分别置于患侧股四头肌腱、髌韧带处，持续作 1～2 分钟轻柔和缓的拿法。右手置于患侧髌骨上，以指端着力，拿捏髌骨周缘，手法力度柔和，持续操作 1～2 分钟。

③分膝关节缝：体位同上，以右手拇指沿胫股关节间隙，由后向前（以右膝为例）分理关节缝，反复 2～3 次。有松解粘连、滑利关节的作用。

④摇扳屈膝：患者俯卧，术者左手扶住患侧腘窝上部，右手握患小腿前侧，作顺或反时针方向的摇法，幅度由小到大，力度由轻到重，速度缓慢，摇膝 1～2 分钟后扳膝。屈曲扳膝时，术者一手扶住患侧臀部，另一手握患小腿前侧，缓慢屈曲，扳动患膝，至不能再屈曲时，停留片刻以镇定。能增加膝关节屈曲活动度。

（2）伸直受限

①指揉髌韧带、膝眼：操作同上。

②拿髌骨周缘：操作同上。

③分膝关节缝：操作同上。

④分股二头肌肌腱、半腱肌和半膜肌：患者俯卧，术者站于患者体侧，以拇指末节指腹着力，沿股二头肌肌腱、半腱肌和半膜肌作分筋手法，有分解粘连、活络关节的作用。

⑤摇扳伸膝：患者俯卧，术者左手扶住患侧腘窝上部，右手握患小腿前侧，作顺或反时针方向的摇法，幅度由小到大，力度由轻到重，速度缓慢，摇膝 2～3 分钟后扳膝。伸直扳膝时，术者左手固定患侧腘窝上部，另一手握患小腿后侧，缓慢伸直，扳动膝关节，到终末位置时，稳力不松，停留 1 分钟，反复扳膝 2～3 遍。能增加患膝伸直功能。

五、功能锻炼

尽早进行股四头肌舒缩活动和膝关节屈伸功能练习，并可活动踝关节。但对髌骨骨折，初期应限制股四头肌收缩活动，解除固定后，逐步锻炼股四头肌收缩活动和膝关节屈伸活动。

（一）起蹲

两足分开同肩宽，手扶桌椅或两臂悬空向前平伸，下蹲，保持下蹲过程中脚跟不提起，然后起立，反复 10 余次。

（二）转膝

两腿并立，脚尖向正前方，腰部微前倾，两手掌撑于膝盖，两膝带动手掌同时作

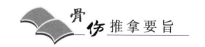

顺或反时针方向的旋转，向左向右各转 10 余次。对关节粘连和强直的患者尤其适用。

第三节　踝部骨折

一、概述

人体在站立、行走、下蹲等动作中，踝关节的稳定性与灵活性十分重要。踝关节的运动主要是屈伸运动，其功能上的特点是由踝关节的骨性结构、韧带与关节囊以及相关肌肉的动力作用共同完成。踝关节由踝穴和距骨关节面构成，内、外、后三踝及胫骨关节面构成踝穴。如骨折有移位，关节面破坏严重，容易导致创伤性关节炎。踝关节内、外、前侧均有坚强的韧带附着，这些韧带在踝部骨折后由于瘀血消散不良，血肿机化或固定时间过久，未能及时进行功能锻炼而形成粘连，从而影响踝关节的功能活动。

在踝部前方、外踝后和外踝前依次循行着足阳明胃经、足太阳膀胱经和足少阳胆经。在踝部内侧从前至后则依次循行着足厥阴肝经、足太阴脾经和足少阴肾经。

二、解剖特点

踝关节的骨性结构由胫、腓骨远端与距骨组成，其稳定性是由骨与韧带系统共同支撑的。胫骨远端向内下方突出的部分构成内踝，腓骨远端稍膨大的部分构成外踝，胫骨下端后缘稍向后突，构成后踝。其中内踝的腓侧面有关节软骨附着，构成了内踝关节面，下胫腓后韧带加深了后踝，从而限制距骨在踝穴内的后移。距骨分体、颈、头三部分，有六个关节面，仅颈部附有骨膜，为主要的营养进出部。

（一）韧带

踝关节的韧带结构主要包括两个韧带复合体，分别为下胫腓复合体及内、外侧副韧带系统。

1. 下胫腓复合体使胫腓骨远端紧密联合在一起，主要包括三个部分：①胫腓前韧带将胫骨前结节与外踝连接在一起。②胫腓后韧带将胫骨后结节与外踝连接在一起。③骨间韧带在腓骨切迹处连接腓骨和胫骨，并与小腿骨间膜相延续。

2. 外侧副韧带自前向后为距腓前韧带、跟腓韧带、距腓后韧带。外侧副韧带可以防止足内翻，而距腓前韧带还是防止距骨向前移位的重要结构。内侧副韧带（又名三角韧带）主要由浅层胫跟韧带，深层的胫距前韧带、胫距后韧带、胫舟韧带组成。浅层主要对抗后足的外翻力，深层能限制距骨倾向移位且能对抗距骨外旋应力。内、外侧副韧带从两侧加强关节囊，可以阻止距骨在踝关节内的内外翻倾斜。

（二）关节囊

踝关节的关节囊前后较松弛，韧带较薄弱，便于踝关节的背伸和跖屈活动。关节囊的内外两侧紧张，且有韧带加强。踝关节在正常活动时，踝关节两侧的关节囊和韧带能有力地维持踝关节的稳定。

（三）肌肉

踝关节周围肌腱起于小腿前、后及侧方筋膜间隔。前方的肌腱自外向内包括：跛伸肌肌腱、胫前肌肌腱，均由腓深神经支配，使踝关节背伸。后方的肌腱主要包括：腓肠肌、比目鱼肌及跖肌肌腱等，使踝跖屈及内翻，由胫神经支配。由于踝关节跖屈肌与足的内翻肌肌力强于踝背伸肌与足外翻肌，有助于维持踝关节与足的稳定与平衡。

正常踝关节屈伸活动范围为 $60° \sim 70°$，其中背伸活动约为 $20°$，跖屈活动为 $40° \sim 50°$。

三、骨折类型及病理特点

踝部骨折是最常见的关节内骨折。由于外力的大小、作用方向和肢体受伤时所处的姿势不同，踝关节可发生各种各样的复杂的联合损伤。根据骨折发生的原因和病理变化，把踝部骨折分为外旋、外翻、内翻、纵向挤压、侧方挤压、踝关节强力跖屈、背伸骨折等型，前三型又按其损伤程度分为三度。其中以内翻损伤最多，外翻损伤次之。

（一）内翻损伤

内踝骨折多为斜形骨折，外踝骨折多为横形骨折，严重时可合并后踝骨折、距骨脱位。内翻型骨折易造成外侧韧带的损伤。

（二）外翻损伤

外踝骨折多为斜形骨折，内踝骨折多为横形骨折，严重时可合并后踝骨折、距骨脱位。外旋和外翻型骨折易造成下胫腓联合韧带和内侧韧带的损伤。胫骨下关节面前缘骨折则易致踝关节囊前壁损伤。

根据骨折脱位的程度，损伤又可分为3度：单踝骨折为Ⅰ度；双踝骨折、距骨轻度脱位为Ⅱ度；三踝骨折、距骨脱位为Ⅲ度。

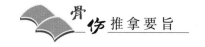

四、推拿治疗

（一）早期

夹板固定期间对患膝部及足部运用揉法、拿法、理筋，手法力度轻柔。患者取坐位或平卧位，术者立于一旁，指揉或掌揉膝部及周围韧带；拿髌韧带，内、外膝眼；指理膝前、内、外侧及小腿部，分理内、外踝，以拇指顺小腿外侧由上至下理至足部，然后拇食指横向分理踝关节间隙。能改善踝部循环，理顺筋位。如果采用骨牵引者此期可对小腿部运用手法。

（二）中期

以骨折局部为推拿重点，手法力度中等。对于有骨痂生长者可拆除夹板固定，予轻柔手法按摩、揉小腿部：指揉或拿小腿三头肌、胫骨前肌；指揉足背部：患者仰卧，术者位于患者足底侧，一手扶足底，另一手以食中环指末节指腹着力，揉足踝部；指理足踝部：体位同上，术者一手扶足底，另一手以指腹着力从踝部理至足趾，拇指顺跖骨间隙行理筋手法，理3～5次。在活血祛瘀的基础上，能通筋活络，理筋顺筋。

（三）后期

以骨折局部为主，手法力度较重，重点治疗粘连部位。

1. 基本手法

手法重点在踝部施术：先揉足三里、解溪、商丘、三阴交。分筋：拇指沿足阳明胃经分理足三里至陷谷，沿足少阳胆经分理外丘至临泣；分内、外踝间隙和跟腱，以拇指沿内侧副韧带由上向下分理，沿外侧胫腓前韧带水平分理，至距腓前韧带顺外侧理筋，以拇指指腹着力，理3～5次；然后拇指与食中指拿捏跟腱，由小腿三头肌从上至下分理3～5次。以松解局部粘连，行气镇痛。点穴：取患侧足三里、阳陵泉、申脉、照海、委中、昆仑、太溪、陷谷、临泣穴。能以痛定痛。

2. 分型论治手法

（1）跖屈受限

①指揉膝及小腿部：患者取仰卧位，术者位于患侧，双手拇指分别置于患侧髌韧带及小腿部，持续作1～2分钟轻柔和缓的揉法。患者更换至俯卧位，同样手法指揉小腿三头肌，由上至下，一直做到跟腱止点，反复3～5次。

②跖屈踝关节：右手置于患侧髌骨，另一手握足部，双手背向发力，逐渐使踝关节处于跖屈位，在动作终末位维持力度停留几秒，手法力度缓和、均匀，持续操作1～2分钟。

③分踝关节缝：体位同上，以右手拇指沿内、外踝关节间隙，分理关节缝，反复2～3次。有分解粘连、活络关节的作用。

④摇踝：患者仰卧，术者左手握住患侧踝部，右手握患足前部，作顺或反时针方向的旋转摇动，幅度由小到大，力度由轻到重，速度缓慢。能增加踝关节活动度。

（2）背伸受限

①指揉膝部及小腿：操作同上。

②背伸踝关节：右手置于患侧髌骨上，另一手握足部，双手对向发力，逐渐使踝关节处于背伸位，在动作终末位维持力度停留几秒，手法力度缓和、均匀，持续操作1～2分钟。

③分踝关节缝：操作同上。

④摇踝：操作同上。

五、功能锻炼

整复固定后鼓励患者活动足趾和作踝关节活动。准确对位与有效固定是踝部骨折治疗成功的关键。在牢固固定的同时，早期开始踝关节的练功活动，加强关节的自身模造有利于功能的恢复。双踝骨折从第2周起可以加大踝关节的屈伸活动范围，并辅以被动活动。被动活动时，术者一手握紧内、外侧夹板，另一手握前足，只作背伸及跖屈活动，不能旋转及翻转。3周后患者可扶拐下地，逐渐负重步行。4周后即可解除外固定，在平地上练习步行，并扶床头作起蹲活动。三踝骨折需要袜套悬吊牵引者，在牵引期间可做膝踝关节的伸屈活动，4周后解除牵引，再用夹板继续固定2周。6周后方可下地负重。

第四节　足部骨折

一、概述

人站立时至少有一半的体重需跟骨来负担。足稳定性的维持有赖于骨骼构造的特点，为了行走和吸收震荡，足骨形成了内、外两个纵弓和一个横弓，同时又有关节囊及韧带的加固以及肌肉收缩所产生的动力作用，这就使足部结构非常稳定。足部骨折后，局部肿胀比较明显，瘀血消散不良或固定过久，易引起肌腱、韧带发生粘连，使足部功能活动障碍。

在足背从内到外依次循行着足太阴脾经、足厥阴肝经、足阳明胃经、足少阳胆经和足太阳膀胱经；在足底则循行着足少阴肾经。

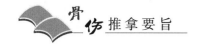

二、解剖特点

（一）足的组成

踝关节以远部位为足，由 26 块骨形成众多关节，以满足足部的不同功能要求。中足是由 5 块跗骨组成，即 3 块楔骨、舟骨和骰骨。后足由跟骨和距骨组成。跟骨和距骨组成纵弓的后臂，以负重为主。通过跟距关节可使足有内收、内翻或外展、外翻的作用，以适应在凹凸不平路面上行走。在足底侧形成内纵弓（跟骨、距骨、舟骨及内侧三排跖趾骨组成）、外纵弓（跟骨、骰骨、外侧两排跖趾骨组成）及足横弓（存在于跖骨头之下）。跟骨结节的上缘与跟距关节面构成 30° ～ 45° 的角，称结节关节角（贝累尔角），为跟距关系的一个重要标志。跟骨骨折时，此角可减小、消失或成负角，影响足弓，从而减弱足的弹簧作用和腓肠肌的力量。

（二）足部肌肉

通常将控制足部活动的肌肉分为四组：小腿前、外及后侧间隔肌肉和足内在肌。

1. 小腿前间隔肌肉：即胫前肌、姆长伸肌、趾长伸肌和第 3 腓骨肌。这些肌肉均在踝关节轴前方。可使足内翻、踝背伸、伸姆及伸趾，第 3 腓骨肌还可使足外翻。

2. 小腿后侧间隔肌肉：小腿后侧间隔有腓肠肌、比目鱼肌、胫后肌、姆长屈肌及趾长屈肌。主要作用为使踝跖屈、足内翻和屈姆及屈趾。其功能为控制负重足的前移。

3. 小腿外侧间隔肌肉：小腿外侧间隔只有腓骨长、短肌，其功能为跖屈踝关节并可使足外翻。

4. 足内在肌：足内在肌也作为一个整体发挥作用。主要肌肉有姆展肌、趾短屈肌、小趾外展肌、跖方肌、蚓状肌等。其功能主要是维持跖趾关节的稳定及维持足弓。

（三）周围结构

1. 距下关节：由距骨和跟骨形成的关节。距下关节的活动为内翻。

2. 跗横关节：由距舟和跟骰关节组成。其活动为内收及外展。从足跟着地到全足负重，距下关节外翻，距舟及跟骰关节轴变得相互平行，中跗关节被"解锁"。从跟抬起到趾抬起，距下关节内翻，此两关节活动轴不再平行，中足被"锁定"，两关节的活动受限，中足变得坚硬，有效地推进身体向前。由此可见，距舟关节、跟骰关节和距下关节在活动时有着密切的关系。

3. 跗跖关节（Lisfranc 关节）及跗骨间关节是足部比较稳定的一个部位。在骨间有韧带加强其稳定。

4.跖趾关节主要活动为跖屈及背伸。

5.趾间关节：趾间关节无背伸活动，行走时趾间关节处于伸直位。

三、骨折类型及病理特点

足部骨折包括距骨骨折、跟骨骨折、趾骨骨折。距骨骨折因一般需 2～3 个月才能愈合，如果固定时间过久未能有效进行功能锻炼易导致周围韧带粘连，从而引起关节活动障碍。跟骨骨折不波及关节面的骨折，预后良好。如复位不佳，或骨折线波及关节面者（跟距、跟骰关节），常产生并发症和后遗症。常见的有跟距关节痛、平底足、跟腱松弛、行走足跟痛、足跖屈无力、足跟外翻、足跟增宽畸形、踇长屈肌腱压迫或粘连等。

四、推拿治疗

在患侧小腿、足踝部运用揉法、理筋、点穴法。

（一）早期

夹板固定期间对患小腿及足部用揉法、理筋，手法力度轻柔。患者取坐位或平卧位，术者坐于一旁，指揉患踝前、内、外侧；拇指顺内、外踝关节缝作揉法，反复2～3 次。能改善循环，促进瘀血消散。

（二）中期

有骨痂生长者可拆除夹板固定，予轻手法按摩。对骨折局部附近用揉法、拿法、理筋，手法力度稍重。小腿部：指揉或拿小腿三头肌、胫骨前肌；指揉足背部：患者仰卧，术者位于患者足底侧，一手扶足底，另一手以食中环指末节指腹着力，揉足背部。指理足背部：体位同上。术者一手扶足底，另一手以指腹着力从踝部理至足趾。拇指顺跖骨间隙行理筋手法，理 3～5 次。有活血祛瘀、通筋活络、理筋顺筋的作用。

（三）后期

手法重点在踝足部施术。

（1）小腿部、踝部：揉足三里、解溪、商丘、三阴交。分筋：拇指沿足阳明胃经分理足三里至陷谷，沿足少阳胆经分理外丘至临泣；分内、外踝间隙和跟腱，以拇指沿内侧副韧带由上向下分理，沿外侧胫腓前侧韧带水平分理，至距腓前韧带顺外侧理

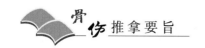

筋，以拇指指腹着力，理3～5次；然后拇指与食中指拿捏跟腱，由小腿三头肌从上至下分理3～5次。有松解局部粘连、行气镇痛的作用。

（2）足部：指揉、拿足背部。指捻足趾：患者仰卧，术者位于患者足底侧，一手握患足，另一手拇食指指腹在足趾两侧缘对向用力捻动足趾。指理足背部、分跖跗：患者仰卧，术者位于患者足底侧，一手扶足底，另一手拇指末节指腹着力沿跖骨间隙分理，并横向拨动足背部肌腱。分理足底跖腱膜：患者仰卧，术者位于患者足底侧，以拇指或双手拇指叠指从跟骨结节足底向足趾分理，沿内、外侧纵弓以跟骨为中心呈扇形分理，反复2～3次；在跖骨头处双手拇指沿足横弓由中间分理至两侧，反复2～3次。能理筋止痛，顺筋复位。

五、功能锻炼

距骨骨折固定期间应作足趾、膝关节屈伸锻炼，解除固定后进行踝关节屈伸、内翻、外翻活动锻炼。跟骨骨折整复后可作跖趾关节的屈伸活动，2周后作扶拐不负重步行锻炼，解除固定后，逐渐下地负重行走，并作足底踩滚圆棍等活动，使关节面和足弓自行模造而恢复功能。跖骨骨折复位后，可在夹板固定下，练习踝关节屈伸活动。2周后可扶拐不负重练习步行，解除固定后练习跖趾关节屈曲活动与逐渐负重步行。趾骨骨折一般在整复固定后，即可下地行走，解除固定后，练习跖趾关节与趾间关节屈伸活动。

（杜妤）

第四章

躯干骨折

第一节 脊柱骨折

一、概述

脊柱是躯干的中轴，位于背侧正中，是头颅和下肢带骨的连接结构。它是身体的支柱，具有负重、缓冲振荡、保持人体平衡和运动的功能。参与组成胸、腹、盆壁，保护脊髓和神经根及胸腹、盆腔脏器。

脊柱稳定性的维持有内在因素和外在因素两个方面。前者包括椎间盘、韧带和椎间关节囊等静力性限制结构。后者主要包括肌肉动力系统。肌肉除了提供脊柱运动的动力外，更主要的是通过肌肉的收缩和牵张来吸收和分解脊柱所承受的负荷。如果没有周围肌肉的收缩与固定，脊柱是非常不稳定的，会在很小的压缩应力下发生弯曲，一旦肌肉损伤变性或运动失调，会引起脊柱失稳，甚至于损伤脊柱，故肌肉是稳定脊柱的外在平衡因素。可以认为，脊柱的运动和稳定是在其解剖结构完整、功能协调的前提下完成的，内、外平衡因素相辅相成，缺一不可。脊柱骨折后静力性结构平衡打破，其内在平衡破坏势必影响其外在平衡，动力性结构又因失用性肌力减退，进一步减弱其稳定脊柱作用。脊柱平衡破坏，适时地进行手法推拿治疗和功能锻炼能加强动力性结构稳定，对恢复脊柱的内在及外在平衡有良好的作用。

背部循行的经络主要有督脉、足太阳膀胱经。

二、解剖特点

（一）组成

成人脊柱包括7个颈椎、12个胸椎、5个腰椎、1个骶椎、1个尾椎及韧带、关

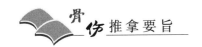

节、椎间盘连接而成。典型的椎骨由前方的椎体与后方的椎弓及由椎弓发出的突起3部分组成。椎骨之间借椎间盘、韧带和肌肉连接。椎体呈扁圆形，主要由松质骨构成，外被以薄层皮质骨，自颈椎向下由于负重逐渐增加，椎体体积也逐渐增大，至第4、5腰椎和第1骶椎体积最大。每个椎弓发出上下关节突、横突和棘突。椎体与椎弓相连的部分称为椎弓根，是整个椎骨中唯一的一对小短管状骨，结构最为坚固。

（二）关节囊和韧带

椎体前面附着前纵韧带，坚强致密，能限制脊柱过度伸展。椎体后面有后纵韧带，在强度上和宽度上都不如前纵韧带，尤其在腰段的两侧更加薄弱。在椎板之间有坚韧而富有弹性的黄韧带，横突之间有横突间韧带，各棘突借棘突间韧带和棘上韧带相连。部分韧带见图3-4-1、3-4-2。

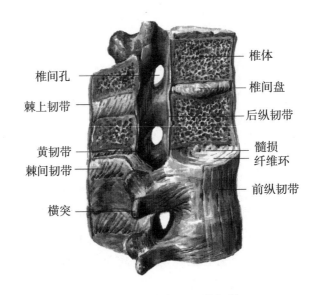

图3-4-1　脊柱周围的韧带

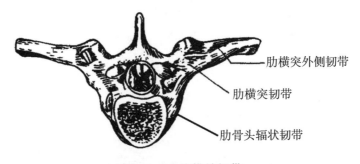

图3-4-2　胸椎的韧带

（三）邻近组织

1. 椎间盘：位于第 2 颈椎至第 1 骶椎的两个相邻的椎体之间，共 23 个。其中央为含水量很高的髓核，外有致密的纤维环包绕并连接固定于相邻椎体边缘，形成一个密闭的类似水囊的弹性结构。

2. 生理弧弓：脊柱有四个弯曲的生理弧弓，即颈段前凸，胸段后凸，腰段前凸，骶段后凸。生理弧弓和椎间盘的弹性可缓冲纵向冲击力对脊柱的冲击和震荡。

3. 椎后关节：上下椎体后关节突相接构成椎后关节，关节周围有关节囊，属微动关节。椎后关节的排列不相一致，以适应各段脊柱运动的需要。颈段的椎后关节面近于水平，易引起脱位；胸段的椎后关节面呈冠状位与水平面垂直，运动范围小且不易脱位；腰段的椎后关节面呈矢状位，即上个椎体下关节突在内、下个椎体上关节突在外，因此腰椎少见单纯脱位。

三、骨折类型及病理特点

（一）根据受伤时暴力作用的方向分类

1. 屈曲型骨折

因高处坠落时足部或臀部着地或重物压砸头、肩、背部而导致脊柱过度屈曲，则形成屈曲型骨折，最为多见。多发生于脊柱稳定部分与活动部分的交界处，如第 11、12 胸椎和第 1、2 腰椎节段（即胸腰段）骨折最为多见。垂直暴力如使脊柱突然猛烈屈曲，轴向压力则使椎体前缘受到挤压，可发生椎体楔状压缩骨折。

2. 伸直型骨折

暴力使脊柱过度伸直造成，很少见。好发于颈椎及腰椎，患者自高处仰面落下，中途腰背部被硬物阻挡，使脊柱过伸；或游泳跳水时，面部撞击水底地面使颈椎过伸，均可造成伸直型骨折。伸直型骨折常使前纵韧带断裂，发生椎体分离和附件骨折。

3. 旋转型骨折

暴力不仅使脊柱前屈，同时又使脊柱向一侧旋转。可发生椎间小关节脱位，严重时伴发后纵韧带断裂则可发生椎体骨折脱位。

4. 垂直压缩型骨折

暴力与脊柱纵轴的方向一致，垂直挤压椎骨。为从高处落下时，足跟或臀部垂直着地，或脊柱伸直性损伤在站立时重物落于头顶。可引起胸腰椎爆裂骨折或环椎裂开骨折。

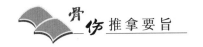

（二）根据脊柱稳定程度分类

1. 稳定性骨折

稳定性骨折包括椎体前缘压缩小于 1/2 的压缩骨折，横突、棘突骨折，第 3 腰椎以上的椎弓骨折。稳定性骨折移位倾向小，治疗较易，预后较佳。

2. 不稳定性骨折

不稳定性骨折是指椎体前缘压缩超过 1/2；椎体粉碎骨折伴有棘上、棘间韧带完全断裂；腰椎爆裂骨折；关节突骨折伴脱位。

受伤后若有其他严重复合伤，伴脊髓、神经损伤者，包括颈椎骨折、脱位，早期应积极治疗，后期在推拿治疗基础上还应积极给予神经康复治疗，以期达到更好的恢复效果。

四、推拿治疗

脊柱骨折多合并其他复合伤，早期以固定为主，中后期骨痂形成，脊柱复合体相对稳定后，可以开始手法推拿治疗，以加快愈合，促进脊柱功能恢复。

（一）摩法

患者俯卧，术者站于床旁，以一手或两手全掌分置棘突两旁，从上向下沿督脉、膀胱经走行，作大面积摩法。力量适中，用力均匀，频率为一息（约 3 秒）1 ～ 2 次，可施行 2 ～ 5 分钟。有活血散瘀、消肿止痛的作用。

（二）擦法

体位同上，做如下推拿。

1. 擦棘突：以一手掌指关节着力，自受损椎体以上开始，由上向下沿督脉擦至骶尾部。手法力度中等，反复操作 1 ～ 2 分钟。有条达气机、散瘀消肿的作用。

2. 擦棘突旁：术者以第五掌指关节着力，沿棘突旁由上向下沿两侧膀胱经作擦法。反复进行 3 ～ 5 遍后，吸定受损脊椎之棘突旁，以轻柔力量擦 1 分钟。有条达气机，散瘀消肿的作用。

3. 擦竖脊肌：体位同上。术者以掌指关节着力，沿竖脊肌由上向下作擦法。手法力度中至重，反复操作 2 ～ 3 分钟。有活血养筋、调和经气，促进局部瘀血吸收及受伤组织修复的作用。

（三）拿法

体位同上，做如下推拿。

1.拿棘突旁：术者用大拇指和其余四指作相对用力拿捏，在棘突旁沿膀胱经由上向下双手同时操作。力量深透，节律适中，反复操作 3 ~ 5 遍后，在受损部操作 1 分钟。有舒筋通络、散瘀止痛的作用。

2.拿竖脊肌：术者由上向下双手同时操作，沿竖脊肌走行拿捏，力量深透，节律和缓，反复操作 3 ~ 5 遍，对硬节、条索状变性组织要增加操作次数。有活血、散瘀、通络止痛的作用。

（四）推法

体位同上，术者双手拇指置于大杼穴，其余四指屈曲，以拇指桡侧缘指腹着力，由大杼穴沿两侧膀胱经推至白环俞，力量轻柔，持续操作 1 ~ 2 分钟，有舒筋通络、活血散瘀的作用。

（五）分筋

体位同上，做如下推拿。

1.分棘上韧带：以一手拇指指腹着力，深压棘上韧带，沿棘突或棘突间隙作左右方向的拨动分筋，由上向下进行。反复操作 1 ~ 2 分钟。有松解粘连、消散筋结的作用。

2.分竖脊肌：以一手拇指指腹着力，深压于大杼穴上，从上向下，沿膀胱经作左右方向的拨动，分至白环俞，力量深透，左右各反复操作 4 ~ 5 次，能使拘挛之筋肉缓解，并能条达气机促进血运。

（六）理筋

1.理棘上韧带：体位同上，术者以拇指末节指腹着力，深压棘上韧带，由上向下滑动理筋。手法力度深透，反复操作 3 ~ 4 遍，有解痉通络、散瘀止痛的作用。

2.理腰背肌：体位同上，术者双手拇指微屈，其余四指并拢，以掌面着力，分别沿双侧竖脊肌起点处，由上向下滑动理筋，反复操作 2 ~ 3 分钟。有理筋归槽、通调气机的作用。

（七）点穴

体位同上，取腰阳关、肾俞、白环俞、命门、悬枢、脊中、上髎等穴。术者拇指分别置于以上各穴，其余四指自然放置于邻近部位，以拇指末节指腹着力，点按穴位，停留片刻后，松开拇指并作轻柔的揉法，各穴反复操作 1 分钟。有通络定痛、条

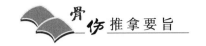

达气机的作用。

五、功能锻炼

练功对脊柱骨折的康复具有重要作用。对于单纯性椎体压缩骨折,通过指导患者保持正确体位姿势,及中后期进行自身功能锻炼即可达到治疗的目的。功能锻炼疗法应用于合并附件骨折、不全脱位的不稳定性脊柱骨折及合并不全截瘫的患者时,把握锻炼开始时间及动作方式、强度、频率很重要,以能维持脊柱稳定并保持躯干及肢体肌肉功能为主,最终达到恢复脊柱良好的负重及活动功能的目的。

功能锻炼以"早开始,勤练习,循序渐进"为原则,一般为伤后 3 ～ 4 周或病情平稳后即要指导患者逐步开始脊柱功能锻炼,四肢肌力及关节活动锻炼在伤后即可开始,以不引起伤处疼痛为度。

1. 五点支撑法(图 3-4-3):患者仰卧于硬板床上,用头部、双肘及双脚跟撑起全身,使背部尽力腾空后伸。

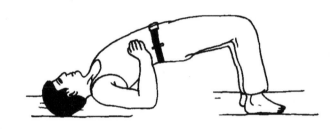

图 3-4-3 五点支撑法

2. 三点支撑法(图 3-4-4):患者仰卧于硬板床上,双臂置于胸前,用头部及双脚跟撑在床上,使全身腾空后伸。

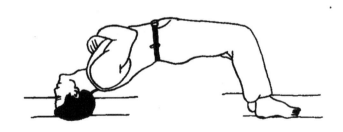

图 3-4-4 三点支撑法

3. 拱桥支撑法:患者仰卧于硬板床上,用双手及双脚撑在床上,全身腾空呈一拱桥状。

4. 俯卧位锻炼:采用飞燕点水法。第一步,让患者俯卧于硬板床上,双上肢置于体侧，抬头挺胸，两臂后伸，使头、胸、双上肢离开床面；第二步，让患者在双膝关节伸直的同时，后伸双下肢，并使其尽量向上翘起离开床面；第三步，让患者头、颈、胸及双下肢同时抬高，两臂后伸，全身翘起，仅让腹部着床呈一弧形，为飞燕点水的姿势。

第二节　肋骨骨折

一、概述

肋骨骨折属躯干骨折，临床多见。在少儿和青年，肋骨较软而富有弹性，故较少发生骨折。在成年人，肋骨逐渐失去弹性，肋软骨也常有骨化，故容易发生骨折。在老年人，由于肋骨脆弱而脱钙，轻微的损伤甚至稍猛的咳嗽或打喷嚏，也可引起肋骨骨折。

二、解剖特点

（一）胸廓

肋骨与胸椎骨、胸骨及胸壁肌肉相连构成胸廓，对内脏有保护作用。肋骨是胸廓的重要支架，共12对，呈弓形，左右对称排列。肋骨小头与胸椎相关节，上7对肋骨由肋软骨直接与胸骨相连，称为胸骨肋。下5对肋骨不与胸骨相连，其上3对肋软骨依次与上位肋软骨相连，称弓肋。第11和第12肋骨，游离于腹部肌层中，称浮肋。肋骨骨折好发于胸部的第4～7肋。

（二）肋椎关节和韧带

肋椎关节包括肋骨后端与胸椎之间有两处关节。一个叫肋头关节，由肋头与椎体肋凹组成，另一个是肋横突关节，由肋骨结节关节面与横突肋凹组成。他们都是平面关节，两关节同时运动（联合关节），运动时沿肋颈的斜轴旋转，肋骨前部可上提下降，两侧缘可内、外翻活动，从而使胸廓矢状径和横径发生变化。

（三）邻近组织

由于肋骨与肋骨之间有肋间肌，由肋间内肌和肋间外肌交叉固定，将肋骨连成一体，故一般肋骨骨折很少发生移位。肋骨下内侧有容纳肋间神经、血管的肋沟。肋骨骨膜血运丰富，神经敏感。

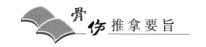

经过胸胁部的经络主要有足少阳胆经、足太阴脾经、足厥阴肝经、足少阴肾经、足阳明胃经。

三、骨折类型及病理特点

肋骨骨折多有明确的外伤史及局部体征，患者可描述最疼痛的部位，该疼痛常因咳嗽、呼吸或打喷嚏而加重。检查者用双手前后或左右轻轻挤压胸廓，骨折处可产生剧烈的疼痛，即为胸廓挤压试验阳性，是诊断肋骨骨折的主要体征之一。按骨折受伤的复杂性可分为：

（一）单纯性肋骨骨折

1. 单发骨折：即单根肋骨一处骨折。单根肋骨骨折，因有肋间肌固定，很少移位。早期用活血化瘀中药外敷，绷带包扎固定，内服活血化瘀、行气止痛中药，预后一般较好。

2. 多发性骨折：即一骨双折，多骨单折、多骨双折。沿疼痛部位的肋骨逐个触摸可找出明确的压痛点，有重叠者常可触及骨折端及骨擦音。

要特别注意多骨双折，其累及胸壁面积较大者，因前后端失去支撑，该部胸壁软化，在吸气时，胸腔内负压增高，软化部分向内凹陷、呼气时，负压降低，该部胸壁向外突出，这和其他部位的胸壁活动正相反，成为反常呼吸运动，这对呼吸功能有严重影响。应及时消除胸壁浮动，纠正胸廓内陷，必要时应行肋骨固定术。

（二）复杂性肋骨骨折

肋骨骨折合并严重并发症，如血胸、气胸、肝脾破裂等。若怀疑有胸腔内并发症，应同时进行胸腹部位的检查，注意面、颈部颜色，气管位置，胸腹部外形及呼吸运动等情况。如有合并其他并发症时，必须及时处理，否则会造成严重后果。因此，对复杂性肋骨骨折在处理时首先要注意各种并发症的预防和治疗，骨折处理是次要的问题。

四、推拿治疗

肋骨骨折经固定2周左右病情稳定者，即可开始手法推拿治疗，能增强血运，促进瘀血吸收，加快新骨生长，改善胸壁协调运动，改善呼吸状况。

（一）摩法

患者取坐位，术者一手扶健肩，另一手以全掌在胸壁疼痛区大面积施行摩法，手法轻柔，频率为一息2～4次，作顺或反时针方向的摩动并顺肋骨走行方向缓慢移动。一般可施行 3～5 分钟，该手法应用于按摩开始或结束时，有行气活血、散瘀止痛的作用。

（二）揉法

运用揉法以调和气血，可选取膻中、章门、大包、渊腋、辄筋、日月、京门、屋翳等穴。术者一手扶患者肩背，另一手食中环指置所取穴位处，以末节指腹着力作顺或反时针方向的揉法。运指需柔和有力，心神专注，反复操作 1～2 分钟，有调达气机、和血止痛的作用。

（三）点穴

点内关、合谷、肺俞、膻中、期门穴。患者取坐位，术者以叠指或拇指末节指腹着力，保持深度的按压力，点按上述诸穴。手法力度轻重交替，持续操作 1 分钟，有活血止痛、条达气机的作用。

（四）理筋

术者用拇指桡侧面指尖置于两肋间隙中，从肋椎关节开始沿肋间隙从后向前，舒理肋间肌。手法深透有力，遇痛点或筋结可多次往返理之，有明显止痛作用，并能行气通络。术者也可在胸壁疼痛区以分开之五指分别置于 5 个肋间隙，由后向前以轻手法理筋。可反复施行该手法 10 次左右，有宽胸理气、行气止痛的作用，适用于骨折中、后期。

（五）屈髋理气法

患者取仰卧位，双手五指互相交叉，掌心贴平放于肚脐以下处，嘱患者尽量吸气纳入丹田并闭气。医者双手使患者双膝屈曲并屈髋至极限（屈向腹部）后，在伤处施以理筋或揉法 3～5 次，即伸直髋膝，将气呼出，反复操作 3 次。有宽胸理气、活络止痛作用，适用于骨折中、后期。

五、功能锻炼

治疗期间，医生应根据患者身体情况指导配合功能锻炼。

1. 幼鸟受食

两脚分开与肩同宽，双臂下垂。缓慢深吸气尽量扩展胸廓，同时屈肘上提，掌心向下。提至胸前与肩平，缓缓将气呼出，两掌用力下按，至两臂伸直为止。该法可宽胸理气，促进伤部血运。

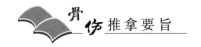

2. 天王托塔

两脚分开与肩同宽，两手放于腹前十指互相交叉，掌心向上。深呼吸，反掌上举，掌心向上，后仰头部眼看手指，在双手能上举的最高处吸气纳入丹田并闭气，尽量后仰双臂以扩展胸廓两次后呼气还原。该法可条达气机，松解粘连，功能锻炼时强度以局部疼痛能忍受为限度（图 3-4-5）。

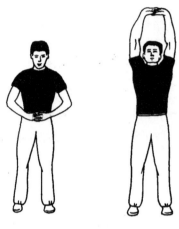

图 3-4-5　天王托塔

（杜妤）

第五章

脱　位

凡构成关节的骨端关节面脱离正常位置，引起关节功能障碍者，称为脱位。关节脱位多发生在活动范围较大、活动较频繁的关节，以肩关节为最多，其次为肘、髋及颞颌关节。

每个关节都包括关节面、关节囊和关节腔三种基本结构。构成关节的骨端接触面，即关节面，上面覆盖光滑的透明软骨和纤维软骨。关节囊的内层是滑膜，能分泌滑液，以润滑关节，减少关节运动时的摩擦，并营养关节面；外层由坚韧而富于弹性的纤维层构成，既起连接作用，又可稳定骨端，有利于关节的正常运动。关节腔是关节囊内两骨端间的腔隙。

关节的稳定和平衡主要依靠骨骼、韧带和肌肉维持。骨骼和韧带维持静力平衡，肌肉维持动力平衡。当外来暴力超过维持关节稳定的生理保护限度，构成关节的骨端即可突破关节囊的薄弱点而发生脱位。

第一节　颞颌关节脱位

一、概述

颞颌关节脱位，亦称下颌关节脱位。颞颌关节是面部唯一能动的关节。由下颌骨的一对髁状突和颞骨的一对下颌关节窝组成。髁状突和关节窝均在关节囊内，关节囊较薄弱而松弛，尤以关节囊的前壁为甚。

过度张口、暴力打击等，或在单侧上下臼齿之间咬食较大硬物时，硬物为支点，肌力拉动下颌体向前下滑动，形成杠杆作用，均能导致一侧或两侧颞颌关节脱位。根据髁状突脱出的位置分为前脱位和后脱位，临床上最常见的是双侧前脱位。另外，根

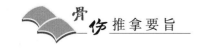

据发病的时间分为新鲜性、陈旧性和习惯性脱位；根据脱位侧别分为单侧脱位和双侧脱位。

《伤科汇纂·颊车骨》云："夫颔颏脱下，乃气虚不能收束关窍也。"中医认为气虚导致气血不足、肝肾虚损、筋肉失养、韧带松弛是脱位根本原因。老年人和久病体质虚弱者，容易发生习惯性颞颌关节脱位。

二、脱位类型及病理特点

（一）双侧前脱位

在闭口时，髁状突位于下颌凹内；张口时，髁状突向前滑至关节结节之上，处于不稳定的位置。此时，如髁状突继续向前滑动，越过关节结节的最高峰，不能自动退回下颌凹内，即造成前脱位。该型较常见。

脱位后局部酸痛，下颌骨下垂，向前突出。口不能张合，言语不清，口流涎。触诊时在双侧耳屏前方可触及下颌关节凹陷，颧弓下方可触及下颌骨髁状突。

（二）单侧前脱位

可因一侧咬食硬物，着力点为支点，肌力拉动单侧下颌体向前下滑动越过关节结节，形成单侧前脱位。可见口角歪斜，颏部也向前突出，并向健侧倾斜。在患侧颧弓下可触及下颌骨髁状突，在患侧耳屏前方可触及一凹陷。

三、推拿治疗

整复治疗后，配合以点穴按摩，能行气活血，舒筋镇痛。

取穴：翳风、听宫、下关、颊车、风池。

患者取坐位，术者站于患者对面。治疗时让患者咬紧牙关，术者以食指、中指指腹由上至下点按翳风、风池穴，手法力度以患者有痛感但能忍受为度；然后用双手拇指点按听宫、下关、颊车，每穴治疗1分钟。托住颏部，让患者做咬合动作，以磨合关节，增强关节稳定。

四、功能锻炼

在固定期间，嘱患者每天主动做咬合锻炼，100～200次/天。每天200次叩齿动作，锻炼咀嚼肌，增强肌肉张力，以维持或增强下颌关节的稳定。在整复成功后，教会患者自行按摩，以双手拇指或中、食指放在翳风穴或下关穴上，轻柔按摩，以酸痛为度，每天3～5次，每次按揉1～2分钟，至痊愈为止。

在固定期间，患者不宜用力张口、大声讲话，宜吃软食，避免咬嚼硬物。

第二节　肩关节脱位

一、概述

肩关节是全身关节脱位中最常见的部位之一。肩关节是球凹关节，肱骨头大，肩胛盂小且浅，只占肱骨头关节面的 1/4 ～ 1/3，所以肩关节的骨性结构欠稳定。肩关节囊松弛薄弱，前方尤为明显，这种结构为增大肩关节的活动度提供了良好的条件，但对关节的稳定则是不利因素。维持关节稳定的其他因素是肌肉，如若肩部的主要肌肉麻痹或肌肉受损伤，肌力下降，可破坏关节的相对稳定性，而增加关节脱位的风险。肩关节脱位好发于 20 ～ 50 岁的男性。

患肩疼痛、方肩畸形、弹性固定、功能障碍是肩关节脱位最显著的临床表现。在喙突下、腋窝内，或锁骨下可触及肱骨头；搭肩、直尺试验阳性。

X 线检查可明确肱骨头移位情况及是否伴发骨折。

二、脱位类型及病理特点

肩关节脱位按肱骨头脱出方向分为前脱位和后脱位。前脱位包括盂下脱位、喙突下脱位、锁骨下脱位，严重者可脱位至胸内；后脱位包括肩峰下脱位、肩胛冈下脱位。按脱位后时间的长短分为新鲜性脱位、陈旧性脱位。

肩关节脱位的主要病因是间接暴力，可分为传达暴力和杠杆作用力两类。

（一）传达暴力

滑跌时患者倒向患侧，肩关节处于外展外旋位，暴力从手掌沿肱骨干上传至肱骨头，迫使肱骨头冲破关节囊前壁，停留嵌顿于喙肱肌及肱二头肌短头腱等组织间，形成关节盂前下方脱位。由于肱骨头的移位，可以牵拉撕伤关节囊，在肱骨头移位过程中还可能损伤喙肱肌、胸小肌等肌肉组织，这些挫伤组织如得不到及时、正确的治疗，容易形成瘢痕、粘连等，影响肩关节活动。

（二）杠杆作用力

跌倒时如上肢过度外展、外旋，肱骨大结节易与肩峰形成杠杆支点，并迫使肱骨头受力后向前下部滑移，冲破关节囊前下方成为盂下脱位，并可造成大结节撕脱，偶见腋神经损伤。

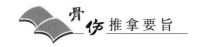

三、推拿治疗

肩关节脱位后应及时进行手法复位和外固定。固定位置保持患肩内收，并用胸壁绷带将上臂与躯干固定在一起。1周后根据患者体质、伤情可适当配合推拿治疗。

（一）早期

伤后1～2周，保持患肩中立位，行揉法、拿法、点法，这一时期绝对禁止外展和外旋患肢。主要治疗部位为患肩前侧、腋部、肩胛部、三角肌部。

（二）中期

伤后2～3周，单纯脱位伴有骨折的患者，在这一时期可解除外固定，适用以下手法治疗。

1. 擦肩：术者站于患侧，双手分别置于患者肩部前方的中府穴及后方的天宗穴部，以第5掌指关节着力，双手同时作擦法。手法力度深透，吸定治疗部位，持续操作3～4分钟，有温养肩部筋脉及活血行气、止痛的作用。本法为基本手法。

2. 揉肩

（1）指揉肩臂：患者取坐位。术者站于患者体后，取臂臑及膈俞穴，双手中指呈叠指状分别置于穴位上，以末节指腹着力，作顺或反时针方向的揉法。持续操作1～2分钟，有行气散结、活血止痛的作用。

（2）掌揉肩臂：体位同上。选取中府、肩贞、臂臑、肩井穴，术者以小鱼际掌侧着力，分别在上述穴位作揉法，沿顺或反时针方向操作，揉至热感出现1～2分钟止，有行气活血、温养筋脉的作用，多作为主要手法。

3. 拿肩

（1）拿肩缝：患者取坐位。术者站于患侧，一手拇指指端按压肩中俞，另一手拇指与其余四指分别置于患肩的后侧及前侧，沿肩关节缝，作缓慢拿法，边拿边沿肩关节缝移动，由后向前移至腋窝部止。反复操作2～3遍，有解除粘连、舒筋活络的作用，多用于关节粘连、功能障碍者。

（2）拿大肠、小肠经：体位同上。术者，一手扶患肘使患肩外展至90°。另一手拇指与其余四指分置于患肩前侧的大肠经及后侧的小肠经部位，由上向下作缓慢的拿法，至腕部止。反复操作3～4遍，有行气散寒、活血通经的作用，用于兼有肢体麻木的患者。

4. 分筋

（1）分长头腱：患者取坐位。术者站于患侧体后，一手拇指按肩外俞，另一手食中环指自肱骨大结节起沿肱二头肌长头腱向下作左右方向的滑动分筋。手法力度深透。反复操作 3 ～ 4 遍，有剥离粘连、疏通狭窄的作用，是治疗本病的基本手法之一。

（2）分冈上、冈下肌：患者取坐位，术者站于患者体后，以一手拇指末节指腹着力，分别在冈上肌、冈下肌处作分筋。反复分筋 3 ～ 4 遍，有舒筋解痉、消散筋结的作用。

5. 点穴：体位同上。取肩中俞、曲垣、天宗、肩贞、肩井、臂臑穴，以拇指或中指叠指按压上述穴位，指腹着力，深压片刻后，施以轻柔的揉法。反复操作 3 ～ 4 遍，有通经活血、行气止痛的作用。

（三）后期

患肩解除固定后，适用以下手法。

1. 㨰肩：同中期手法。

2. 㨰肩周：患者取坐位。术者站于患侧，一手把住患肘使患肩外展抬起，另一手以小鱼际或第 5 掌指关节着力，在肩前外侧沿肺经、大肠经作㨰法。持续操作 3 ～ 4 分钟，有温养肩前筋脉及疏通经络的作用。常作为主要手法。

3. 揉肩：同中期手法。

4. 拿肩：同中期手法。

5. 分筋：同中期手法。

6. 摇肩：患者取坐位，术者一手扶持患肘，一手握持患肢腕部，按顺或反时针方向摇动肩部，力量均匀柔和，由小到大，速度由慢至快，幅度由小到大。反复操作 2 ～ 3 遍，有松解粘连、滑利关节的作用。

7. 扳肩：患者取坐位。术者一手压住患侧肩井穴部固定患肩，另一手及前臂托住患肘扳动患肩。根据病情可作前屈或外展、后伸、内收等扳肩。扳至不能再移动或出现疼痛时，保持手法力量，并停留片刻，缓缓放下患肩至原位，并在疼痛部施以轻柔的揉法。反复操作 2 ～ 3 遍，有松解粘连、滑利关节的作用。

四、功能锻炼

整复固定后，患者应尽早练习腕部和手指活动，如腕关节的背伸、掌屈；手指的屈、伸。解除固定后，逐步作肩关节的各方向主动活动锻炼。

1. 双手上举（见图 3-5-1）：两脚自然分开站立，两手放于腹前，掌心向上。反掌缓缓上举，抬头眼看手指，直至出现疼痛或不能再上举为止，可重复数遍。初起可由健肢用力帮助患臂向上举起，高度逐渐增加，循序渐进。

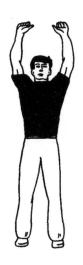

图 3-5-1　双手上举

2.单臂画圈：健肢自然下垂，患肢自下向前、向上，再向后环转一圈，反复进行，用力轻柔，臂部放松。

第三节　肘关节脱位

一、概述

肘关节脱位多发生于青壮年。肘关节是屈戍关节，由肱桡关节、肱尺关节组成，构成这2个关节的肱骨滑车、肱骨小头、桡骨头共包在一个关节囊内，有一个共同的关节腔。肘关节囊的前后壁薄弱而松弛，但两侧的纤维层则增厚形成桡侧副韧带和尺侧副韧带，关节囊纤维层的环行纤维形成一坚强的桡骨环状韧带，包绕桡骨头。肘前的肌肉、肌腱有肱肌、肱桡肌、旋后肌、肱二头肌腱等。肘后的肌肉、肌腱有肱三头肌、肘肌等。肘关节脱位时这些肌肉损伤可形成血肿或骨化影响关节功能。肘部的三点骨突标志是肱骨内、外上髁及尺骨鹰嘴。伸肘时这三点成一直线，屈肘时这三点形成一等腰三角形，故又称"肘后三角"。此三角关系可作为判断肘关节脱位和肱骨髁上骨折的标志。

二、脱位类型及病理特点

肘关节脱位可分为新鲜及陈旧性脱位。根据桡尺近侧关节与肱骨远端所处的位置可分为后脱位、前脱位等。

（一）肘关节后脱位

多由间接暴力（传达暴力或杠杆作用）所造成。患者跌倒时肘关节伸直前臂旋后位，手掌撑地，使肘关节过度后伸，以致鹰嘴尖端急骤撞击肱骨下端的鹰嘴窝，在肱尺关节处形成杠杆作用，使止于尺骨粗隆上的肱肌及肘关节囊的前壁被撕裂，肱骨下端向前下移位，尺骨鹰嘴向后上移位，尺骨冠突和桡骨头同时滑向后方，形成肘关节后脱位。在引起肘关节后脱位的同时，由于暴力作用不同，可沿尺侧或桡侧向上传达，引起肘关节的尺、桡侧副韧带撕脱或断裂，尺骨鹰嘴和桡骨头除向后移位外，还可向尺侧或桡侧移位，形成后内侧或后外侧脱位，骨端向桡侧严重移位者，可引起尺神经牵拉伤。偶尔可出现分离脱位，因肱骨下端脱位后插入尺桡骨之间，使尺桡骨分离。

临床症见：局部疼痛、肿胀，肘关节弹性固定于微屈位。肘窝前饱满，肘后上方空虚、凹陷，可触到尺骨鹰嘴与桡骨小头。

（二）肘关节前脱位

极少见，若肘关节屈曲位跌仆，肘尖着地，暴力由后向前，先发生尺骨鹰嘴骨折，暴力继续作用，可将尺桡骨上部推移至肱骨下端的前方，成为肘关节前脱位。不合并鹰嘴骨折的前脱位较少见。

临床除常见一般症状外，还可见肘后部空虚，肘前可触到尺骨鹰嘴。前臂可有程度不一的旋前或旋后畸形。

三、推拿治疗

肘关节脱位伴骨折，应及时手法复位和外固定。复位后固定患肘于屈曲90°，并用三角巾悬吊固定于胸前，固定2～3周。对关节内瘀血、软组织挫伤者，可早期外敷活血散，促进瘀血吸收，预防关节粘连和血肿机化影响肘关节屈、伸功能。伤后1～2周或根据伤情尽早配合推拿治疗。

（一）早期

伤后10～15天，在伤情许可的条件下，保持患肘屈曲90°位，行揉法、拿法、点法，这一时期禁止用力屈、伸、旋转肘关节。

（二）中后期

伤后3周解除固定后，适用下列手法治疗。

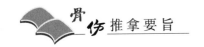

1.搓肘：患者取坐位，术者站立于患者面前。选取臂臑、曲池、侠白、孔最、青灵、少海、手五里等穴。术者一手把持患臂，另一手以小鱼际着力，手法力度轻柔和缓地在上述穴部作搓法，持续操作2～3分钟，至局部出现温热感，有舒筋活络、行气止痛的作用。

2.揉肘

（1）揉肘关节缝：患者取坐位。术者站于其体后，一手握患手使其屈肘90°，另一手以食、中环指末节指腹着力，分别置于患肘鹰嘴尖及其两侧作揉法。反复操作1～2分钟，至出现热感后，自然伸直患肘，继续揉肘关节缝1～2分钟，有温养筋脉、滑利关节的作用。

（2）揉伸、屈肌总腱：患者取坐位，术者站于其侧，一手托住患肘后侧使患肩略外展，另一手以大鱼际着力，分别在伸、屈肌总腱处作揉法2～3分钟，有益气和血、温养筋脉的作用。

3.拿肘：患者取坐位。术者面对患者站立，一手持患肘使其伸直，另一手以拇指与其余四指分置肱肌两侧，以末节指腹着力，由近至远拿至肱骨内、外上髁止。操作1～2分钟，置于患肘伸、屈肌总腱处重拿片刻之后再施以轻柔的揉法，交替进行，并缓慢移至前臂中1/3处。反复操作1～2分钟，有舒筋活络、行气止痛的作用。

4.分筋：体位同上。使患臂旋前，患肘伸直，以拇指指端着力，沿鹰嘴边缘的关节缝作分筋。然后伸直患肘使患者上臂内旋，另一手改以食中环指末节指腹着力，在其肱三头肌肌腱处作上下、左右分筋后，再在伸、屈肌总腱处分筋，由肱骨内、外上髁开始，缓慢分筋并逐步移向远侧2～3 cm。以上各部均反复操作1～2分钟，手法力度深透平稳。有松解粘连、滑利关节的作用。

5.摇肘：患者取坐位。术者面对患者站立，置患肘于软枕上。一手握患上臂固定患肘，另一手握患前臂作顺或反时针方向的旋转活动，幅度由小到大，力度由轻至重。摇肘中可配合屈曲或伸直扳肘手法，操作2～3分钟，功效同上。

6.扳肘：体位同上。扳肘多在摇肘后进行。扳至阻力较大或患者感疼痛时，停留片刻，以增强效果。扳肘手法应轻柔和缓，切忌生硬粗暴，以避免造成损伤，功效同上。

四、功能锻炼

应早期开始功能锻炼。固定期作肩、腕、掌指关节的活动。去除固定后，逐渐开始伸、屈肘的锻炼，以屈肘练习为主。伸肘功能由前臂自然下垂的重力及由轻到重的提物锻炼来逐步恢复。还可参考以下方法进行功能锻炼。

1.屈肘增力：两脚分开与肩同宽，患肘从伸直位开始，逐渐抬起并屈曲至较大阻力后慢慢还原（图3-5-2）。

2.抬臂旋肘：两脚分开与肩同宽，患肘屈曲并上抬上臂至水平位，尽量固定上臂及肘关节不动，握拳做前臂旋前及旋后锻炼后还原（图3-5-3）。

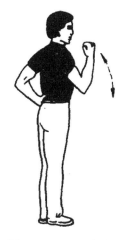

图3-5-2 屈肘增力

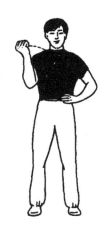

图3-5-3 抬臂旋肘

第四节 髋关节脱位

一、概述

髋关节脱位常为强大暴力造成，故患者多为青壮年男性。髋关节骨性结构由髋臼和股骨头组成。髋臼位于髋骨外侧中部，朝向前外下方。髋臼下缘之缺口，由位于髋臼切迹之间的横韧带弥补，使之成为完整的球窝。通过髋臼切迹与横韧带之间的小孔，股骨头圆韧带动脉进入股骨头。髋臼及横韧带四周镶以一圈关节盂缘软骨，借以增加髋臼深度。股骨头呈球状，其2/3纳入髋臼内。

关节囊及周围韧带、肌肉对髋关节的稳定有重要作用。髋关节前方有股四头肌，内侧有缝匠肌、耻骨肌、股薄肌、长收肌、大收肌等（图3-5-4）。后侧主要有臀大肌、臀中肌、臀小肌、梨状肌、股二头肌、半腱肌、半膜肌。外侧有髂胫束等（图3-5-5）。髋关节的关节囊坚韧，由浅层的纵行纤维及深层的横行纤维构成。关节囊的前后均有韧带加强，这些韧带与关节囊的纤维层紧密交错，以致不能互相分离。髂股韧带位于关节囊之前，呈倒"Y"形，位于股直肌深面，与关节囊前壁纤维层紧密相连。其尖端起于髂前下棘，向下分为两束，分别抵于转子间线的上部及下部。在伸髋及髋外旋时，该韧带紧张。在髋关节的所有动作中，除屈曲外，髂股韧带均保持一定紧张状态。髋关节脱位时，即以此韧带为支点，使患者保持特有的姿势；而在整复

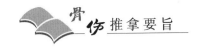

髋关节脱位时，亦利用此韧带为支点复位。循行于髋部的经脉有：足少阳经、足太阳经、足阳明经、足太阴经、足厥阴经、足少阴经。

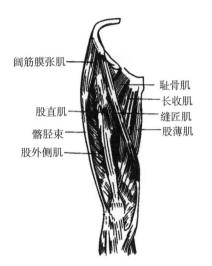

图 3-5-4　髋关节前方肌肉

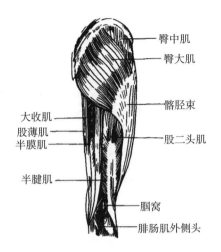

图 3-5-5　髋关节后方肌肉

二、脱位类型及病理特点

根据脱位后股骨头处在髂前上棘与坐骨结节连线的前或后，可分为前脱位、后脱位及中心性脱位。临床上以后脱位多见。

（一）后脱位

后脱位多由间接暴力所致。当髋屈曲，股骨干过度内收内旋，使股骨颈前缘紧抵髋臼前缘支点。此时，股骨头位于较薄弱的关节囊后下方，来自膝前方的暴力可通过股骨干传递到股骨头，在造成髋臼或股骨头骨折后发生脱位。由于关节屈曲的角度不同，股骨头冲破关节囊后所处的位置也不同。当髋关节屈曲小于 90° 时，发生髋骨部脱位较多；髋关节屈曲 90° 时，发生臼后方脱位较多，关节囊后下部撕裂，髂股韧带多保持完整；髋关节屈曲大于 90° 时，发生坐骨结节部脱位较多。髋关节后脱位时，股骨头圆韧带断裂，但髂股韧带仍可保持完整。

临床可见：局部疼痛、肿胀、功能障碍。患侧臀部异常膨隆，在髂前上棘与坐骨结节连线后上方可触及脱出的股骨头，患肢呈屈曲、内收、内旋的弹性固定，患膝常置健侧膝上。

（二）前脱位

当髋关节因外力极度外展、外旋时，大转子顶部与髋臼上缘接触，股骨头因受杠杆作用而被顶出髋臼，突破关节囊的前下方，形成前脱位。脱位后，股骨头若停留在耻骨支水平，则为耻骨部脱位，可引起股动、静脉受压而出现下肢血循环障碍；若股骨头停留在髋臼前方，则成为前方脱位；若股骨头停留在闭孔，则成为闭孔部脱位，可压迫闭孔神经而出现麻痹。

临床见：患肢外展、外旋位弹性固定。在腹股沟处可触及股骨头，患侧膝部不能靠在对侧大腿上。

（三）中心性脱位

暴力从外侧作用于大转子外侧时，可传递到股骨头而冲击髋臼底部，引起臼底骨折。当暴力继续作用，股骨头可连同髋臼的骨折块一同向盆腔内移位，成为盆腔内脱位。中心性脱位时，关节软骨损伤一般较严重而关节囊及韧带损伤则相对较轻。严重的脱位，股骨头整个从髋臼骨折的底部穿入骨盆，股骨颈部被髋臼骨折片夹住，复位困难。

临床见：伤肢较健侧短缩，大转子向内移位，下腹因血肿可能会有压痛。

三、推拿治疗

发生脱位后应尽可能地进行复位，复位后可应用皮肤牵引制动。后脱位应维持髋部在轻度外展位3周，伴有髋臼后上缘骨折者，骨折复位后应加用外展夹板配合皮牵引固定6周左右。前脱位应用皮牵引固定在内收、内旋伸直位3～4周。中心性脱位应维持牵引在外展位6～8周。受伤后1～2周应根据患者体质、伤情尽早配合推拿治疗。

（一）早期

伤后10～15天在患者全身情况许可的前提下，在不去除固定的情况下行揉法、拿法、点法，这一时期禁忌随意改变关节位置。主要治疗部位在股内、外、前侧肌群。

（二）中后期

伤后3周去除固定后，适用下列手法治疗。

1. 攘法：患者俯卧。术者站于患侧，置双手于环跳、承扶穴，以第5掌指关节着力，保持深度的按压力，双手同时作攘法，持续攘髋后侧2～3分钟。患者侧卧，患肢在上，髋膝微屈，双手同时在环跳、风市穴作深透的攘法2分钟。患者仰卧，双手同时在冲门、伏兔穴作攘法2分钟。患者仰卧，屈膝、患髋外旋，患足置健膝上方。术者一手扶患膝，另一手沿内收肌作攘法，重点部位为箕门、血海、阴包等穴，操作2分钟。有散瘀活血、行气止痛的作用。

2. 揉法

（1）指揉四髎、承扶、殷门：患者俯卧。术者站于一侧，双手食中环指并拢微屈，在上述穴位作顺或反时针方向的揉动。持续操作2～3分钟，有通经活血、行气止痛的作用。

（2）掌根揉环跳、风市：患者侧卧。患肢在上并屈髋屈膝，术者以双手小鱼际掌根部着力，同时作顺或反时针方向的揉动，手法力度深透，持续操作2～3分钟，功效同上。

（3）揉四头肌、冲门：患者仰卧。术者以一手或双手掌心着力，沿股四头肌由上至下作揉法，手法力度柔和，可沿顺或反时针方向操作5～6遍，还可用食中环指末节指腹着力揉冲门穴2～3分钟，功效同上。

3. 拿法

（1）拿四髎、环跳、承扶、居髎穴：患者俯卧。术者站于患侧，拇食中指对向作拿法，作一松一紧的拿法，持续操作4～5分钟，有疏通经络、行气止痛的功效。

（2）拿股四头肌、内收肌：患者仰卧。术者站于患侧，以一手或双手拿股四头肌和内收肌，从上向下反复操作5～6遍，功效同上。

4. 分筋：患者俯卧。术者站于患侧，沿骶髂关节缝由上至下分筋，也可自髂后上棘起，沿髂嵴后上部分筋至髂前上棘止。还可自大粗隆起，向内上分筋至髂后上棘下方止，各处反复操作5～6遍，有疏通经络、消散筋结的作用。

5. 理筋

（1）理髋后侧筋：患者俯卧。术者站于患侧以掌根部着力，自臀部起，向下沿大腿后侧理筋至腘窝止，反复操作3～5遍，有行气活血、疏通经络的作用。

（2）理髋外侧筋：患者侧卧。术者一手扶患腰，另一手以掌根部着力，自大粗隆顶点起，向下沿髂胫束理筋至膝部止，反复操作3～5遍，功效同上。

（3）理髋前侧筋：患者仰卧。术者以一手掌根部着力，自腹股沟起，沿股四头肌向下理筋至膝部，手法力度深透，反复操作5～6遍，功效同上。

6. 点穴：患者取俯卧或仰卧位。术者选取环跳、风市、承扶、殷门、髀关、伏兔等穴，以拇指末节指腹或中指末节指腹着力，深点穴位10秒钟，稍留片刻后再施以轻柔的揉法，反复操作3～4遍，有通经活络、行气定痛的作用。

7. 摇髋：患者仰卧。术者站于患侧，一手扶患膝，另一手托住患足跟部，使患髋作顺或反时针方向的旋转摇晃活动。摇髋时，应使患髋的外展外旋、屈膝屈髋、内收内旋等动作达到最大限度。摇髋的力度由轻到重，幅度由小到大，逐渐增加，方向沿顺或反时针交替进行。摇髋3～4遍，有舒筋活络、松解粘连的作用。

8. 绷腿：体位同上。在摇髋数遍后，先将患髋极度屈膝屈髋，在保持屈髋状态下，术者双手同时用力，使患膝伸直，患下肢呈直腿抬高状。绷腿时，扶膝之手用力按压，托足之手抬小腿向上配合伸膝，双手力度应持续平稳，避免粗暴。绷腿后，应辅以摇髋、拿髋、揉髋等手法。绷腿有疏通经络、松解粘连的作用。

四、功能锻炼

在固定期间，应进行股四头肌舒缩锻炼及踝关节跖屈、背伸、旋转锻炼。解除固定后可扶拐下地患肢不负重练习行走，以后逐步负重锻炼。功能锻炼姿势如下：

1. 下蹲练习：两脚分开，与肩同宽，屈髋屈膝下蹲，脚尖着地，脚跟轻提，臀部要尽量接触脚跟（图3-5-6）。

2. 直腿抬高：患者仰卧，患膝关节伸直，屈髋尽量抬高患肢，在最高处尽力跖屈踝关节并在最大限度处停留片刻，反复练习（图3-5-7）。

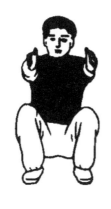

图3-5-6 下蹲练习

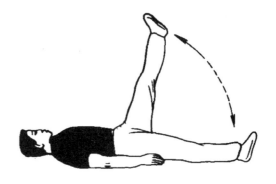

图3-5-7 直腿抬高

第五节 膝关节脱位

一、概述

膝关节脱位比较少见，好发于青壮年。膝关节属屈戌关节，关节接触面宽阔，由股骨远端、胫骨近端和髌骨构成。其借助关节囊，内、外侧副韧带，前、后十字韧带，半月板等连接和加固，周围有坚强的韧带和肌肉保护而保持稳定。腘动脉主干位于腘窝深部，紧贴股骨下段、胫骨上段，位于关节囊与腘肌筋膜之后。腓总神经绕行于膝外下侧的腓骨头，分为深、浅两支。膝关节伸直时，无侧方及旋转活动，当处于屈曲或半屈曲位时，可有轻度侧方及旋转活动。因为膝关节内、外侧有坚强的韧带结构维护其稳定性，故只有在遭受强大暴力造成脱位时，才会并发韧带、半月板损伤，也可发生骨折或神经、血管的损伤。

走行于膝部的经脉有：足太阳经、足少阳经、足阳明经、足太阴经、足厥阴经、足少阴经。

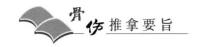

二、脱位类型及病理特点

膝关节脱位主要病因为强大的直接暴力作用于股骨下端或胫骨上端。

（1）暴力作用于股骨下段前侧，可造成胫骨向前脱位，腘窝部血管损伤，腓总神经损伤或关节内骨折。前脱位膝部前后径增大，髌骨下陷，关节弹性固定于微屈曲位，腘窝可扪及向后移位的股骨髁，髌腱两侧可扪及胫骨平台。

（2）暴力作用于胫骨上段前侧，可形成胫骨向后脱位，可合并腘动脉损伤。后脱位膝关节前后径增大，微过伸位弹性固定，腘窝部可扪及向后移位的胫骨平台。

（3）暴力作用于膝关节侧方，可形成胫骨侧方脱位，可合并腓总神经损伤。膝部内外径增大，微外展或内收位弹性固定，可查得侧向异常活动，脱位可触及胫骨平台侧缘。也有因解剖原因造成的习惯性脱位。

三、推拿治疗

膝关节脱位者应及时手法复位。复位后用夹板固定患膝于屈曲15°～30°位置3～4周。若伤及腘窝血管出现血循环障碍者，可用1 kg左右皮肤牵引固定，直至血循环好转再改用夹板固定。伤后1～2周应根据患者体质、伤情尽早配合推拿治疗。

（一）早期

伤后10～15天在患者全身情况许可的前提下，不解除外固定，行揉法、拿法、点法，这一时期禁忌粗暴的屈伸，旋转，内、外翻患膝。主要治疗部位为：髌腱，内、外侧副韧带，大腿及小腿肌群。

（二）中后期

伤后3～4周或去除外固定后，可选用以下手法治疗。

1. 㨰法：患者取俯卧位。术者站于患侧选取风市、足三里、殷门、委中、承山穴，以第五掌指关节着力，作均匀柔和的㨰法。持续操作2～3分钟，有舒筋活络、滑利关节的作用。

2. 揉法：患者取仰卧位。术者站于患侧，先以左手小鱼际揉伏兔穴，右手掌根按揉梁丘穴，手法力度中等，持续操作2～3分钟，再以左手食中环指末节指腹着力，在冲门穴作顺时针方向揉动，右手掌心在梁丘穴作顺或反时针方向的揉法，持续操作2～3分钟，有行气止痛、温经通络的作用。

3. 拿法：患者取仰卧位。术者位于患侧，以单手或双手拿患膝髌韧带，髌骨周缘，内、外侧副韧带，手法柔和，分别操作2～3分钟，有活血止痛、滑利关节的作用。

4.分筋

（1）分髌骨周缘及膝关节缝：患者仰卧，术者位于患侧，以双手拇指依次在髌骨底、髌骨尖及髌骨两侧分筋，然后从内、外膝眼处，沿胫骨平台边缘向两侧作分筋，至侧副韧带止。各处操作 1～2 分钟，有温经止痛、滑利关节的作用。

（2）分侧副韧带及腘筋：患者先取仰卧位。术者以双手中指置患膝内、外侧副韧带处，以末节指腹着力，沿侧副韧带作滑动或拨动的分筋，持续操作 1～2 分钟改俯卧位，以双手拇指置于患侧腓肠肌内、外侧头处，以末节指腹作滑动或拨动分筋 2～3 分钟，功效同上。

5.点穴：患者取仰卧位。术者位于患侧，以双手拇指或中指点按梁丘、足三里、膝阳关、阳陵泉、曲泉、膝关等穴。分别点 2～3 遍，有行气活血、疏通经络的作用。

6.摇、扳膝：患者俯卧。术者先以双手分别扶持腘窝上部及小腿前侧，沿顺或反时针方向摇膝 2～3 分钟，再以双手分别扶持患臀部及小腿，缓慢屈曲扳动患膝，至不能再屈曲时，停留片刻以镇定。幅度均由小到大，力度由轻至重，谨慎操作。有松解粘连、滑利关节的作用。

四、功能锻炼

在去除固定前，应积极行股四头肌舒缩锻炼和踝关节的各方向活动。解除固定后，积极行膝关节功能锻炼，待膝关节屈曲活动稳定后才能负重行走。功能锻炼可参考"下蹲练习""蹬车练习""足搓圆木"等方式。

第六节　踝关节脱位

一、概述

踝关节由胫、腓骨和距骨构成。距骨被内、外、后三踝包围，并由周围韧带牢固固定于踝穴内。内侧的三角韧带附于距骨、跟骨、舟骨，止于内踝下端。由于其坚强有力，所以踝关节极度外翻形成的外脱位较少见，多形成内踝撕脱骨折。外踝主要靠起于外踝尖端、止于距跟骨的外侧韧带固定，由于此韧带相对薄弱，足极度内翻可损伤此韧带形成脱位，并伴外踝撕脱骨折。所以踝部脱位时内、外侧韧带损伤明显，这两侧韧带附着处及踝关节间隙是脱位后推拿治疗的重点所在。

二、脱位类型及病理特点

根据脱位的方向，可分为内侧、外侧、前、后脱位。

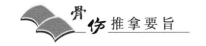

（一）踝关节内侧脱位

多为间接暴力引起，如由高处跌下，踝关节处于相对的内翻位，常常首先发生内踝垂直或斜形骨折，暴力继续作用，可使外踝骨折，距骨连同双踝一起向内侧移位；也可以由过度外翻、外旋致伤。不合并踝部骨折的单纯内侧脱位很少见。

临床见踝部肿胀、疼痛、关节畸形，足呈外翻外旋弹性固定，内踝下方高突、外踝下方凹陷，伴有骨折者可有骨擦音。

（二）踝关节外侧脱位

多为间接暴力所致，由高处跌下，足的外侧先着地，足踝过度外翻，内踝撕脱骨折或三角韧带断裂，暴力继续作用使外踝骨折，距骨连同骨折块一起向外脱位。行走不平道路，或平地滑倒，使足过度内翻、内旋也可导致外侧脱位。

临床除一般常见症状外，足呈内翻内旋，外踝下方高突、内踝下方空虚。

（三）踝关节前脱位

由间接暴力或直接暴力引起，如由高处跌下，足跟后部先着地，踝关节处于背伸位，而致胫骨下端向后错位，形成踝关节前脱位。由于踝关节背伸时较稳定，脱位时常合并胫骨下端前缘骨折。或踝关节处于跖屈位，暴力由后推足跟向前，胫骨相对向后移位，也可致踝关节前脱位。临床较少见，很少合并骨折。

临床特殊症状为足呈钩状畸形，距骨向前方突出。

（四）踝关节后脱位

直接或间接暴力引起。从高处坠落，踝关节处于跖屈位，足尖或前足着地，身体向后倾倒，胫腓骨下端向前滑出而致踝关节后脱位；暴力由后方推挤胫腓骨下端向前，足前端受到向后的暴力，可造成距骨在踝穴内向后脱出，这种损伤较少见，往往合并后踝骨折。

临床特殊症状为足呈跖屈，跟骨后突畸形，胫骨下端向前方突出，踝关节前方空虚。

三、推拿治疗

踝部脱位伴骨折，应及时进行手法复位和外固定。1～2周根据伤情尽早配合推拿治疗。

（一）早期

伤后10～15天在伤情许可的条件下，保持患踝中立位，行揉法、拿法、点法，这一时期绝对禁止与受伤姿势相同的扳踝、摇踝。主要推拿治疗部位应在踝关节内侧韧带和外侧韧带部。

（二）中后期

伤后3周或解除固定后，可选用下列手法治疗。

1. 擦踝：患者仰卧。术者双手分别置于患侧足三里、条口穴；阳陵泉、阳交穴；承筋、承山穴处，以掌指关节或小鱼际着力，吸定穴位，作深透柔和的擦法。擦动中，双手可沿穴位上下移动，持续操作2～3分钟有舒筋活血、行气止痛的作用。是踝关节脱位的基本手法之一。

2. 揉踝：体位同上。选取足三里、解溪、冲阳、陷谷、商丘、三阴交、金门等穴。以双手拇指或一手拇、中指选取相邻一对穴位，以末节指腹着力，作均匀柔和的揉法。持续操作1～2分钟，能调和气血、疏通经络。

3. 拿踝：体位同上。术者以拇指和中指依次分置于丘墟、商丘；申脉、照海；昆仑、太溪等穴处。以末节指腹着力，作力度深透的拿法。重拿片刻后，施以轻快的揉法，轻重交替进行，反复操作1～2分钟，有疏通经络、行气活血的作用。

4. 理筋

（1）理足三里至陷谷：体位同上。术者拇指置患侧足三里穴处，以末节指腹着力，保持深度的压力，缓慢向下滑动，经巨虚、条口、解溪至陷谷穴止。双手交替进行。理筋6～8遍，有调和气血、疏通经络的作用。

（2）理外丘至临泣：患者仰卧，术者位于患者足底侧，术者一手中指呈叠指状，以末节指腹着力，自外丘穴开始，向下经光明、阳辅、悬钟、丘墟至临泣穴止。手法力度深透，速度缓慢，反复理筋4～6遍，有通经活络的作用。

（3）理腓肠肌：患者俯卧。以双手食中环指指腹着力，分别沿患侧腓肠肌内、外侧头向下理筋。内侧经筑宾、交信、照海至太白止，外侧经飞扬、跗阳、昆仑、申脉至束骨止。双侧反复理筋4～6遍，功效同上。

5. 分筋

（1）分前踝：患者仰卧。术者位于足底侧，以一手扶持患脚，另一手拇指置于患踝前侧，以拇指尖桡侧缘着力，沿伸肌腱作由近向远或由中心向侧方的分筋。手法力度深透，速度缓慢，握足尖的手可配合作患踝的屈伸或顺、反时针方向的旋转活动。反复分筋1～2分钟，有分筋散结、松解粘连的作用。

（2）分内踝：体位同上。术者一手扶患小腿，另一手拇指置患侧内踝处，以末节指腹着力，自内踝前方的商丘穴起，向下经照海至后侧的太溪穴，沿骨缝及三角韧带行分筋。手法力度深透、速度缓慢。分内踝2～3遍。功效同上。

（3）分外踝：体位同上。术者一手扶患踝外上方，另一手拇指置患侧外踝处，以

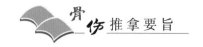
拇指末节桡侧缘着力，自前上方的胫腓前韧带起，向下经距腓前韧带、跟腓韧带、分筋至距腓后韧带、胫腓后韧带止。手法力度深透，操作细腻。分外踝2～3遍，功效同上。

（4）分跗跖：体位同上。术者一手拇指置患侧跗跖关节处，以指尖着力，沿跗骨间关节及跗跖关节等骨缝处作分筋。手法力度中等，速度缓慢。分跗跖2～3分钟，功效同上。

6.摇踝：患者仰卧。术者一手握患踝前上方，另一手握患足尖，使患踝作顺或反时针方向的旋转摇动。2～3遍后，可配合扳踝一次。摇踝2～3分钟有舒筋活络、滑利关节的作用。

7.扳踝：体位同上。术者在摇踝数遍后，作踝关节的跖屈、背伸或内、外翻扳踝。扳踝时，力量平稳持续。扳至最大限度时，停留片刻以增强作用。有松解粘连、滑利关节的作用。

四、功能锻炼

复位固定后，第1周内练习踝关节背伸活动，第2周加大活动幅度，加强股四头肌舒缩锻炼及直腿抬高锻炼，3周后可视情况下地扶双拐行走，但患肢不负重。练功一定要循序渐进。可参考以下功能锻炼方法。

1.蹬车练习：患者坐于平稳安全的固定功能锻炼车上，练习蹬车，可锻炼踝关节和下肢肌肉（图3-5-8）。

2.足搓圆木：患者取坐位，患足底踩一圆木，前后搓动圆木练习踝关节及下肢肌肉（图3-5-9）。

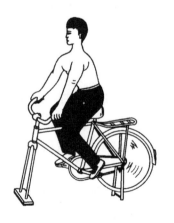

图3-5-8　蹬车练习

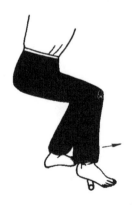

图3-5-9　足搓圆木

（杜好）

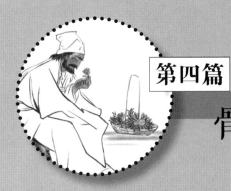

第四篇

骨关节疾病

第一章

概 述

骨关节疾病简称骨病，包括风湿性骨关节病、退行性骨关节病、股骨头坏死、骨关节先天性畸形、化脓性关节炎、骨与关节结核、骨肿瘤等各种骨与关节的疾病。但化脓性关节炎、骨关节结核、骨肿瘤等本篇不予讨论。

一、病因病机

引起骨病的原因是多种多样的，大致可分为外因和内因。外因有外感六淫、邪毒感染、损伤、中毒及地域因素。内因包括先天性发育缺陷、遗传因素、年龄、体质、营养因素、脏腑功能失调。病机的特点是正气不足，感受邪气。正气与邪气的相互关系决定疾病的发生发展和性质。骨病是本虚标实之证。本虚指气血虚弱、肝肾亏虚、脾胃虚弱，标实指气滞血瘀、经络不通、痰湿壅滞等。

二、临床表现

骨病的病种很多，每种骨病都有其特点，骨病的临床表现各种各样，最常见的三大主要症状是疼痛、肿胀、功能障碍。

（一）疼痛

疼痛是最常见的症状，根据疼痛的特点可分为风痛、寒痛、湿痛、热痛、瘀痛。若疼痛呈游走状，走注无定则为风痛；若疼痛遇寒加剧，得温则舒则为寒痛；若肢体重着疼痛，肌肤麻木则为湿痛；若关节红肿热痛，得凉则舒，伴发热、口干、口苦、苔黄等一派热象则为热痛；若疼痛固定，关节肿胀，缠绵不愈，伴见舌瘀暗、肌肤甲错等血瘀征象者为瘀痛。

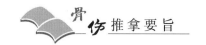

（二）肿胀

肿胀是临床常见症状，很多骨病都有肿胀，并各有特点。例如类风湿关节炎为多个小关节对称性肿胀；痛风性关节炎多在踝关节以下肿胀，尤其蹈趾的跖趾关节肿胀更多见，但其一般可在5～10天不治而消失；骨关节结核的肿胀，多为单发，漫肿大头，肤色正常，肤温稍高；风湿性关节炎则为多关节、游走性肿胀疼痛；化脓性关节炎多为红、肿、热、痛等急性炎症表现。

（三）功能障碍

发生骨病后，常伴有肢体关节运动功能障碍。但其病理变化不同，障碍程度也不同。关节本身疾病，主动和被动活动均有障碍。例如关节僵硬，多为骨性连接，关节无丝毫运动；关节强直，多为纤维性连接，关节内多有瘢痕、粘连，或关节周围有大量瘢痕组织形成所致；关节挛缩，例如手指、肘关节、膝关节等长期处于屈曲位，相应部位的肌肉、关节囊、韧带出现挛缩，形成关节挛缩畸形，导致功能障碍。

三、治疗

骨病的治疗，应以辨证论治和整体观念为基础，抓住骨病本虚标实之病机，把握好扶正与祛邪的力度。扶正以补益气血、补益肝肾、补益脾胃为主，祛邪则以散寒、祛风、除湿、清热、化瘀通络为主。骨病治疗包括内治和外治。内治需分虚实，运用好扶正和祛邪。外治种类很多，有推拿手法、药物外治（膏药、酒剂、散剂、熏药等）、针灸、功能锻炼等。除此之外，还有手术治疗。

手法具有行气活血、疏通经络、温养筋脉和调和气血的作用，可以起到散瘀消肿、行气止痛、舒筋解痉、整复筋位、温养筋脉和松解粘连之功。对痹证、痿证、筋挛及退行性疾病等，有很好的疗效。手法有补泻之分，运用时需辨证论治，扶正与祛邪手法根据筋情、病情各有侧重。

手法治疗骨病的原则：①推拿时以不加重患者症状为前提，根据患者的不同情况辨证用之，标本兼治，扶正祛邪，以柔筋为主；②肿胀明显者手法宜轻柔，主要是行气活血消肿，应以摩法、揉法等温热感强烈的手法为主；③疼痛者轻重交替，应在治疗前寻找痛点，并施以力度中等深透的分筋和点穴手法以痛定痛，但主要以柔和手法为主；④功能障碍者手法主要是松解粘连、舒筋解痉和温养筋脉以恢复关节功能，重点治疗粘连部位，力度虽重但以治疗后不加重症状为宜，同时加强功能锻炼；⑤除局部手法外，还需取膀胱经之脾俞、胃俞、肝俞、肾俞穴等，调和气血以扶正。

（罗详飞）

第二章

风湿性骨关节病

第一节　类风湿关节炎

一、概述

类风湿关节炎是一种慢性、全身性、自身免疫性疾病，以侵蚀性关节炎为主要表现。本病以女性多发。男女患病比例约 1 ∶ 4。类风湿关节炎可发生于任何年龄，以 30 ～ 50 岁为发病的高峰。我国的类风湿关节炎患病率约为 0.42%。我国类风湿关节炎患者在病程 1 ～ 5 年、5 ～ 10 年、10 ～ 15 年及 ≥ 15 年的致残率分别为 18.6%、43.5%、48.1%、61.3%，随着病程的延长，残疾及功能受限发生率升高。本病表现为以双手和腕关节等小关节受累为主的对称性、持续性多关节炎，受累关节以近端指间关节、掌指关节、腕、肘、肩、膝和足趾关节最为多见。髋关节受累少见。关节炎常表现为对称性、持续性肿胀和压痛，晨僵持续 1 小时以上，出现类风湿关节炎典型的手关节畸形。重症患者关节呈纤维性或骨性强直，并因关节周围肌肉萎缩、痉挛失去关节功能，致使生活不能自理。病理表现为关节滑膜的慢性炎症、血管翳形成，并出现关节的软骨和骨破坏，最终可导致关节畸形和功能丧失。此外，患者尚可有发热及疲乏等全身表现。还可出现关节外或内脏损害，如类风湿结、心、肺、肾、周围神经及眼等的病变。血清中可出现类风湿因子及抗环瓜氨酸多肽抗体等多种自身抗体。

本病病因不明，属中医之"痹证"，多由人体正气不足，气血不盛，腠理疏豁，致使风寒湿三气合而为痹。

二、临床表现

类风湿关节炎通常呈隐匿发病，进行性关节受累，但也可急性发病，同时累及多个关节。炎症关节最敏感的体征是关节肿胀与压痛，多数活动性炎症关节最终出现滑膜增厚。典型病例为手小关节（尤其是近端指间关节和掌指关节）、腕、足、肘及膝

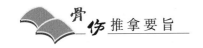

关节呈对称性受累，但首发症状可出现在任何关节。关节畸形可发展迅速，最终可出现严重的屈曲挛缩，功能完全丧失。主要的临床表现如下：

（一）典型的关节表现

1. 晨僵：持续1小时的晨僵对类风湿关节炎有诊断意义。

2. 关节疼痛及肿胀：尤其是近端指间关节、掌指关节和腕关节的疼痛和肿胀。可出现"扳机指"或"铰链－解锁"现象，小关节周围因滑膜增厚而致的囊性感，腕关节背侧软组织肿胀和压痛。

（二）关节外表现

1. 类风湿结节：类风湿结节见于20%～30%的类风湿关节炎患者，多见于经常受压或摩擦部位的皮下，如肘部、膝部、枕部、骶部及跟腱附近。一般为直径数毫米至数厘米的硬结节。质韧如橡皮，一般无触痛，多紧贴骨面，不活动。临床上可见到一种特殊类型的表浅的类风湿结节，表现为手指、前臂、尾骨及踝关节附近的多发性皮内结节，其体积较小，直径数毫米，分布表浅，甚至可以捏起。类风湿结节也可发生在内脏血管，尤其摩擦的部位，如胸膜、心包表面，甚至心内膜。类风湿结节还可见于中枢神经系统。类风湿结节是类风湿关节炎的重要关节外表现，出现常提示疾病的活动性。随着疾病的控制或缓解，类风湿结节也可缩小或消失，临床上可将其作为疾病缓解的指标之一。

2. 系统性损害

（1）血管炎：可影响各类血管，以中小动脉受累常见，血管炎以血管外膜病变为主。临床表现因受累血管的大小及部位的不同而呈多样性。皮肤血管表现为雷诺现象、紫癜、瘀斑、网状青斑及毛细血管扩张。病理改变多为白细胞碎裂性血管炎，也称过敏性血管炎。除皮肤血管炎之外还可有周围神经病变及内脏病变，如有多发性单神经炎、巩膜炎、角膜炎、视网膜血管炎、肝脾肿大及内脏血管梗死症状。

（2）淋巴结病：表现为淋巴结肿大，表浅及深部淋巴结均可受累。表浅处多为对称性和普遍增大，组织活检可见淋巴滤泡散在均匀增生。

（3）高黏滞综合征表现：如黏膜出血，呼吸困难，肝、脾、淋巴结肿大，贫血等。血中可见高浓的类风湿因子及高丙种球蛋白血症。

（4）循环系统表现：如心包炎、心内膜炎、心肌炎。

（5）呼吸系统表现：如胸膜炎、肺类风湿结节、肺间质纤维化、间质性肺炎及肺泡炎、肺血。

（6）消化系统表现：如血管炎所致的腹痛、腹泻及假性肠梗阻，药物治疗所致的恶心、呕吐等，继发干燥综合征所致的消化系统外分泌腺体受累。

（7）血液系统表现：如正细胞低色素贫血、血小板增多及Felty综合征所致的全血细胞减少。

（8）神经系统表现：如多发性单神经炎、周围神经炎及腕管综合征等。

（9）肾脏表现：血管炎引起的原发性肾损害如坏死性肾小球肾炎或药物引起的肾脏损害，多为间质性肾炎。

（10）眼部表现：如巩膜炎、角膜炎及继发性的眼干燥症。

（三）关节X线表现

类风湿关节炎基本的 X 线征象有骨质疏松、关节间隙的狭窄关节面下的囊性变、骨膜反应（羽毛状的骨膜增生）、韧带骨化（韧带附着于骨处的纤维软骨增生）及类风湿骨炎（广泛的韧带骨化、好发于跟骨结节及坐骨结节）关节畸形及关节强直。

类风湿关节炎的 X 线进展的分期：Ⅰ期（早期），X 线检查无破坏性改变，可见骨质疏松；Ⅱ期（中期），骨质疏松，有轻度关节面下骨质侵蚀或破坏，关节间隙轻度狭窄；Ⅲ期（严重期），关节面下明显的骨质侵蚀和破坏，关节间隙明显狭窄，关节半脱位畸形；Ⅳ期（末期），上述改变并有关节纤维性或骨性强直。

三、诊断标准

（1）晨僵≥1 小时且≥6 周。

（2）至少 3 个关节区有关节炎≥6 周。

（3）腕、掌指、近端指间关节区中至少有 1 个区有关节肿。

（4）对称性的关节肿≥6 周。

（5）类风湿结节。

（6）手 X 线的改变（至少有骨质疏松及关节间隙的狭窄）。

（7）血类风湿因子阳性（所用方法正常人群不超过 5% 阳性率）。

以上 7 条至少有 4 项阳性方可诊断类风湿关节炎。应该注意满足此标准者已不是早期类风湿关节炎。此标准对于不典型及早期类风湿关节炎易出现误诊或漏诊。对这些患者，除类风湿因子和抗环瓜胺酸多肽抗体等检查外，还可考虑 MRI 及超声检查，以利于早期诊断。对可疑类风湿关节炎的患者要定期复查和随访。

四、鉴别诊断

因为关节炎表现复杂，所以类风湿关节炎应与各种关节炎相鉴别。如骨关节炎、血清阴性脊柱关节病、痛风性关节炎、风湿性关节炎、感染性关节炎、色素性绒毛结节状滑膜炎（棕色滑膜绒毛突起）、血友病关节炎、与弥漫性结缔组织病及内分泌相关的关节炎等。作为一种慢性的多关节炎，类风湿关节炎更应与以下疾病相鉴别：慢

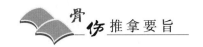

性痛风性关节炎、银屑病关节炎的多关节炎型关节炎及有关节表现的弥漫性结缔组织病如系统性红斑狼疮、干燥综合征、成人斯蒂尔病等。

五、病情活动及预后不良指标

类风湿关节炎病情活动的指标有晨僵时间的长短、关节疼痛的程度、压痛数及肿胀数；有无类风湿结节、血管炎、浆膜炎等关节外表现；类风湿因子滴度高低、红细胞沉降率（简称血沉）快慢、C反应蛋白、血小板、免疫球蛋白、循环免疫复合物及冷球蛋白水平等；X线检查显示关节病变加重的程度。类风湿关节炎预后不良的指标：类风湿关节炎病情活动持续；关节畸形数多；人白细胞抗原（HLA）–DR4阳性及冷球蛋白持续阳性；未正规用药；患者经济条件差，文化程度低，思想负担重。

六、临床缓解指标

（1）晨僵时间低于15分钟。

（2）无疲劳感。

（3）无关节痛。

（4）活动时无关节痛或关节无压痛。

（5）无关节或腱鞘肿胀。

（6）血沉（魏氏法）女性 < 30 mm/h，男性 < 20 mm/h。

符合5条或5条以上并至少持续2个月者考虑为临床缓解；有活动性血管炎、心包炎、胸腔炎、肌炎和近期无原因的体重下降或发热，则不能认为缓解。

七、治疗

类风湿关节炎目前尚未发现"根治良方"，但早期采用推拿手法与药物内服并配合功能锻炼治疗，确实可以起到减轻疼痛，延缓关节破坏，预防和矫正关节畸形，改善或重建关节功能的作用。

（一）推拿手法

1. 扶正手法

温养经脉、温养脏腑的手法能扶助机体正气。

（1）颈部推拿

颈部推拿手法能调节气机升降，宣发上焦之气。适用于受累关节位于上肢者。

①揉颈：患者取坐位。术者双手先分别置于患者双肩井穴处，以小鱼际或掌指关节着力，沿斜方肌、冈上肌作揉法。力度由轻至重，交替进行，持续操作2～3分钟。然

后术者一手置患侧颈部，使头偏向对侧，另一手掌指关节着力，沿斜方肌、胸锁乳突肌、颈棘突、棘突旁等由上向下作擦法。手法力度中至重，反复操作 3～4 分钟。

②揉颈：体位同上。术者一手扶患者额部，另一手以食中环指指腹着力，自颈$_2$棘突开始，沿棘突及棘突间隙向下揉至大椎穴止。手法力度深，反复操作 2～3 遍后，术者站于患者体后，双手分置患者颈部两侧，以食中环指指腹着力，自乳突部开始，沿胸锁乳突肌、斜角肌向下揉至颈根部止，反复操作 3～4 遍。

③拿颈：体位同上。术者先站于患者体后，双手拇指分别置于两肩井穴处，其余四指与拇指相对置于斜方肌前缘，相对用力，将斜方肌拿起并自指间弹出。一拿一放，两手交替进行，持续操作 1～2 分钟。然后术者站于患者体侧，一手扶患者头顶，另一手拇指与食中环指分别置于颈部两侧，以各指指腹着力，由上至下作拿法，反复操作 2～3 遍。

④理颈：体位同上。术者站于患者体后，双手拇指微屈，其余四指并拢，分别置于患者颈侧，以指腹深压颈侧肌肉，由上向下滑动理筋，反复作 2～3 分钟。

⑤点风府、大椎、风门、风池、天突、天窗等穴。

（2）腰背部推拿

腰背部推拿能调节脏腑机能，舒畅肝肾之气。适用于受累关节位于下肢者。

①擦督脉、膀胱经：患者俯卧。术者双手分别置于患者身柱及中枢穴部，以掌指关节着力，沿棘突、棘突间隙作擦法，由上至下，双手擦至骶尾部止。手法力度柔和，反复操作 2～3 分钟后，术者一手置患者的肺俞穴处，另一手置对侧的胆俞穴处，双手同时作擦动，沿膀胱经向下擦至白环俞后，交换两手位置，重复以上操作。手法力度深透，擦膀胱经 3～4 分钟。

②揉督脉、膀胱经：体位同上。述者双手并拢，以双手食中环指末节指腹着力，自大椎穴起，揉至腰俞穴止。手法轻柔和缓，揉至出现温热感后，停留片刻，再缓慢向下移动。其中大椎、身柱、命门、腰阳关、腰俞穴等处延长停留时间。指揉督脉 2～3 遍，术者双掌分别置于患者两侧膀胱经上，以掌根部着力，自肺俞、魄户起，向下揉至秩边、白环俞止。手法力度中等，揉膀胱经 2～3 遍。

③拿、理膀胱经：体位同上。术者双手拇指置患者肺俞穴处，食中环指并置对侧魄户穴处，沿膀胱经向下，缓慢移动作深透的拿法。拿至白环俞与秩边穴后，双手拇指移至同侧的魄户穴，食中环指移至对侧的肺俞穴，以同样的拿法拿至秩边与白环俞穴。拿膀胱经 2～3 遍后，术者双手分置患者两侧膀胱经上，以全掌着力，保持深度的按压力，从肺俞、魄户起向下顺理至秩边、白环俞止。理膀胱经 3～4 遍。

④点按肾俞、肝俞、脾俞、环跳等穴。

2. 祛邪手法

（1）上肢推拿

①擦上肢肌群：患者取坐位。术者站于患者体侧，一手先扶肘部，另一手以小鱼

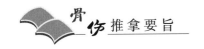

际或第5掌指关节着力，分别在上臂的伸屈侧肌群处作擦法。手法力度深透，持续操作2～3分钟后，术者换扶患腕在前臂掌、背侧施术。

②揉上肢肌群：体位同上。术者以一手食中环指末节指腹着力，分别在上肢的伸屈侧肌群处作揉法。手法力度深透，持续操作3～4分钟。

③拿上肢肌群：体位同上。术者以一手拇指与其余四指分置上肢伸屈侧肌群两侧，以末节指腹着力，由近向远作拿法。手法力度轻重交替，持续操作2～3分钟。

④点按四缝、劳宫、阳溪、大陵、曲泽、肩髃；拿合谷、曲池、肩井穴。

⑤在受累的关节处反复用揉、拿、分筋法施术，并摇扳各受累关节。

⑥搓抖上肢：患者取坐位。术者站于患侧，两手掌分别放于上肢的两侧，由上向下对向用力搓动上肢，反复操作4～5遍后，术者双手握患者腕部，以双腕的小幅度的尺桡偏带动上肢抖动，持续操作1～2分钟。

（2）下肢推拿

①擦臀部及下肢肌群：患者先取俯卧位。术者站于患者一侧，以双手第5掌指关节着力，保持深度的按压力，同时在臀部及下肢后侧肌群处作擦法。持续操作2～3分钟后，令患者取仰卧位，同法在下肢的前、内、外侧肌群处施术。

②揉臀部及下肢肌群：体位同上。术者以双手食中环指末节指腹着力，作顺或反时针方向的揉动。手法力度柔和，持续操作3～4分钟。

③拿臀部及下肢肌群：体位同上。术者以双手拇指与其余四指相对用力作拿法，由上至下，反复进行5～6遍。

④点按内庭、太冲、丘墟、悬钟、阴陵泉、阳陵泉、解溪、昆仑、膝眼、足三里、髀关、梁丘等穴。

⑤在受累的关节处反复用揉、拿、分筋法，并摇扳各受累关节。

（二）内治方药

本病正虚邪实。肝肾不足是内因，风寒湿为外因，正虚邪入，与体内之痰瘀互结胶着，留滞关节为发病之机。内治之法，须扶正祛邪辅以祛瘀涤痰通络之品，则标本兼治，能取事半功倍之效。

1.病情活动期

以祛邪为主，扶正为辅。方用程氏蠲痹汤（羌活、独活、桑枝、秦艽、海风藤、肉桂、乳香、木香、当归、川芎、炙甘草）合保元汤（黄芪、人参、肉桂、炙甘草）加减。

2.病情迁延期

以扶正为主，祛邪为辅。方用独活寄生汤加减。

（三）功能锻炼

正确的关节活动和肌肉锻炼对于缓解症状、改善关节功能有着重要的作用。功能锻炼以患者能耐受为度，并注意罹患关节的疼痛症状。急性期目标为控制炎症、减轻肿胀、减轻疼痛不适，防止关节粘连、挛缩等；缓解期则预防关节畸形、改善功能障碍、减少关节外并发症。

功能锻炼包括全身的有氧运动、力量训练、体操、手部强化伸张锻炼、大关节的床上训练及关节活动度训练等。在急性期时，运动强度以运动锻炼不引起患者明显疼痛的低强度为主；在缓解期则以中等强度为主。运动锻炼后无持续疲劳感、疼痛感等不适，每次锻炼 30 ～ 50 分钟。患者应每周进行 3 ～ 5 次的运动锻炼，要持续 2 ～ 3 个月。

第二节　强直性脊柱炎

一、概述

强直性脊柱炎是一种慢性炎症性疾病，主要侵犯骶髂关节、脊柱骨突、脊柱旁软组织及外周关节，并可伴发关节外表现，严重者可发生脊柱畸形和强直。本病男女之比为（2 ～ 3）：1，女性发病较缓慢且病情较轻。在炎性风湿性疾病当中，强直性脊柱炎是延误诊断时间最长的疾病，不同国家的多项研究结果表明，强直性脊柱炎从出现症状到明确诊断平均时间大约为 7 年。强直性脊柱炎的治疗目标是缓解症状，改善功能，减轻和防止脊柱强直或畸形。治疗强直性脊柱炎的药物主要是非甾体抗炎药（NSAIDs）、抗风湿药（DMARDs）和生物制剂。中医药不仅丰富了强直性脊柱炎的治疗手段，还能较好地控制强直性脊柱炎的病情。然而不论是 NSAIDs、DMARDs 和生物制剂，还是中医药治疗手段，只有在治疗的窗口期（脊柱未发生强直之前）才能发挥治疗的优势，一旦脊柱强直或严重畸形，这些治疗就没有太大的意义。

二、临床表现

强直性脊柱炎好发于 16 ～ 25 岁青年人。起病隐袭，进展缓慢。早期症状常为下腰痛和僵硬。可伴乏力、食欲减退、消瘦和低热等。起初疼痛为间歇性，后变为持续性。后期炎性疼痛消失，脊柱大部强直。可发展至严重畸形。女性患者周围关节侵犯较常见，进展较慢，脊椎畸形较轻。

体征有以下几方面：

（1）脊柱僵硬及姿势改变。

（2）胸廓呼吸运动减少。

（3）挤压或旋转骶髂关节引起阳性体征。

（4）周围受累关节的体征，早期可见受累关节肿胀，积液，局部皮肤发热，晚期可见各种畸形。髋关节骨性强直机会多，膝关节可见屈曲挛缩畸形，常可见到髋膝综

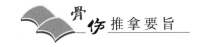

合征及站立时的"Z"形姿势。

（5）肌腱附着点病变体征。

实验室检查、X线检查有助于该病的诊断和鉴别诊断。

三、诊断

临床标准：采用1984年修订的纽约标准。①腰背痛、僵硬3个月以上，疼痛程度随活动改善，但休息无减轻；②腰椎在前后和侧屈方向活动受限；③胸廓活动度低于同年龄、同性别健康人群的正常参考值。

放射学标准：双侧骶髂关节炎Ⅱ～Ⅳ级或单侧骶髂关节炎Ⅲ～Ⅳ级。

判断标准：符合放射学标准及至少1项临床标准可确诊强直性脊柱炎；符合3项临床标准或符合放射学标准而不具备任何临床标准（应除外其他原因所致的骶髂关节炎）为可疑强直性脊柱炎。

强直性脊柱炎可分为非强直期和强直期。非强直期是指脊柱未强直（颈椎和腰椎存在活动度，不影响日常生活）；强直期是指脊柱强直（颈椎和腰椎严重活动受限，影响日常生活）或严重畸形。非强直期强直性脊柱炎可以分为活动期和静止期。活动期主要是指患者疼痛等症状明显，静止期则为患者症状不明显。

四、治疗

本病虽无根治良方，但及时、积极和妥善的治疗，加上患者的主动配合确可达到减轻疼痛、缩短疗程、预防畸形、减少病残和改进功能的目的。

（一）推拿手法

活动期治疗以祛邪为主。手法以舒筋解挛为主，温经散寒为辅。具体手法操作如下。

1.滚腰背：滚督脉，术者双手分别置于患者身柱及中枢穴部，以掌指关节着力，沿棘突及棘突间隙作滚法，由上至下，双手滚至骶尾部。滚膀胱经，术者一手置于患者肺俞穴，另一手置于同侧胆俞穴，由上至下沿膀胱经滚至白环俞，对侧重复以上操作，反复2～3分钟。

2.揉腰背：指揉督脉，术者双手并拢，以食中环末节指腹着力，自大椎穴起，揉至腰俞穴止，手法轻柔和缓，揉至出现温热感后，停留片刻，再缓慢向下移动，共2～3遍。掌揉膀胱经，术者双掌分别置于患者两侧膀胱经上，以掌根部着力，自肺俞、魄户起，向下揉至秩边、白环俞止，手法力度中等，共2～3遍。

3.拿腰背：拿膀胱经，术者双手拇指置于患者肺俞穴处，食中环指并置于对侧魄户穴处，沿膀胱经向下，缓慢移动，作深部的拿法，共2～3遍。拿腰骶，术者一手

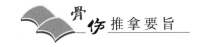

拿住患者两侧的肾俞穴，持续用力不松劲，另一手沿两侧骶髂关节由上向下作拿法，力度深透，缓慢移动，拿 2～3 分钟。

4. 分腰骶：术者以拇指或食中环指末节指腹着力，在患者腰 $_{2～3}$ 横突旁、髂腰韧带、腰骶关节、髂嵴后部等筋结处作分筋，分筋时，保持深度的按压力，作上下或左右的移动。

5. 点穴：术者一手以食中环指末节指腹着力，置于患者肾俞穴，另一手分别点按大椎、至阳、中枢、命门，点穴时，按压肾俞穴的手指保持持续用力，另一手深压穴位片刻后则施以轻柔的揉法。

6. 理膀胱经：患者俯卧。术者双手分置患者两侧膀胱经上，以全掌着力，保持深度的按压力，从肺俞、魄户起向下顺经理至秩边、白环俞，理膀胱经 3～4 遍。

静止期治疗以扶正为主。手法以温养阳气为主，温养筋脉为辅。主要手法有擦腰背、揉腰背、拿腰背、分腰骶等。手法操作程序及部位与急性期相同，但手法操作要点不同，擦腰背、揉腰背以命门、腰阳关、腰俞、脾俞、胃俞、肾俞为重点治疗部位。手法力度柔和，吸定治疗部位时间较长，以出现深透的热感为准，方能温养督阳、脾阳、肾阳。拿腰背，分腰骶关节、骶髂关节为重点治疗部位。手法力度深透持久，以出现得气感为度，才能濡养筋脉、松解粘连。对于累及髋关节者，则在髋部使用擦、揉、分筋和摇扳髋关节等手法。

（二）内治方药

1. 活动期以祛邪为主，扶正为辅。祛邪主要是祛肌腠的寒湿之邪，扶正主要是扶卫阳气血以助祛邪。方药如下：黄芪 20 g，当归 5 g，羌活 10 g，独活 10 g，防风 10 g，藁本 10 g，威灵仙 20 g，鸡血藤 30 g，桂枝 10 g，细辛 3 g，桃仁 10 g，薏苡仁 30 g，茯苓 20 g，随证加减。

2. 静止期则以扶正为主，祛邪为辅。扶正主要是温补脾肾，祛邪主要是祛筋骨之邪。方药如下：人参 10 g，白术 10 g，黄芪 30 g，茯苓 20 g，炙甘草 5 g，山茱萸 10 g，山药 20 g，淫羊藿 10 g，巴戟天 10 g，狗脊 10 g，防风 10 g，肉桂 5 g，可随证加减。

（三）功能锻炼

功能锻炼是强直性脊柱炎治疗中不可或缺的部分。锻炼的原则是：活动期放松为主以缓解痉挛；静止期拉伸为主以松解粘连。对于中轴关节受累的患者锻炼要针对中轴脊柱关节，脊柱的后伸活动如飞燕式、拱桥式；前屈活动如弯腰，左右屈曲如侧身弯腰；旋转活动如旋腰、旋颈。对于外周关节受累的患者需要针对具体受累的关节进行功能锻炼，如髋关节受累者可以做空蹬自行车活动、左右前后摆髋、反卓别林步态等。功能锻炼以微疲劳为度，尚需循序渐进，不可过度。中华传统健身锻炼方法如太极拳、八段锦、易筋经十二式、五禽戏等都是比较适合强直性脊柱炎患者的锻炼方式。

（罗详飞）

第三章

骨关节炎

一、概述

骨关节炎是一种最常见的关节疾病，是以关节软骨的变性、破坏及骨质增生为特征的慢性关节病。本病的发生与衰老、肥胖、炎症、创伤、关节过度使用、代谢障碍及遗传等因素有关。骨关节炎在中年以后多发，女性多于男性。本病在 40 岁人群中的患病率为 10%～17%，60 岁以上为 50%，而在 75 岁以上人群中则高达 80%。该病有一定的致残率。

本病按病因分为原发性骨关节炎和继发性骨关节炎。前者是指原因不明的骨关节炎，与遗传和体质因素有一定关系，多见于中老年人；后者是指继发于关节外伤、先天性或遗传性疾病、内分泌及代谢病、炎性关节病、地方性关节病、其他骨关节病等。有时很难鉴别原发性骨关节炎和继发性骨关节炎，问诊和体格检查可以帮助判断病因。影像学检查有助于继发性骨关节炎的诊断。本病按照是否伴有临床症状分为症状性骨关节炎和放射学骨关节炎，前者伴有明显的骨关节炎临床症状；而后者无临床症状只有 X 线骨关节炎表现。

二、治疗

治疗目的在于缓解疼痛、阻止或延缓病情的进展、保护关节功能、改善生活质量。治疗方案应个体化，充分考虑患者的患病危险因素、受累关节的部位、关节结构改变、炎症情况、疼痛程度、伴发病等具体情况及病情。治疗原则应以非药物治疗联合药物治疗为主，必要时手术治疗。非药物治疗在骨关节炎的治疗中有很重要的作用，包括患者教育、运动、生活指导及物理治疗等。

患者教育：①使患者了解本病绝大多数预后良好，消除其思想负担。②告诫患者避免对本病治疗不利的各种因素，建立合理的生活方式，如保护受累的关节，避免长久站立、跪、蹲、爬楼梯、不良姿势等。③在医生指导下规范用药，了解所用药品的用法和不良反应。④家庭和社会的支持与帮助对患者的治疗起积极作用。

功能锻炼及生活指导：①合理的关节肌肉锻炼。关节在非负重状态下进行活动，以保持关节活动度；进行有关肌肉或肌群的锻炼以增强肌肉的力量和增加关节的稳定性。②对不同受累关节进行不同的锻炼，如手关节可做抓、握锻炼，膝关节在非负重情况下做屈伸活动，颈椎和腰椎关节进行轻柔的不同方向活动。③有氧运动。步行、游泳、骑自行车等有助于保持关节功能。④肥胖者应减轻体重。超重会增加关节负担，应保持标准体重。⑤减轻受累关节的负荷。可使用手杖、助步器等协助活动。⑥保护关节。可戴保护关节的弹性套，如护膝等；对髌股关节腔室骨关节炎，采用髌骨内侧贴扎治疗可显著减轻疼痛；避免穿高跟鞋，应穿软、有弹性的"运动鞋"，用适合的鞋垫，对膝关节内侧室骨关节炎可用楔形鞋垫辅助治疗。

物理治疗：急性期物理治疗的主要目的是止痛、消肿和改善关节功能；慢性期物理治疗的目的是以增强局部血液循环和改善关节功能为主。物理治疗可以减轻疼痛症状和缓解关节僵直，包括推拿、针灸、热疗等。

中医内治，何洪阳教授认为骨关节炎属于筋骨痹。急性期以祛邪为主，兼以调和气血；静止期以养血柔筋、补益肝肾扶正为主，兼顾祛邪通络。急性期寒甚者用《杨氏家藏方》之蠲痹汤，湿甚而肿胀者用防己黄芪汤，湿热者用四妙散、宣痹汤或四神煎，寒湿者用桂枝芍药知母汤，随证加减。静止期主要以独活寄生汤随证加减。

第一节　髋关节骨关节炎

一、概述

髋关节是最常发生骨关节病的部位之一，多由退变、外伤、感染、畸形、局部缺血等因素使关节软骨发生病理性损害，继之因机械等因素刺激而发病。髋关节骨关节炎可分成两种类型，即原发性及继发性。原发性髋关节骨关节炎是指发病原因不明，患者无遗传缺陷，没有全身代谢及内分泌异常，髋关节没有创伤、感染、先天性畸形等病史。其多见于50岁以上肥胖型患者。常为多数关节受损，发展缓慢，预后较好。在我国原发性髋关节骨关节炎较少。继发性髋关节骨关节炎是指在发病前髋关节有某些病变存在的情况。继发性髋关节骨关节炎病变常局限于单个关节，病变进展较快，发病年龄较轻，预后较原发性髋关节骨关节炎差。尽管这两种类型髋关节骨关节炎有着上述的区别，但到后期这两种类型骨关节炎的临床表现、病理改变都相同。应该指出，在疾病的早期，区分这两种不同类型髋关节骨关节炎，对选择治疗方法及预后有着实际意义。

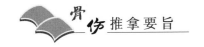

二、临床表现

本病多见于中老年人。起病缓慢，初期在过度活动后或扭伤后出现髋关节酸痛，休息后好转。肌肉痉挛、跛行、局部疼痛、僵硬随病程发展而加重，频繁发作。疼痛位于髋关节的前方、内侧、外侧或后方。以外侧和内侧较常见，内侧疼痛常向膝内侧放射。寒湿都可使疼痛加重。

至后期，关节活动受限，因疼痛而行走困难，常跛行。若纤维强直，则活动障碍，疼痛也将减轻。跛行和姿势改变引起劳损性腰痛。检查时，可见跛行，局部压痛、肌肉痉挛，关节运动受限，有屈曲、内收、外旋畸形挛缩，"4"字试验阳性。X线有助于诊断。

三、诊断标准

（1）近1个月大多数时间有髋部疼痛。

（2）血沉 < 45 mm/h。

（3）X线示骨赘形成。

（4）X线示髋关节间隙狭窄。

四、治疗

及早运用手法推拿按摩，理筋弹拨，配合适当的功能锻炼，能解除肌肉痉挛，松解软组织粘连，并有行气活血和消肿止痛的作用。具体操作如下。

（一）扶正手法

腰背部推拿以补益肝肾，温通督阳，扶助正气。患者俯卧，术者双手分别于患者身柱及中枢穴部，以掌指关节着力，沿棘突、棘突间隙作滚法，由上至下，双手滚至骶尾部止。手法力度轻柔，反复操作2～3分钟，术者一手置患者肺俞穴处，另一手置对侧胆俞穴处，双手同时作滚法，沿膀胱经向下滚至白环俞后，交换两手位置，重复以上操作。手法力度深透，滚膀胱经3～4分钟。

（二）祛邪手法

1. 滚髋：患者先取俯卧位。术者站于患侧，双手分别置于患者环跳、承扶穴处，以第5掌指关节着力，保持深度的按压力，双手同时作滚法，持续滚髋后侧2～3分钟。然后嘱患者侧卧，依法在环跳、风市穴处滚髋外侧2～3分钟，最后嘱其仰卧，在髋前侧的冲门、伏兔穴和髋内侧的箕门、血海穴处作搽法。

2. 揉髋：患者俯卧。术者位于患侧，一手食中环指微屈曲，连同小指分别置于患侧上、次、中、下髎穴处，另一手食中环指并拢置承扶穴处，双手同时作揉法，持续操作 2 ～ 3 分钟。依法在承扶、殷门、环跳、风市穴处施术。

3. 拿髋：患者俯卧。术者位于患侧，一手拇指置患侧环跳穴，其余四指置上、次、中、下髎穴。另一手拇指置承扶穴，其余四指置大腿内侧。两手交替作拿法，持续拿捏 2 ～ 3 分钟后，术者一手拇指与食中指分别置于两侧肾俞穴，持续按压不松劲。另一手拇指置患侧居髎穴，食中环指置环跳穴，以末节指腹着力，作一松一紧的拿法，连续拿捏 2 ～ 3 分钟。嘱患者仰卧，术者以一手或双手在患侧股四头肌和股内收肌、股外侧肌处，由上至下，反复拿捏 5 ～ 6 遍。

4. 分筋：患者俯卧。术者位于患侧，以一手拇指末节指腹着力，沿骶髂关节缝由上至下作分筋。手法力度深透，反复分筋 1 ～ 2 分钟。然后术者一手置患侧髂嵴后上部，以食中环指末节指腹着力，自髂后上棘起，沿髂嵴后上部分筋至髂前上棘止，重复进行。手法力度深透柔和，反复分筋 4 ～ 6 遍。最后，术者一手置患侧大粗隆处，以食中环指末节指腹着力，保持深度的按压力，自大粗隆顶点起，向内上分筋至髂后上棘下方止，反复分筋 5 ～ 6 遍。

5. 理筋：患者俯卧。术者站于患侧，一手扶患腰，另一手以掌根部着力，自臀部起，向下沿大腿后侧理筋至腘窝止，反复理筋 3 ～ 5 遍。依法在侧卧位，自大粗隆顶点起，向下沿髂胫束理筋至膝部止；仰卧位则自腹股沟起，沿股四头肌向下理至膝部止。

6. 摇髋：患者仰卧。术者站于患侧，一手扶患膝，另个手托住患足跟部，使患髋作顺或反时针方向的旋转摇晃活动。摇髋时，尽量使外展外旋、屈膝屈髋、内收内旋等动作达到最大限度。摇髋的力度由轻到重、幅度由小到大、速度由慢至快，逐渐增加，摇髋的方向可顺、反时针交替进行，摇髋 3 ～ 4 遍。

第二节　膝关节骨关节炎

一、概述

膝关节是由胫股关节和髌股关节共同组成的复合关节。膝关节是全身骨关节病较多发的部位，多继发于外伤，如半月板损伤、关节软骨损伤、股骨髁或胫骨平台骨折、髌骨骨折或脱位等。其次膝内、外翻畸形，髌骨软化症和各种慢性炎症都可以导致骨关节病。膝关节骨关节炎又可分为胫股关节炎和髌股关节炎两种类型。胫股关节炎以胫骨髁间嵴增生和胫骨平台边缘增生为主要病理改变。髌股关节炎以髌骨增生和髌骨软骨面损害为主要病理改变。

中医认为本病是由肝肾亏损，筋骨失荣，夹杂风寒湿痹著着所致。

二、临床表现

主要特点是关节主动活动时有摩擦音和疼痛，在上下楼梯、斜坡、早晨起床或从坐位站立时疼痛特别明显，稍活动后症状可减轻，活动过多疼痛又加重。挤压髌骨可有压痛或摩擦感，膝伸屈时摩擦感明显，并可产生交锁症状。急性期股四头肌可痉挛，后期萎缩，关节活动明显受限，疼痛，关节边缘骨质唇样增生，变形增粗，最后可强直于半屈位。

X线表现：早期可无变化，以后在髌骨后上角或后下角可有骨质增生，髌骨中部与股骨髁相对面软骨下骨质硬化。膝关节间隙部分狭窄。狭窄的关节面下有骨质硬化区，其下方可有囊肿形成，股骨平台一侧或两侧有骨赘增生形成，胫骨髁间隆起变尖。

Ahlback 按膝 X 线片的表现将膝关节骨关节炎依其严重程度分为 5 级：①关节间隙狭窄（50% 关节软骨磨损）。②关节线消失。③轻度骨磨损。④中度骨磨损（磨损 0.5～1.0 cm）。⑤严重骨磨损及关节半脱位。

三、诊断标准

（1）近 1 个月大多数时间有膝关节疼痛。

（2）有骨摩擦音。

（3）晨僵时间 ≤ 30 分钟。

（4）年龄 ≥ 38 岁。

（5）X 线示骨赘形成。

四、治疗

及早锻炼关节功能，解除肌肉挛缩，减轻疼痛，松解粘连。手法治疗时可将膝关节骨关节炎分为胫股关节炎（膝关节内外间室）和髌股关节炎（髌股关节腔室）来治疗，以突出治疗重点。

（一）胫股关节炎的推拿手法治疗

1. 扶正手法

在腰背部督脉和膀胱经推拿，可温阳补益以扶正。

患者俯卧。术者双手分别置于患者督脉身柱及中枢穴部，以掌指关节着力，沿棘突、棘突间隙作擦法，由上至下，双手擦至骶尾部止。手法力度柔和，反复操作 2～3 分钟，术者一手置患者肺俞穴处，另一手置对侧胆俞穴处，双手同时作擦法，沿膀胱经向下擦至白环俞后，交换两手位置，重复以上操作。手法力度深透，擦膀胱经 3～4 分钟。

2. 祛邪手法

以行气活血、舒筋解挛、松解粘连、滑利关节祛邪为主。

（1）擦膝：患者仰卧。术者位于患侧，双手分别置于患侧阴市、足三里穴处，以第 5 掌指关节着力，作力度深透的擦法，持续操作 2～3 分钟。依法在俯卧位下在殷门、委中、承山穴处施术。

（2）揉膝：患者仰卧。术者站于患侧，双手分别置于患侧伏兔、梁丘穴处。左手以小鱼际掌根按揉伏兔穴，右手以掌根在梁丘穴处按揉股四头肌腱。手法力度中等，持续操作 2～3 分钟，术者左手以食中环指末节指腹着力，在冲门穴处作顺时针方向的揉动，右手掌心置于患侧髌骨上，以轻柔和缓的力度，作顺或反时针方向的揉动，持续操作 2～3 分钟。然后术者左手以食中环指末节指腹着力，在患侧冲门穴处作顺时针方向的揉动，右手拇指与中指分别置于患侧膝眼处，作顺或反时针方向的揉法。最后嘱患者俯卧，术者双手分别置于患侧环跳、委中穴处，以食中环指末节指腹着力，在环跳穴处作顺时针方向的揉法，在委中穴处作顺或反时针方向的揉法。手法力度中至重，持续操作 2～3 分钟。

（3）拿膝：患者仰卧。术者位于患侧，双手分别置于患侧股四头肌腱、髌韧带处，持续作 2～3 分钟轻柔和缓的拿法。然后术者左手置于患侧伏兔穴处，以指腹着力，作力度深透的拿法。右手置于患侧髌骨上，以指端着力，拿捏髌骨周缘，手法力度柔和，持续操作 2～3 分钟。

（4）分筋：患者仰卧。术者位于患侧，双手拇指分别置于患膝内、外膝眼处，以指尖着力，沿胫骨平台边缘向两侧作分筋，至侧副韧带处止。手法力度深透，持续分筋 1～2 分钟，术者双手中指分别置于患膝内、外侧副韧带处，以末节指腹着力，沿侧副韧带作滑动或拨动的分筋 1～2 分钟。然后嘱患者俯卧，术者双手拇指分别置于患侧腓肠肌内、外侧头处，以末节指腹着力，作滑动或拨动分筋。手法力度深透，持续分筋 2～3 分钟。

（5）摇扳搓膝：患者俯卧。术者左手扶住患侧腘窝上部，右手握患小腿前侧，作顺或反时针方向的摇动，幅度由小到大，力度由轻到重，速度缓慢，摇膝 2～3 分钟扳膝，屈曲扳膝时，术者一手扶住患侧臀部，另一手握患小腿前侧，缓慢屈曲，扳动患膝，至不能再屈曲时，停留片刻以镇定。伸直扳膝时，术者左手固定患侧腘窝上部，另一手握患小腿后侧，缓慢伸直，扳动膝关节。扳膝 2～3 遍。最后术者以双手小鱼际侧着力，分别置于患侧髌底、髌尖及髌骨两侧，依次作搓法，以局部出现明显

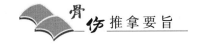

热感为度。

（6）点按曲泉、委中、合阳、梁丘、足三里、膝阳关、阳陵泉等穴。

（二）髌股关节炎的推拿手法治疗

髌股关节炎形成原因主要有髌骨外移、髌股关节对位不良、髌骨外侧支持带紧张、外侧髌旁滑膜纤维瘢痕化等。手法治疗时应仔细辨别髌骨是否稳定，认真检查髌骨周围股四头肌（尤其是股内侧肌）、内外侧髌骨支持带、髌韧带、髂胫束附着处等是否存在压痛、板结、肥厚、筋结、筋块、紧张等异常改变。若髌骨存在向外侧移位，手法治疗则应以股四头肌和内外侧髌骨支持带为重点，增强限制髌骨向外侧移位的股内侧肌和内侧髌骨支持带力量，减轻外侧髌骨支持带的紧张程度，以限制髌骨向外侧移位的能力。髌股关节炎患者主要以膝关节前侧疼痛为主，故手法治疗重点在膝关节前侧，但膝关节后侧也不能忽视，后方腘动脉发出的膝上内侧动脉、膝上外侧动脉、膝下内侧动脉、膝下外侧动脉和膝中动脉，这些动脉参与组成膝关节动脉网和髌动脉网。后侧的手法治疗能改善膝关节的血供，促进损伤软骨的修复。

具体手法操作如下：

主要以祛邪手法为主。患者取仰卧位。

1. 擦髌：以第5掌指关节着力，双手分别置于髌底（血海、梁丘、鹤顶和伏兔穴部）、髌尖（膝眼和髌韧带）；髌骨两侧（主要为髌骨内、外侧支持带）作均匀柔和的擦法。持续操作4～6分钟。

2. 揉髌：用掌根或并指揉髌底、髌尖、髌骨两侧，手法力度中等。掌揉髌骨：手掌心置于患侧髌骨上，以轻柔和缓的力度，作顺或反时针方向的揉法。各持续操作2～3分钟。

3. 拿髌：术者位于患侧，双手分别置于患侧股四头肌腱、髌韧带处，持续作2～3分钟轻柔和缓的拿法。然后术者左手置于患侧伏兔，以指腹着力，作力度深透的拿法。右手置于患侧髌骨上，以指端着力，拿捏髌骨周缘，手法力度柔和，持续操作2～3分钟。

4. 搓髌：双手以小鱼际侧掌着力，分别置于髌底、髌尖、髌骨两侧作搓法，各搓2分钟。

5. 分筋：术者位于患侧，双手拇指分别置于患膝内、外膝眼处，以指尖着力，沿胫骨平台边缘向两侧作分筋，至侧副韧带处止。手法力度深透，持续分筋1～2分钟后，术者双手中指分别置于患髌内、外侧支持带处，以末节指腹着力，由上往下作滑动或拨动的分筋1～2分钟。

6. 推髌：患者仰卧，伸直、放松膝关节，术者将双手拇指和食中指分别置于髌骨内外缘和上下缘，左右、上下来回推动髌骨。作推法1～2分钟。

7. 摩髌：全掌着力。掌心置于髌骨表面，作摩法2～3分钟。

（罗详飞）

第四章

股骨头坏死

一、概述

股骨头坏死是股骨头血供中断或受损，引起骨细胞及骨髓成分死亡及随后的修复，继而导致股骨头结构改变，股骨头塌陷，引起患者髋关节疼痛、关节功能障碍的疾病。股骨头坏死属于中医骨蚀痹症的范畴，是骨科领域的难治疾病。

股骨头坏死的高危人群：髋部创伤，如股骨头、颈骨折，髋臼骨折，髋关节脱位，髋部严重扭伤或挫伤（无骨折，有关节内血肿）；大剂量长时间使用糖皮质激素；长期大量饮酒；高凝低纤溶倾向和自体免疫性病；有减压舱工作史。

痰瘀阻络是股骨头缺血坏死的主要病机。痰是始因，阻滞气机使气失调畅而致血瘀，血瘀阻滞络脉使股骨头缺血坏死。瘀是股骨头坏死的关键病机，早期主要是瘀于髋部骨髓，后期则髋骨关节内外组织皆瘀。

二、临床表现

（1）临床前期（Ⅰ期）：无症状和体征。

（2）早期（Ⅱ期）：无症状或仅有轻度髋部不适，包括腹股沟部或大转子部不适，强力内旋出现髋部疼痛，关节活动无明显障碍。

（3）塌陷前期（中期，Ⅲ期）：出现较重的髋部疼痛、跛行、内旋受限，强力内旋疼痛加重。

（4）塌陷期（中晚期，Ⅳ期）：中重度疼痛，跛行明显，关节屈曲、内旋及外展均中度受限。

（5）骨关节炎期（晚期，Ⅴ期）：疼痛中或重度，跛行重度，关节活动明显受限（屈曲、内收、内旋），关节畸形。

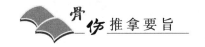

三、诊断标准

有或无高危因素，有或无临床症状和体征，符合下述之一即可诊断：

（1）X线片：坏死灶被硬化带包绕；节段性塌陷；新月征；股骨头塌陷但关节间隙维持。

（2）MRI（诊断的金标准）：T_1WI 呈带状低信号；T_2WI 呈双线征；T_2WI 抑脂示坏死灶周缘高信号带；T_2WI 抑脂示股骨头颈除病灶区外骨髓水肿且 T_1WI 带状低信号。

（3）CT：轮廓清晰的坏死灶；软骨下骨折。

四、治疗

（一）推拿手法治疗

扶正手法：㨰膀胱经、督脉温阳扶正，活血养髓，重点㨰膀胱经的肝俞、脾俞、胃俞、三焦俞、肾俞穴等补益先后天之本；㨰督脉的命门、腰阳关、腰俞穴等温阳以收活血通络之功。

祛邪手法：主要是㨰髋、揉髋、分理痛点以行气活血养髓，松解粘连。

1. 㨰髋：主要是㨰髋后侧、外侧、前侧（重点股三角）和内侧的股内收肌（长收肌、短收肌、大收肌）。运用㨰法时，以第5掌指关节着力，保持深透的力度，吸定穴位来回㨰动，每个部位持续2～3分钟。

2. 揉髋：主要包括指揉四髎、承扶、股门、冲门和掌根揉环跳、风市及髋部周围。揉法要求力度深透、柔和。

3. 分理痛点：主要是在痛点处保持深度按压力，运用分筋和理筋手法以行气活血、舒筋通络解挛。分筋手法要求以食中环指末节指腹着力，在痛点处作由近向远或由中心向侧方的滑动；理筋手法以掌根鱼际部紧贴在髋部，顺筋走向，由近端向远端缓慢滑动。

（二）内治方药

何洪阳教授自拟养血通络汤：黄芪20g，当归5g，鸡血藤30g，川牛膝10g，独活10g，桑寄生20g，续断10g，杜仲20g。此方扶正以祛邪，寒重者加羌活10g，细辛3g；湿盛者加苍术10g，萆薢20g，薏苡仁30g，茯苓20g；痰瘀者加桃仁10g、法半夏10g、白芥子10g。

（三）功能锻炼

患髋功能锻炼主要是在患髋未负重的情况下作缓慢的摆髋（屈、伸、收、展）和旋髋（内旋、外旋）活动，以松解关节粘连，改善关节血供，缓解疼痛。功能锻炼的同时应注意自我保健，其一是注意保暖以防寒邪入侵，其二是避免过度劳累而伤气血，其三是叩击按揉患髋后侧、前侧、内侧以活血养髋。

　　总之，股骨头坏死的治疗不能只靠单一的内治方式，应该采取中医综合治疗的方式。内外兼治，筋骨并重，灵活运用。治疗以缓解疼痛和改善患髋功能为目的，缓解疼痛是近期目标，保护和改善患髋功能为远期目标。中药内服扶正通络，蠲痹止痛；理筋推拿舒筋活络，强壮关节；患髋功能锻炼预防粘连，滑利关节；自我保健强一身之正气；多种方式综合治疗，以期正气存内、经脉畅通、筋骨强健、关节滑利，则病情易于控制并趋于康复。

（罗详飞）

第五章

先天性骨关节疾病

先天性骨关节疾病包括骨与关节发育障碍、脊柱和四肢的先天性缺陷，究其原因迄今仍不清楚，多为胚胎发育异常，或胎儿期生长受阻。有的还有明显家族史、遗传性等。其临床表现以肢体残缺、骨与关节变形为主，且多有肢体功能障碍。就其治疗，多无可靠疗法，主要在于早发现、早预防、早治疗，以期功能恢复，畸形消除。

第一节　先天性脊柱侧弯

一、概述

脊柱侧弯是一个临床体征，是指脊柱向侧方弯曲，常伴有旋转的脊柱畸形。根据致病原因的不同，临床上可分很多类型，如原发性、麻痹性、姿势不良性和先天性等。下面主要论述先天性脊柱侧弯。先天性脊柱侧弯，是由脊柱与肋骨的先天性畸形所致，一般与遗传因素和环境因素有关，主要病理改变为椎体与肋骨的先天发育畸形。

二、临床症状与诊断

（1）脊柱外观有侧弯畸形，棘突偏离中线，并发现双肩高低不等，胸廓不对称。

（2）驼背、剃刀背畸形。

（3）内脏功能障碍，表现为内脏移位，或受到挤压时，出现相应的症状，如心肺受到挤压出现呼吸困难，心慌气短；腹部脏器受到挤压，则出现肢痛、腰痛，甚至消化不良、食欲不佳、形体消瘦等。

（4）X线表现：正位片显示脊柱呈"S"形（其中间为原发侧凸，凸度大，其上下方为较小的代偿性侧凸），原发侧弯部椎体间隙左右不等宽，椎体向凹侧倾斜，向凸侧移位，脊柱有旋转。凸侧椎弓根向凹侧移位时，凹侧椎弓根显影不清，棘突向凹侧移位。晚期可显示骨性关节炎改变。

三、治疗

治疗应尽早开始，目的是对侧弯、畸形进行最大限度的矫正。具体手法如下。

（1）搌腰背：患者俯卧。术者双手分别置于患者身柱及中枢穴部，以掌指关节着力，沿棘突、棘突间隙作搌法，由上至下，双手搌至骶尾部止。手法力度柔和，反复操作2～3分钟，术者一手置患者肺俞穴处，另一手置对侧的胆俞穴处，双手同时作搌法，沿膀胱经向下搌至白环俞后，交换两手位置，重复以上操作，手法力度深透，搌膀胱经3～4分钟。

（2）揉腰背：体位同上。术者双手并拢，以双手食中环指末节指腹着力，自大椎穴起，揉至腰俞穴止。手法轻柔和缓，揉至出现温热感后，停留片刻，再缓慢向下移动，其中病变部位延长停留时间。指揉督脉2～3遍，术者双掌分别置于患者两侧膀胱经上，以掌根部着力，自肺俞、魄户起，向下揉至秩边、白环俞止。手法力度中等，揉膀胱经2～3遍。

（3）拿膀胱经：体位同上。术者双手拇指置患者肺俞穴处，食中环指并置对侧魄户穴处，沿膀胱经向下，缓慢移动作深透的拿法。拿至白环俞与秩边穴后，双手拇指移至同侧的魄户穴，食中环指移至对侧的肺俞穴，以同样的拿法拿至秩边与白环俞穴，拿膀胱经2～3遍。

（4）分腰背：体位同上。术者一手置患者背伸肌上段，另一手置对侧肾俞穴处，双手以掌根着力，保持深度的按压力，沿背伸肌向下作左右滑动的分筋。双手分筋至骶尾部后，交换双手位置，重复以上操作。分腰背2～3遍，术者以拇指或食中环指末节指腹着力，在患者腰 $_{2～3}$ 横突旁、髂腰韧带、腰髂关节、髂嵴后部等处作分筋。分筋时，保持深度的按压力，作上下或左右的滑动，结束时，深压局部片刻以镇定，分筋1～2分钟。

（5）点按大椎、身柱、至阳、命门、腰阳关、肺俞、心俞、肝俞、脾俞、肾俞、秩边等穴。

（6）依据具体情况用扳法纠正其侧弯。

在手法基础上配合固定疗法、牵引疗法、功能锻炼疗法，以最大限度矫正脊柱畸形。

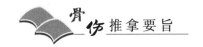

第二节　腰椎骶化和骶椎腰化

一、概述

腰椎骶化是第 5 腰椎在发育过程中完全或部分类似第 1 骶椎，与骶椎脊异常融合所致。骶椎腰化是第 1 骶椎向颅侧脊椎同化，其一侧或两侧与第 2 骶椎游离，形成腰椎。不完全腰椎骶化及骶椎腰化，常见腰骶、骶髂关节负重和运动不平衡，从而引起腰背痛及腰骶关节创伤性关节炎，甚至发生椎间盘退行性变，导致椎间盘突出。

二、临床症状与诊断

（1）往往因腰痛或坐骨神经痛进行 X 线摄片检查时发现。

（2）慢性下腰痛，可放射至臀部或膝关节上部。若合并坐骨神经痛应考虑合并椎间盘纤维破裂的可能。

（3）X 线摄片显示腰椎骶化或骶椎腰化。

（4）有些患者可同时存在其他畸形（如脊椎隐性裂等），在这种情况下，应辨别由其他畸形引起的腰背痛或多种原因同时存在所致的腰背痛。

三、治疗

（1）搎腰背：患者俯卧。术者双手分别置于患者身柱及中枢穴部，以掌指关节着力，沿棘突、棘突间隙作搎法，由上至下，双手搎至骶尾部止。手法力度轻柔，反复操作 2～3 分钟，术者一手置患者肺俞穴处，另一手置对侧胆俞穴处，双手同时作搎法，沿膀胱经向下搎至白环俞穴后，交换两手位置，重复以上操作，手法力度深透，搎膀胱经 3～4 分钟。

（2）揉腰背：体位同上。术者双手并拢，以双手食中环指末节指腹着力，自大椎穴起，揉至腰俞穴止。手法轻柔和缓，揉至出现温热感后，停留片刻，再缓慢向下移动。指揉督脉 2～3 遍，术者双掌分别置于患者两侧膀胱经上，以掌根部着力，自肺俞、魄户起，向下揉至秩边、白环俞止，手法力度中等，揉膀胱经 2～3 遍。

（3）拿腰背：体位同上。术者双手拇指置患者肺俞穴处，食中环指并置对侧魄户穴处，沿膀胱经向下，缓慢移动作深部的拿法。拿至白环俞与秩边穴后，双手拇指移至同侧的魄户穴，食中环指移至对侧的肺俞穴，以同样的拿法拿至秩边与白环俞穴。拿膀胱经 2～3 遍，术者一手拿住患者两侧的肾俞穴，持续用力不松劲，另一手沿两侧骶髂关节由上向下作拿法，力度深透，缓慢移动，重复进行，拿腰背 $1 \sim 2$ 分钟。

（4）分筋：体位同上。术者一手置患者肾俞穴处，另一手置对侧骶髂关节处，双手以掌根着力，行左右滑动的分筋 $2 \sim 3$ 分钟。然后，术者以拇指或食中环指末节指腹着力，在患者腰$_{2\sim3}$横突旁、髂腰韧带、腰骶关节、髂嵴后部等处作分筋。分筋时，保持深度的按压力，作上下或左右的滑动，结束时，深压局部片刻以镇定，分筋结 $1 \sim 2$ 分钟。

（5）摇腰：患者仰卧，屈膝屈髋，术者一手及前臂按住双膝部，另一手扶持双小腿下端，使膝近其腹、足跟近其臀，将屈曲的双下肢做旋转摇晃，持续操作 $1 \sim 2$ 分钟。

（6）点穴：取肾俞、环跳、承扶、大肠俞、气海、委中等穴。

（罗详飞）